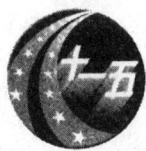

普通高等教育"十一五"国家级规划教材

中医临床技能实训系列教材

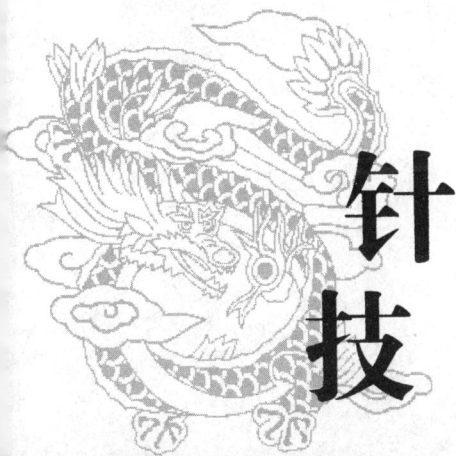

针 灸 学
技 能 实 训

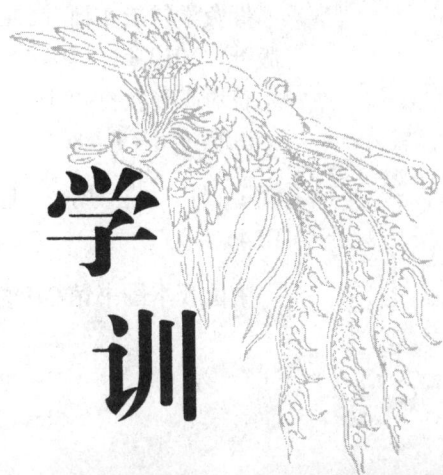

（供中医学、中西医临床医学专业用）

总主编　张伯礼（天津中医药大学）

主　编　周桂桐（天津中医药大学）

副主编　（以姓氏笔画为序）

马铁明（辽宁中医药大学）

王富春（长春中医药大学）

沈卫东（上海中医药大学）

张卫华（陕西中医学院）

倪光夏（南京中医药大学）

主　审　石学敏（天津中医药大学）

中国中医药出版社

·北 京·

图书在版编目（CIP）数据

针灸学技能实训/周桂桐主编 . —北京：中国中医药出版社，2010.11（2018.8重印）

普通高等教育"十一五"国家级规划教材

ISBN 978 – 7 – 80231 –682 –9

Ⅰ. 针… Ⅱ. 周… Ⅲ. 针灸学—高等学校—教材 Ⅳ. R245

中国版本图书馆CIP数据核字（2009）第112635号

中 国 中 医 药 出 版 社 出 版

北京市朝阳区北三环东路28号易亨大厦16层

邮政编码 100013

传真 010 64405750

廊坊市三友印务装订有限公司印刷

各地新华书店经销

*

开本 850 × 1168 1/16 印张 21 字数 494 千字

2010年11 月第1版 2018年8月第5次印刷

书 号 ISBN 978 – 7 – 80231 –682 –9

*

定价（含光盘）58.00 元

网址 www.cptcm.com

普通高等教育"十一五"国家级规划教材
中医临床技能实训系列教材

编审委员会

普通高等教育"十一五"国家级规划教材
中医临床技能实训系列教材

《针灸学技能实训》编委会

总主编 张伯礼（天津中医药大学）

主　编 周桂桐（天津中医药大学）

副主编 （以姓氏笔画为序）

马铁明（辽宁中医药大学）

王富春（长春中医药大学）

沈卫东（上海中医药大学）

张卫华（陕西中医学院）

倪光夏（南京中医药大学）

编　委 （以姓氏笔画为序）

王建明（云南中医学院）

孔立红（湖北中医药大学）

朱　英（广西中医学院）

孙英霞（山东中医药大学）

李金香（湖南中医药大学）

李桂兰（天津中医药大学）

杨　丹（贵阳中医学院）

邹　伟（黑龙江中医药大学）

林咸明（浙江中医药大学）

孟立强（山西中医学院）

赵建新（河北医科大学中医学院）

夏晓红（安徽中医学院）

姜小英（广州中医药大学）

曹大明（河南中医学院）

唐　勇（成都中医药大学）

康明非（江西中医学院）

雒成林（甘肃中医学院）

主　审 石学敏（天津中医药大学）

前 言

随着高等中医药教育教学改革的不断深化，强化实践教学环节，提高学生动手能力，培养学生运用中医思维解决临床问题的能力，已经成为高等中医药教育工作者的共识。

2007 年，教育部《关于进一步深化本科教学改革全面提高教学质量的若干意见》[教高（2007）2 号]文件中，再一次明确提出高等教育要"高度重视实践环节，提高学生实践能力"。

为了落实教育部文件精神，突出中医药学科特点与教育规律，解决高等中医教育普遍存在的"中医思维弱化、临床能力不足"问题，2007 年，由教育部高等学校中医学教学指导委员会主任委员张伯礼院士倡导并担任总主编，在中国中医药出版社的积极支持和大力协助下，组织全国 23 所中医药院校启动了《中医临床技能实训》系列教材编写工作。

《中医临床技能实训》系列教材包括：《中医诊断学技能实训》、《诊断学基础技能实训》、《临床中药学技能实训》、《针灸学技能实训》、《中医骨伤科学技能实训》、《中医推拿学技能实训》、《经络腧穴学技能实训》、《刺法灸法学技能实训》、《临床接诊与医患沟通技能实训》9 部教材。

为了充分利用现代教育技术进行实训教学工作，《中医诊断学技能实训》、《针灸学技能实训》、《经络腧穴学技能实训》、《刺法灸法学技能实训》、《临床中药学技能实训》等教材还配套制作了多媒体光盘。

《中医临床技能实训》系列教材编写的指导思想是：强化中医实践教学环节，突出中医实践教学特色，通过教材中要求的各种训练环节，提高学生中医思维能力与临床动手能力。

《中医临床技能实训》9 部教材分别由天津中医药大学、上海中医药大学、南京中医药大学、广州中医药大学、辽宁中医药大学、河南中医学院等院校担任主编工作。其中，《中医诊断学技能实训》由天津中医药大学陆小左教授主编；《诊断学基础技能实训》由上海中医药大学蒋梅先教授主编；《临床中药学技能实训》由天津中医药大学于虹教授主编；《针灸学技能实训》由天津中医药大学周桂桐教授主编；《中医骨伤科学技能实训》由上海中医药大学褚立希教授主编；《中医推拿学技能实训》由南京中医药大学金宏柱教授主编；《刺法灸法学技能实训》（面向针灸推拿学专业）由广州中医药大学冯淑兰教授主编；《经络腧穴学技能实训》（面向针灸推拿学专业）由河南中医学院路玫教授担任主编；《临床接诊与医患沟通技能实训》由天津中医药大学周桂桐与辽宁中医药大学马铁明教授共同主编。

目前，大多数中医药院校均在教学计划中设置了实训教学环节，有的院校编写了实训指导，但是尚无具有全国专家参与编写的反映目前全国实训教育水平的系列教材，为了满足教学急需，我们编写了这套教材，藉以提高中医药实训教学水平，提高学生实践能力。

由于实训教材的编写无先例可循，又限于编写者水平，所以，本套教材难免有很多不足之处，还需要在教学实践中不断总结与提高，恳请使用该套实训教材的各院校教师提出宝贵意见，以便再版时修订提高。

《针灸学技能实训》系列教材
编审委员会
2010 年 6 月

编写说明

按照教育部关于重视实践教学环节、提高学生实践能力的要求，针对中医学实践性强的学科特点，为有效解决中医药院校大学生中医思维弱化、动手能力不足，提高针灸临床技能而编写本教材。

本教材供全国高等中医药院校五年制中医学专业、中西医临床医学专业使用，也可供中医学七年制学生使用。

本教材包括纸质教材和多媒体光盘两种形式。

本教材以新世纪全国高等中医药院校规划教材为主要依据，结合近年来针灸学科发展情况以及高等教育教学改革的需要，以培养学生的针灸临床实践能力为目的，通过对学生进行针灸操作技能与运用中医理论分析临床问题能力的训练，加深对针灸理论的理解和掌握，促进针灸学理论和实践教学环节的有机结合，为提高针灸学教学质量服务。

全书以基本知识为切入点，在确保针灸学理论体系完整的基础上，突出针灸技能操作训练。全书分为四篇，上篇为经络腧穴学，概要论述了经络系统的概念、经脉循行路线、腧穴定位与取穴方法；中篇为针灸技术，主要论述针灸消毒以及毫针、灸法、拔罐、耳针、头针、三棱针、皮肤针、电针、穴位注射技术和安全针刺方法；下篇为针灸临床，以典型病案形式介绍了针灸医生在中医理论指导下诊治疾病的思维过程，用以训练与提高学生运用中医思维解决针灸临床问题的能力。

本教材绪言部分由马铁明、孙英霞编写。上篇第一章经络腧穴学总论由张卫华、马铁明、孟立强、杨丹编写；第二章经络腧穴学各论中手太阴肺经、足阳明胃经、足厥阴肝经由朱英编写，手少阴心经、足少阳胆经、足太阴脾经由康明非编写，手厥阴心包经、足太阳膀胱经由孔立红编写，手阳明大肠经、手太阳小肠经、手少阳三焦经由曹大明编写，足少阴肾经、任脉、督脉由林成明编写；第三章腧穴分部定位由李桂兰、周桂桐编写。中篇第四章针灸消毒由张卫华编写；第五章毫针技术由王富春编写；第六章灸法技术由唐勇编写；第七章拔罐技术、第八章耳针技术由夏晓红、邹伟编写；第九章头针技术由姜晓英编写；第十章其他针法技术由李金香、孔立红编写；第十一章针灸意外及安全针灸方法由倪光夏、赵建新编写。下篇针灸临床由沈卫东、雒成林、王建明编写。

本教材多媒体光盘部分以纸质教材为依据，主要把本教材中适合运用多媒体表现的内容以图像或视频形式予以表述。多媒体部分由王卫、冯淑兰、王强、贾春生、程凯、魏连海、孟向文负责编写与录制，赵敏、马云伟、刘逾、郑超负责计算机程序设计与后期合成及制作。

本教材由天津中医药大学原针灸推拿系教师宫宝喜绘图。

中国工程院院士、著名针灸学家石学敏教授对本教材给予了大力指导和支持并亲自担任了主审工作，在此谨代表编委会全体成员表示衷心的感谢。

本教材在编写过程中得到了李佳恒、毕慧娟、阎丽娟、张毅、杨玥、王轶丹等同志的大力支持，在此对他们的辛勤劳动表示衷心的感谢。

　　作为第一部培养学生针灸临床能力的实训教材，力图在编写中简明扼要，突出科学性、实用性和规范性，并以此促进针灸教学方法和教学手段的改革，但由于是本学科首部实训教材，无现成依据可循，又限于作者编写水平，难免出现不当之处，敬请各位教师和学生在使用过程中提出宝贵意见。

《针灸学技能实训》编委会

2010 年 6 月

目　录

中篇　针灸技术

下篇　针灸临床

绪 言

针灸临床技能是中医学专业学生必须掌握的临床技能之一，掌握针灸临床技能是中医临床工作者安全、有效实施针灸治疗的关键。

一、针灸临床技能简史

针灸临床技能经历了从最早的"砭石"针具、"以痛为腧"取穴、简单操作到现代针具、复杂操作的发展。经过上下数千年的发展，针灸临床技能在中医学理论指导下，不断丰富完善，至今已经形成了中医学中独具特色的临床技能理论与实践体系。

（一）古代针灸临床技能

1. 新石器时代　新石器时代的"砭石"是最原始的针刺工具，其具体应用方式即为砭刺疗法，主要用于排脓放血。砭石在其后的治疗实践中逐渐演变成更为精细的石针，以更好地刺激身体上的特定部位减轻或消除病痛。其间又有不同材质的针具，如骨针、竹针等出现。此时砭石等工具应用方法的传播多靠使用者的自悟和相互模仿，操作较为简单，其施术位置也以病痛部位为主。灸法的应用更是随火的自然特性而用之。

2. 春秋战国时期　春秋时期，与天文、历法等社会文化进步相伴，医学也有了一定的发展。食疗、药疗、针灸逐步取代了巫师的祈祷、祭祀和咒禁，出现了以诊病为专业的医生，并逐步明确了治疗方法以针、药、灸三者为主。长沙马王堆出土的帛书《足臂十一脉灸经》、《阴阳十一脉灸经》、《脉法》、《阴阳脉死候》等四部古医书以及江陵张家山出土的竹简《脉书》，均为这一时期医学发展的代表作。

从此时的医学著作来看，针法与灸法已经相提并论，共同使用与发展，并初步形成了较为系统的理论体系，尤其是在针灸选配穴和治疗等方面有较突出的成就。如循经选穴、按脏腑选穴以及局部取穴、远隔取穴、局部与远隔相结合等配穴原则均是在此时提出的。以针灸为主治疗的病症也增至热病、寒热证、疟疾、腰痛、膝痛、心痛、腹痛等30种。针灸学科也由零散经验摸索与积累阶段逐步进入到了理性归纳与概括阶段。理论与实践的有机结合，促使针灸学逐步成为了一门重要的临床学科，为针灸基础理论、针灸技术和临床实践的不断传承与提高奠定了基础。

3. 秦汉时期　秦汉时期的针灸学发展有着非常重要的历史地位，以《黄帝内经》的成书为标志，是针灸学理论体系的建立时期。

首先，冶炼技术的进步为金属针具的研制提供了技术保障。金属针得到了推广，并逐渐代替了砭石，既保证了针具质量，又在一定程度上提高了针刺操作的便利性，扩大了针刺的实用范围，加快了针刺疗法的发展进程。《黄帝内经》所载的"九针"文字以及出土的"青铜砭针"实物就是这一重大发展的历史见证。

针具的不断更新推动了针灸学临床实践和医学理论的进一步发展。如《黄帝内经》、《黄帝八十一难经》、《针经》、《诊脉法》等，都是这个时期的重要医学著作。《黄帝内经》中首次系统地论述了经络、腧穴的有关内容，形成了针灸学的理论基础。《黄帝八十一难经》进一步对十二经脉的走向、病症、预后及奇经八脉的含义、功能、循行路线和病候等进行了较详细的论述，对正经和奇经的关系也有较为明确的阐发；书中还提出八会穴的概念，并强调了五输穴、俞募穴、原穴的理论和应用价值。此外，《黄帝明堂经》、《武威汉代医简》、《黄帝虾蟆经》等，也是针灸学的重要参考书。这些书籍分别从名堂图、针灸方法、经穴补充、刺灸禁忌等诸多方面丰富了针灸临床技能。

从历史的角度看，伴随着工具的更新和医学经验的积累，针灸理论与技能传承也逐渐强化。所谓的传承即是以师徒传授和家世相传为主的教育方式，而这种方式也是中医学术教育的传统方式，相对之后由政府出面组织的官方针灸教育而言，可称之为"民间教育"。教学的主要方法是口授及带徒实践。

关于针灸学教育的模式，《灵枢·官能》① 载："得其人乃传，非其人勿言。"这既体现了"民间教育"的传承方式，又反映了古代医家所选的弟子需德才均优方予传授的思想。可见，古人传承医学在以血脉关系进行选择即所谓"各承家技"（《伤寒论·原序》）的同时，也倾向于不拘门派、择优为徒的方式。史传具有"时下针石，辄应时而效"的高超针灸技术的涪翁，将其所学针灸技术传与并无血缘关系的郭玉正是这种医学传承方式的体现。

从古代医学史料分析，秦汉时期针灸技能已非仅仅依赖临床实践去认识经络和腧穴，因为古人当时已经根据针灸的特点发明了许多可供模拟训练的针灸模型。1993 年在四川省绵阳市双包山汉墓（约公元前 140 年）中挖掘出的木制人体模型，据考证是迄今为止最早的针灸教学训练模具，比广为人知的北宋针灸铜人早 1000 余年。针灸木人是实际人体形象的缩微，其身高仅 28.1cm，全身涂以黑色重漆，在体表各处均刻有色泽鲜明的经脉循行路线，外貌特征完全符合人体标准体形，能很好地发挥其针灸教学模具的作用。尽管"针灸木人"所反映的人体经脉系统与马王堆出土的帛书及《黄帝内经》中所论的经络系统是有区别的，但"针灸木人"的最大意义在于为针灸技能教学提供了直观的教学模具，可谓古代针灸学客观化、形象化教学的肇始。

此外，西汉末至东汉延平（公元 8～106 年）年间，在针灸史上出现了一部名著《黄帝明堂经》（即《明堂孔穴针灸治要》），这是中国第一部针灸方面的腧穴专著，隋唐年间，政府曾先后两次下令加以修订，并规定作为针灸医生的必修课本。该书其后流传到日本等国，对后世中外针灸学的发展产生了深远的影响，说明图示模拟也是古人惯于应用的教学手段之一。

4. 魏晋南北朝 随着中医药学的发展与进步，开始出现由政府举办的医学教育机构。《唐六典》卷十四注记载："晋代以上手医子弟代习者，令助教部教之。宋元嘉二十年，太

---

① 灵枢．北京：人民卫生出版社，1956

医令秦承祖奏置医学，以广教授，至三十年省。①"这说明早在晋代已有医官教习之设，秦承祖在元嘉二十年（公元443年）奏请朝廷设置医学校，为政府创办医学教育最早的明确记载，开创了我国学校式医学教育之先河。后魏创立太医博士和太医助教等职务，实亦效法刘宋，并且当时曾将这一制度传入朝鲜，以后隋唐医学教育的兴盛，也以此为先导。官方针灸教育从无到有，历朝各代均有发展，标志着医学教育的进步。但由于当时的官方教育主要是服务于统治阶级，所授学生较少，难以满足社会对医学的需求，只能与民间教育互为补充。

魏晋南北朝是针灸理论和教育的快速发展时期。针灸学术虽经《灵枢》阐发、《难经》补充，尚不能系统反映当时针灸学术发展状况。有鉴于此，皇甫谧（公元215～282年）将《素问》、《灵枢》和《明堂孔穴针灸治要》三部著作的针灸内容，"使事类相从，删其浮辞，除其重复，论其精要"，汇而为一，对晋以前的针灸理论和临床经验进行了整理，编撰而成《针灸甲乙经》，可谓集晋朝以前的针灸大成，皇甫谧亦成为针灸学的奠基人②。晋代还出现了著名的灸家，如鲍姑（约公元309～363年），也是见于记载的最早女灸家，据《鲍姑祠记》所述："鲍姑用越岗天然之艾，以灸人身赘疣，一灼即消除无有，历年久而所惠多。"

5. 隋唐时期　隋统一全国后，在前代基础上，先后建立和完善了太医署，设置了医学教育机构，分为医学教育和药学教育。隋代所设医学校之师生最多时达580多人，由此可知当时学院式医学教育已得到统治者高度重视。

隋时还没有单独的针科设置，隋代的针灸由医博士教授。针灸作为医学部医、针、按摩和咒禁四个部门之一首次被专门提出。其医学部所属的四个部门均设有博士以教授学生，下面设有助教、师和工等以辅助教学。

唐代针科的教学师资设置，包括其官职及职责也很明确，据《新唐书·百官志》所载，为"针博士一人，从八品上；助教一人，针师十人，并从九品下。掌教针生以经脉、孔穴，教如医生"。有关唐太医署各科人员数目，《唐书》、《志》、《唐六典》等记载均不一致，唯针科人数几书记载相同，均为五十二人，说明当时针科编制较为固定、成熟。由于针科教学人员的设置有相对固定的数量要求，从而在机构上保证了针科的相对稳定及发展规模，促进了针灸学科的全面发展。当时的学生主要学习《黄帝内经·素问》、《黄帝针经》、《针灸甲乙经》、《流注偃侧图》、《赤乌经》、《神针经》等课程。教学进程上首先学习经脉孔穴，然后学习浮、沉、滑、涩等脉象和九针的补泻方法，俨然规范有序。

太医署的教学也已注意到医学理论与临床实际相联系的重要性，因此学"明堂"时，要求学生必须能够检图即能认识孔穴。《唐六典》中对镵针、圆针、锃针、锋针、铍针、圆利针、毫针、长针和大针等九针的形状及诊治疾病也有详细的要求。

隋唐时代的许多著名医家对针灸理论和教育的发展也起到了重要的推动作用。

针灸家甄权（约公元541～643年），因母病，与弟甄立言，精究医术，专习方书，终

① 唐·李林甫. 唐六典. 北京：中华书局，1992
② 史兰华. 中国传统医学史. 北京：科学出版社，1992

成一代名医。甄权针术造诣颇深，兼通药治，一生行医，活人众多，其一生著述颇多，绘有《明堂人形图》一卷，撰有《针经钞》三卷，《针方》、《脉诀赋》各一卷，《药性论》四卷，但均已亡佚。其部分内容散见于《备急千金要方》、《千金翼方》、《外台秘要》等著作，对后世有一定影响。此外，王焘（公元 670～755 年）的《外台秘要》和崔知悌（约公元 615～685 年）的《骨蒸病灸方》收录了大量的灸治经验，为灸法的传播发挥了巨大的作用。

医药学家孙思邈（约公元 541 或 581 年至公元 682 年）所撰《备急千金要方》，被誉为中国最早的临床百科全书，简称为《千金方》。该书之《大医精诚》与《大医习业》两篇文献，突出地强调了作为一位优秀医生，必须具备高尚的医疗道德修养和精辟的医学理论、医疗技术。"读方三年，便谓天下无病可治，及治病三年，乃知天下无方可用"，提出了中医临证实践的重要性。其后清代的《儒林外史》也用"熟读王叔和，不如临证多"，更是非常形象地说明了临床实践的重要性。

孙思邈认为经络循环腹背，无所不至，往来出没，难以测量，曾绘有"三人明堂图"，强调"非图莫可"。名堂图创造性地以青、黄、赤、白、黑五色彩绘区别十二经之走行方向和孔穴之部位，并以绿色绘制奇经八脉。该图分正、侧、背面三幅，大小取常人之一半为之，表明当时的针灸经络腧穴之绘图达到相当高的水平，为宋代铸造针灸铜人、刻制针灸腧穴石碑等奠定了基础。在针灸临床方面，提倡选穴要少而精，提倡针灸辨证，主张综合治疗。"阿是穴"是古代医师乃至现代针灸医家常用于临床治疗的有效穴位，它以痛为穴，是孙思邈在针灸治疗学上的创造性发现。

6. 宋代　宋代的医学教育，与唐代相近。医学校是由太常寺管理，及至公元 1102 年，改由国子监管理。国子监是当时主管教育的机关，管理部门的更迭，标志着医学教育被列入正式教育系统。公元 1061 年以后，各州、县都仿效太医局开办医学教育含针灸教育，普遍设立医学教育机构，并从现任官员中选拔精通医术与文章者，兼任医学教师。

据《宋史·艺文志》所载，宋代的医学教育体系分为三大科，即"方脉科"、"针科"、"疡科"，设有医博士、针博士、按摩博士、咒禁博士等。针灸科开设的教学内容有《素问》、《难经》、《诸病源候论》、《本草经》、《千金要方》、《针灸甲乙经》等课程。为免古籍脱简错讹，杜绝差错事故，教学也在不断地改革。天圣四年（公元 1026 年），翰林医官、医学家王惟一（约公元 987～1067 年）奉诏考订针灸著作。同时，仁宗以为"古经训诂至精，学者执封多失，传心岂如会目，著辞不若案形，复令创铸铜人为式"。王惟一乃衔命于天圣五年（公元 1027 年）以精铜铸成人体模型两具，并将针灸著作命名为《铜人腧穴针灸图经》，由政府颁行全国，与针灸铜人相辅行世。针灸铜人仿成年男子而制，躯壳由前后两件构成，内置脏腑，外刻腧穴，各穴均与体内相通，外涂黄蜡，内灌水银，刺中穴位，则水银溢出，稍差则针不能入，医学史书把这一方法称为"针入而汞出"。该模型是中国乃至世界上最早铸成的针灸铜人，开创了用铜人作为人体模型进行针灸教学的先河，其时计铸成两具，被后人称为"宋天圣针灸铜人"，惜今已并遗不存。

医学教育的正规发展离不开对所学内容的考核与检测。宋时的医学生常于春季参加应试。崇宁年间（公元 1102～1106 年）考试分三场：第一场考三经大义 5 题（相当于今之中医基础理论）；第二场考脉证、运气各 2 题；第三场考假令治病 3 题（相当于病案分析）。清朝《四库全书》所载之《太医局诸科程文》九卷汇集了大量的宋代医学试题及其答案。试题分 6 类：墨义、脉义、大义、论方、假令、运气，共 80 道题，其中针灸科考题存有 8 道：大义 5 道，论方 1 道，假令 2 道，为考查宋代医学教育提供了珍贵的史实资料。从《太医局诸科程文》辑录的考题及标准答案来看，当时的医学考试已具有相当的难度，考生要取得理想成绩，除精通针灸专业知识外，还必须具备脉诊、运气、病候等方面的相关知识以及较好的文笔，每道试题的解答实际上都是一篇高水平的学术论文。

　　此外，宋代还曾采用"三舍法"的分级教学法，即在学习期间学生要参加临床实践——轮流为太学、律学、武学的学生及各营将士治病，有效促进了理论与实践的有机结合。

　　7. 金元时期　　金元时期是古代针灸医学理论和医疗技术全面发展的黄金时期。金元之前，"针"与"灸"的发展并不平衡，因灸法操作简便，加之对医者的理论水平和临床经验要求不高，因此比针法更盛行。大量的古代书籍也证实了这样的现象。如魏时曹翕的《曹氏灸方》，晋朝陈延之的《小品方》，晋朝葛洪的《肘后备急方》，唐代孙思邈的《千金要方》，唐代王焘的《外台秘要》，宋朝的《黄帝明堂灸经》、《西方子明堂灸经》、《备急灸法》、《灸膏肓腧穴法》，南宋时窦材的《扁鹊心书》等，记载了大量的灸法处方和灸疗医案，而针法的医籍则相对很少。

　　金元时期，窦汉卿撰《针经指南》，将针刺基本手法细化并归纳为"动、摇、进、退、搓、盘、弹、捻、循、扪、摄、按、爪、切"等十四法，阐述了迎随补泻、呼吸补泻、寒热补泻等多种补泻方法，描述了针下得气与否的感觉，对那些所谓"不能名状"的针刺手法进行了总结，填补了针刺医疗技术传播的空白，对学习针灸者有很大的启发，也极大地推动了针刺技术的发展。元朝的滑伯仁则在《十四经发挥》中，明确论述了十二经脉和任、督两脉气血运行的关系，首次提出"十四经"的命名，着重对十四经的分布、循行路线进行了考证，把全身经穴按循行顺序排列，称"十四经穴"，从而发挥了十四经理论，对经络学说的发展影响甚为深远，《十四经发挥》也因此成为后世研究经络、经穴的主要参考书。

　　元代医药管理也很有特点。太医院是独立的最高医药机关，既管教育，又管医政，权力较宋太医院为大，其最高行政长官为正二品官。元代各州、县设医学，命各地行政官员负责检察医学，并由太医院统一下发各科教学内容和考试标准。

　　太医院将医学分为风科、大方脉杂医科、小方脉科、产科、口齿科、咽喉科、眼科、疮肿科、正骨科、金创科、书禁科、针灸科、祝由科等十三科①，后来改为九科，但针灸仍是单独一科。

　　元代设有专管医学教育的医学提举司，凡属考校医生课义、测试太医官、校勘名医撰述、辨验药材、训诲太医子弟等，都属其职务范围之内，并兼理各处所设医学提举和副

---

①　史兰华. 中国传统医学史. 北京：科学出版社，1992

提举①。

　　元代在各路、府、州、县设立医学校，校址即在各州县的三皇庙内。依照儒学体例，设教授、学录和学正各一员。上州、中州各设教授一员，下州设医正一员，各县设教谕一员。各科医生均学习《素问》、《难经》与《神农本草》，针灸科附加《圣济总录》，并须通四书，不通者不得行医。考试方法则由太医院拟定120道医经题目，下达各地，每3年选试一次。

　　元代教学方法已经出现与今相似的病案讨论会。元廿二年（公元1285年）规定，在每月朔望日，大家齐到三皇庙（即医学校）内，焚香礼拜先医之后阐述各自的病案及诊疗过程，最后由州县医学人员每月呈报并与医正讨论，年终时汇呈本路医学教授评判优劣和等第以备上级录用。每月两次的病案讨论，一方面将本地医生聚集，借此交流经验，提高大家的业务水平；另一方面也可考查医生的本领，革除假冒医生②。

　　8. 明代　明代的针灸医学发展较快，与明代政府重视针灸医学教育密切相关。明承袭元制，设立专门的教育与管理机构，中央有太医院，各府、州、县设置医学，促进了针灸医学教育及医政管理，明太医院中仍有针灸一科。

　　明代所设立的太医院是国家级的医药教育机构，据《明史·职官志》载："太医院掌医疗之法。凡医术十三科，医官、医生、医士，专科肄业：曰大方脉，曰小方脉，曰妇人，曰疮疡，曰针灸，曰眼，曰口齿，曰接骨，曰伤寒，曰咽喉，曰金镞，曰按摩，曰祝由。凡医家子弟，择师而教之。三年、五年一试、再试、三试，乃黜陟之。③"上述史料表明，明代太医院设十三科，针灸仍为其中一科。

　　规定学习的教科书为《素问》、《难经》、《脉诀》和各科紧要方书，医学生必须熟读详解。刘纯（约公元1363～1489年）于洪武二十一年著《医经小学》，其中包括本草、脉诀、经络、治法和运气共六卷，将医学知识撮要编成韵语，便于初学。万历四年李梴（生卒年代不详）编《医学入门》，也仿照《医经小学》，将释方以及历代医学姓氏、诊断、针灸、本草、内科、女科、小儿科和外科等内容编成韵语，并加以注解。《医经小学》和《医学入门》虽非太医院的教科书，但简洁明了，当时医生多愿以之作为入门的教本。

　　明代医生的教育，主要是家传世业，凡属医家子弟，选入太医院学习，推选堪任教师二或三人，教习医术，但每隔三至五年要举行考试，三试不及第者即予淘汰。

　　嘉靖六年（1527年）礼部尚书佳葊等对医生的考选，认为当时录用医生，限于世医一途，使天下虽有卢扁、仓公，也无法选用，主张由单纯世医制扩大为考选制。不是世医精通医术者，听其应试，试高入籍而复其世业，不通医术者不被录用。现任医官，由礼部考其医术，以定升迁降黜。

　　明代各府、州、县均设置医学，掌执地方医学教育，针灸学也列入其中。明代无论中

---

①　明·宋濂. 元史. 北京：中华书局，2000

②　元典章·礼部五·讲究医学. 北京：中国书店，1990

③　南海县志·卷十三."金石略"鲍姑祠记

央还是地方设立的教育机构，都通过考试来选拔医官并作为量材取用的标准，如《明史·凌云传》就有"孝宗闻云名，召至京，命太医官出铜人，蔽以衣而试之，所刺无不中，乃授御医"的记载①。凌云（约生于公元 1465~1506 年），字汉章，号卧岩，归安（今浙江吴兴）人，诸生北游泰山时逢道人，授以针术，治病辄效，名闻于时。撰有《子午流注图说》、《流注辨惑》、《经学会宗》等，未传。流传抄本有《集要撮要针砭全书》（又称《凌氏汉章针灸全书》和《凌门传授铜人指穴》等）。其弟子聂莹，后人凌暄、凌夬等均传其术，有归安凌氏之称。

此外，在民间，受到金元时期重视针刺治疗技术的影响，刺法的应用更加广泛，而且针灸名家著述很多，针灸学术呈现繁荣。该时期代表性的医家和著作有陈会的《神应经》、徐凤的《针灸大全》、高武的《针灸聚英》、杨继洲的《针灸大成》、吴崑的《针方六集》、汪机的《针灸问对》、张景岳的《类经图翼》、李时珍的《奇经八脉考》等，表明针灸医学得到了长足的发展和传播。

9. 清代　清代的针灸教育与管理可分为两个历史时期，公元 1644~1822 年是一个相对稳定和有所发展的时期，太医院中仍设立针灸科。医药教育（包括针灸）则分内教习与外教习两种。内教习为教授内监之习医学者，外教习为教授普通平民及医官子弟之习医学者。太医院开始有十一科，包括针灸科在内，公元 1797 年，太医院将其缩减为九科，其中仍有针灸科。清朝前期，各府、州、县设置医学，主管地方医学教育，针灸教育仍有官方教育的成分。

公元 1742 年吴谦（生卒年代不详）等撰《医宗金鉴》，其《医宗金鉴·刺灸心法要诀》不仅继承了历代前贤针灸要旨，并且加以发扬光大，通篇歌图并茂，自乾隆十四年（公元 1749 年）以后被定为清太医院医学生必修内容。张景岳的《类经》及《类经图翼》、李时珍的《本草纲目》也为此时期主要学习书目。而至晚清，考试则多从《医宗金鉴》出题。从清代的针灸文献看，当时医家受《医宗金鉴》、《类经图翼》影响最大，许多针灸书实际上就是此二书化裁而来。

光绪三十四年（公元 1908 年）太医院使张仲元奏请开办太医院医学堂，以培养新型的中西医高级人才。学生分为"中学班"、"高等班"两班，每班各 60 人。其中中学班为五年制，学习科目以中医传统科目为主，兼学西医基础知识；高等班为八年制，主要学习西医科目，兼学中医临床及中医基础。并且制定相应的《太医院开办医学堂章程》，明确提出"智育、体育、德育三者并重"。在当时的历史条件下，能够提出培养智、体、德并重的中西医学结合通才的培养模式实为一个创举。

凡到太医院学习者，通常要经六品以上同乡官员推荐，满人要经该管佐领推荐，并由本院医官作保，由首领官面试，粗知医理，且通晓北京话，合格者方可入学，称之为医生。入院学习后，称为肄业生。一般肄业生学习 3 年期满，由礼部堂官来主持考试，合格者标为医士，不合格者继续肄业，以待再考。凡肄业 1 年以上，经季考 3 次，名列一等者，遇粮生有缺，可呈报礼部递补，不再考试。

---

① 宋·欧阳修，宋祁．新唐书．北京：中华书局，2000

清代的针灸著作主要有吴谦的《医宗金鉴·刺灸心法要诀》、廖润鸿的《针灸集成》及李学川的《针灸逢源》。

（二）近代针灸临床技能的发展

承淡安（1899～1957年），为近代针灸学家和中医教育家。1928年创办无锡中国针灸学研究所①；同年又在吴县望亭创办了"中国针灸学研究社"，招收各地学员，历时两载。1933年创办《针灸杂志》，乃近代中国最早的针灸学专业刊物。在创办针灸刊物之际，还及时开辟了教学实习场所，学员必须临床实习5个月，说明近代针灸教育已充分地认识到了针灸学实践性强的特点。此外，赵尔康中华针灸社、杨医亚中国针灸学术研究所等许多针灸学术团体和研究机构，也纷纷举办各种规模的针灸医学函授班，普及、推广针灸医学。

1935年，承淡安创办了中国近代第一个针灸专业学校——"中国针灸讲习所"，1937年更名为"中国针灸医学专门学校"。该校明确了学制和入学条件，经考试合格方可录取；开设内经、经穴学、针科学、灸科学、针灸治疗学等系统的中医学课程；同时为谋求中西之汇通，保证能在当时国民教育中取得合法地位，还特设了解剖、生理、病理、消毒及诊断学等西医学课程。对两年制的本科生，还增设了难经、医论、伤寒、金匮等中医经典和经穴、点穴等科，尚有国文、日文、体育诸课程，并实行了严格的考试制度。

1949年中华人民共和国成立后，针灸医学作为中国古代文化与医学的珍贵遗产，得到了政府和医学界的高度重视。1956年国家批准在北京、上海、成都、广州开办4所中医院校，标志着我国高等中医药教育事业跨入了一个崭新的历史时期。

与此同时，现代科学技术也出现了飞速发展，而这种进步对针灸的发展产生了重要影响。电针仪、穴位离子导入治疗仪、穴位磁疗仪、穴位激光治疗仪、微波针治疗仪、经络导频治疗仪、超声波治疗仪、灸疗仪等，就是现代科学技术与传统针灸理论相结合的产物。针灸临床应用也出现了较大的发展，许多富有特色的针灸疗法，诸如腧穴注射疗法、针刀疗法、穴位贴敷法、耳针、头皮针、腕踝针等等新疗法、新技术应运而生、蓬勃发展。

针灸治疗技术的发展，决定了针灸教学的不断更新。在强调传统刺法、灸法基本功训练的同时，《针灸学》、《刺法灸法学》等教材也逐步纳入了一批性能稳定、作用确切的针灸治疗仪器作为教学内容，规范其操作与应用；并与计算机技术相结合，创立针灸智能模型人，与传统针灸思想相结合，重制现代针灸铜人等教具，强化腧穴定位实训；应用针刺手法测试仪等计算机辅助设备客观评价手法训练；力倡实训、实践教学的作用，对学生的专业实践严格监控，确保学生能够坚持临床见习、认真学习，为临床技能的提高奠定了坚实的基础。

二、针灸临床技能学习方法

针灸学是一门强调操作技能的临床医疗学科，针对经络、腧穴、刺灸法、临床治疗应用等各个环节，学习者只有在掌握基本知识与理论的前提下，具备精湛的技能，才能真正

---

① 郭世余. 中国针灸史. 天津：天津科学技术出版社，1989

地应用于临床。譬如如何正确并熟练地进行经络腧穴定位、如何最大限度地减轻针刺疼痛，都要通过不断地强化实际练习才能有所提高，针感的调整也只有在手法熟练的基础上才能体现等等，均说明学习针灸学必须要强化技能训练，要扎扎实实地练好基本功，在系统掌握基本理论、基本知识的基础上，要勤于动手、勤于实践，才能提高针灸临床水平。

针灸技能训练并不是指单一的针灸手法式式的操作，它包含了针灸临床诊疗过程中必需的理、法、方、穴、术的运用。大量的临床实践告诉我们，操作者技能的熟练程度及水准的高低，是针灸临床疗效的决定性因素。因此，在掌握针灸基本知识、基本理论的前提下，针灸基本技能是中医院校学生必须花大气力去学习、实践的重要内容。

（一）基本指导思想

1. 提高认识，强调技能训练的意义　目前由于《医师法》的出台和患者择医权利等问题，学生临床实习中直接在患者身上实践操作的机会减少，因此，开展教学改革，探索新的临床技能教学方法，已经成为针灸教学的重要问题。

大量的临床反馈和以往各个院校综合考试的结果显示，针灸毕业生临床操作技能亟须加强。其原因除上述客观因素外，学生在学习期间对技能训练的认识不足也是一个重要原因，从而使得有限的训练时间也流于形式，因此，提高对于技能训练的认识就成为首要问题。为此，针灸基础各相关学科应充分强调开学第一课的重要性，要以纲带目，通过实例说明实践技能的重要性。其次，可将刺灸技能训练前移，与认穴相结合，让学生及早明确训练的方法和目的，以增强训练的自觉性。第三，要通过医德教育，让学生明确自身试针、练针是苍生大医的传统美德，是培养德性、良知的最好方法，是为人民服务理念的最好体现，由此才能增进医学生的使命感、责任感。第四，各环节授课教师要协调配合，循序渐进，让医学生充分认识到技能训练是培养高级针灸人才的重要手段，对医学生素质的培养具有重要的意义，从而明确技能训练在针灸医学教育中的重要地位。

2. 课堂教学中实践与理论并重　现阶段的针灸教学主要以课堂讲授为主，极易造成教师讲得辛苦、学生听得呆板的现象出现，更无法体现技能训练的内涵。为此，应该做到：第一，明确技能训练的课时比例，努力将针灸基础各科中技能训练和理论讲授的比例向 1:2 或 1:1 转化，从而在制度上充分保证技能训练时间。其次，要切实做到理论联系实际，理论授课与技能训练紧密结合，讲做结合，提倡教与学的互动。譬如经络循行部位的描记、腧穴的实体位置、针刺的操作方法等内容，均提倡讲解与演示相结合，模型展示与实体示范相结合。实践表明，互动式教学法有助于学生迅速形成鲜明直观的感性认识。第三，取穴方法、手法技能等方面理论知识的讲授，应充分地结合现代多媒体教学手段，通过光盘、录像等方式，让学生观察、了解、熟悉针灸名老专家的手法、手技，提供好的学习榜样以资借鉴。第四，实践教学中要求学生积极认真地进行练习，教师发现问题及时纠正，做到既熟练又规范，不厌其详、不厌其烦，以期达到熟而生巧、存针于心的目的。在积极开展自身或相互点穴、试针的同时，提倡结合练习者自身常见病的基本治疗用穴，进行有针对性、有目的的练习，以提升学生的练习热情。第五，理论要密切结合实际，实际训练也不是单纯的手法训练，要积极引入教学讨论，激发学习的自觉性。譬如，学生练针既新鲜又紧张，对于针刺的感受也各不相同，因此，及时地交流感受，有助于提高学生学习的主动性。在操作课的不同时段，应结合训练中出现的情况，教师主动提出问题，让学生在练习中感悟，或者根据练针的效果，适当停止练习，结合练习过程提出问题，然后开展讨论或总结归纳，如此既解决了训练中发生的实际问题，又提高了对基础理论知识的再认识，可较好地提高训练的质量。

3. 提升技能考核比重，全面为临床服务　目前，作为课堂实训，对学生针灸技能的评估尚缺乏有效、可靠、稳定的方法，尤其是对针刺技能的考核。但是，针灸学科一定要突出和强调技能考核的重要性，考核的内容更要扎扎实实地从临床实际出发，考核的重点可以经脉描记、腧穴定位、取穴方法和手法应用以及处方治疗等方面为主要内容，要明确操作要点、操作流程，确立评分标准，规范严谨，并借助不同形式的考试方法，提高学生的动手意识和实践能力。

针灸教学应提倡三阶段考核办法，一为期中考查，二为实际操作考试，三为期末考试，环环相连，督促学习者掌握知识、熟练技能，以期压力成才。实践表明，"强化考核、压力成才"无疑是提高学生实践能力的好的尝试，因为技能的提高需要较长的过程，容易产生枯燥感，适时的考核可以增加学生的学习欲求。

4. 学生自身素质的培养和提高　身为习医者，自身素质的养成更是至关重要的一个环节，只有具有健全的人格和丰富的人文历史等相关学科知识才能适应现代社会以及现代医学模式的需求，而专业理论和知识的掌握更是提升自己服务社会能力的具体体现，因此，一名合格的中医学生不仅要勤于临床实践，更要有扎实的中医基础功底，理论与实践有机结合，灵活运用，如此才能成为优秀的临床医师。针灸实训同样要以全方位的人才培养观来实施，才能培养出适应现代社会要求的针灸人才。

（二）技能训练的主要内容

1. 经络腧穴　其一，进行十四经络的体表循行分布训练。要求熟悉循行的具体部位、交接流注、内联外连（脏腑、器官）；熟悉骨度以及相关解剖标志。可应用单盲法，采取在空白针灸人体上描记循行示意图的方法进行；或在仿真人体腧穴模型上进行画线描记训练。其二，进行十四经腧穴定位训练。要求定位准确、操作熟练，也可采用单盲法进行穴位标记，以特定穴和常用经穴为主，以标记十四经中相对危险腧穴为辅。其三，实体经络、腧穴定位与标记。要求掌握腧穴所在部位的基本解剖结构和针刺角度、方向、深度等内容，注意取穴和针刺时患者体位的选择。其四，进行相邻经穴的比较定位，正所谓"取五穴用一穴而必端，取三经用一经而可正"。实训中在注重循经定穴的同时，更应充分强调穴位之间的内在联系和相互关系的把握，多角度和多方位地识记穴位，从而更好地达到学用结合、学用灵活的学习效果。

2. 刺灸方法　其一，明确进针手法、基本手法、辅助手法、补泻手法以及各类驭气调经手法的操作规范，明确各种特殊针法的操作步骤，突出操作要点，阐明注意事项。需要强调的是，操作要点与注意事项的区分要鲜明，不能混淆，同时应细化考核办法，切实保证技能训练的实施。其二，建立规范可行的针刺基本流程，明确身体各部位腧穴的针刺方法。其三，建立"三步训练法"：①针垫练针。以熟悉针具性能，掌握持针、进针、行针的基本手法为目的。②自身体验。以自身体会针感、指感及其相互关系，感受"少用针、妙用穴"的真谛为目的。③相互试针。主要以体会针刺过程中的综合感觉为目的，即押手揣穴的感觉；毫针刺达不同组织结构的感觉；施行各种手法时刺手的各种感觉；通过指端体会得气与否的细微变化；感受医患之间的不同心态和彼此的信任度。总体要求是医者气定神闲，落落大方，操作规范，符合流程，手法熟练，处置得当，沟通流畅，患者安然。其四，明确灸法以及其他各种针法的基本操作规范、操作步骤，突出操作要点，阐明注意事项。

3. 针灸治疗实践训练　其一，病案教学法。医案之作，自《史记·扁鹊仓公列传》开始，距今已有 2000 余年的历史，其间众多名医将其施治心得用医案形式记载下来，提供了大量可靠的第一手临床资料，是中医学的宝贵遗产，是中医学的重要组成部分，为完善和丰富中医药理论做出了重要贡献。医案是医家临床思维、辨证论治过程的真实记录。晚清名医余听鸿说："医书虽众，不出二议，经文、本草、经方为学术规矩之宗，经验、医案、笔记为灵悟变通之用，二考皆并传不朽。"章太炎（1869～1936 年）也说："中医之成绩，医案最著。欲求前人之经验心得，医案最有线索可寻，逊此钻研，事半功倍。"要使学生系统掌握针灸治疗的理、法、方、穴、术，就必须重视针灸医案在课堂教学中的应用。采用病案教学法，结合临床诊疗程序，使学生全面掌握临床诊疗过程和诊疗重点，并系统复习相关知识，使经络、腧穴、刺灸法等知识有机地结合在一起。作为病案教学，应以提出问题、案例为主，启发学生自我学习能力，着重学生自我练习，教师规范指导。其二，模拟临床、直观教学法。因为针灸学课程的特点，学习者可以在课堂上进行临床模拟演练。模拟病例可由教师事先建立模拟病人资料卡和门诊病志，同桌 2 名学生编为一组，分别扮演患者与医生。根据相关要求，进行相关病史的采集，撰写病志，提出针灸诊疗方案，并具体实施之。

上篇 经络腧穴学

第一章

经络腧穴学总论

【实训目的与要求】

1. 掌握并理解经络、腧穴、经络学说、标本、根结、气街、四海的概念、作用与临床应用。

2. 掌握经络系统组成，十二经脉循行走向、分布与交接规律，气血循环流注规律。

3. 掌握腧穴的分类，特定穴的基本概念及分布特点，腧穴定位方法。

【实训内容与方法】

1. 经络系统的组成、十二经脉循行走向与交接规律、十二经脉分布规律、气血循环流注规律；腧穴分布规律、骨度分寸法。

2. 体表经脉分布画线：依据十二经脉的循行走向和分布规律，结合人体解剖标志在学生身上用眉笔画出经脉在体表的大致循行路线和分布部位。

3. 分小组在人体或模型上模拟训练各种腧穴定位方法。

第一节 经络系统概述

经络是经脉和络脉的总称，是人体内气血运行的通道。经，有路径的含义，经脉贯通上下，沟通内外，是经络系统中的主干；络，有网络的含义，络脉是经脉别出的分支，较经脉细小，纵横交错，遍布全身。

经络有运输和联络的作用，可运输人体的气血，联络人体的五脏六腑、四肢百骸、五官九窍等。

经络学说是中医学基础理论的重要组成部分，是研究人体经络系统循行分布、生理功能、病理变化及其与脏腑相互关系的一种理论学说。

经络系统是由经脉和络脉组成的，其中经脉包括十二经脉、奇经八脉以及附属于十二经脉的十二经别、十二经筋、十二皮部；络脉包括十五络脉、浮络、孙络。

基本内容见图 1 - 1。

```
                                          ┌ 手太阴肺经
                                   手三阴经 ┤ 手厥阴心包经
                                          └ 手少阴心经
                                          ┌ 手阳明大肠经
                                   手三阳经 ┤ 手少阳三焦经
                                          └ 手太阳小肠经
                          十二经脉 ┤      ┌ 足阳明胃经
                                   足三阳经 ┤ 足少阳胆经
                                          └ 足太阳膀胱经
                                          ┌ 足太阴脾经
                                   足三阴经 ┤ 足厥阴肝经
                                          └ 足少阴肾经
                    经脉 ┤                ┌ 督脉
                                          │ 任脉
                                          │ 冲脉
                                          │ 带脉
                          奇经八脉 ┤       │ 阴维脉
                                          │ 阳维脉
                                          │ 阴跷脉
                                          └ 阳跷脉
        经络系统 ┤        ┌ 十二经别 ┐
                          │ 十二经筋 ├ 十二经脉的附属部分
                          └ 十二皮部 ┘
                          ┌ 十五络脉
                    络脉 ┤ 浮络
                          └ 孙络
```

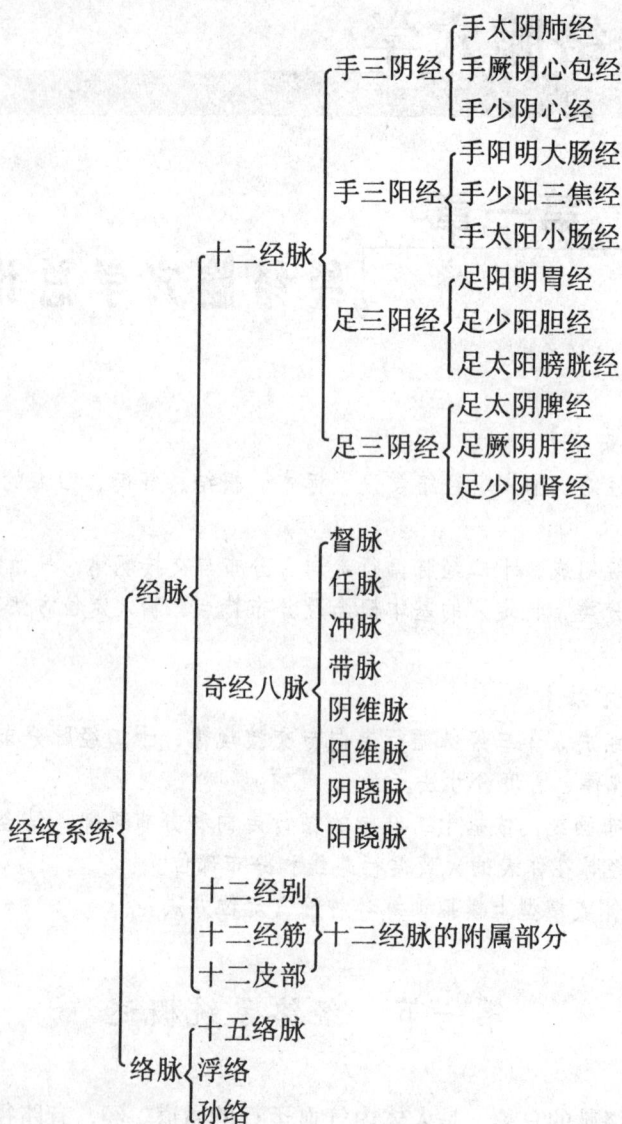

图 1 - 1　经络系统表

一、十二经脉

十二经脉即手三阴、手三阳、足三阴、足三阳经的总称，是经络系统的主体，故又称为"正经"。十二经脉是经络系统的主体，有脏腑的属络关系，有一定的循行路线和本经所属的腧穴以及病候主治规律。

（一）十二经脉的名称

十二经脉的名称是根据脏腑、手足、阴阳而定的。各经都用其所属脏腑的名称，结合循行于手足、内外、前中后的不同部位，根据阴阳学说而给予不同名称，并根据阴阳消长衍化的道理分为三阴三阳。

（二）十二经脉在体表的分布规律

1. 总规律

（1）左右对称地分布于人体头面、躯干和四肢，纵贯全身。

（2）六条阴经分布于四肢的内侧和胸腹部。

（3）六条阳经分布于四肢的外侧、头面和躯干。

2. 四肢部的分布规律

（1）阳经　阳明经在前；少阳经在中；太阳经在后。

（2）阴经　太阴经在前；厥阴经在中；少阴经在后。

（3）例外　足三阴经在小腿下半部及足背，其排列顺序是厥阴经在前、太阴经在中、少阴经在后，至内踝上8寸处足厥阴经同足太阴经交叉后，便成为太阴经在前，厥阴经在中，少阴经在后。

3. 躯干部的分布规律

（1）躯干部　手三阴经和手三阳经的穴位分布较少。

（2）胸腹部　共有3条经脉，即足少阴经、足阳明经、足太阴经。

①足少阴经在腹部行于前正中线旁开0.5寸的线上，在胸部行于前正中线旁开2寸的线上。

②足阳明经在腹部行于前正中线旁开2寸的线上，在胸部行于前正中线旁开4寸的线上。

③足太阴经在腹部行于前正中线旁开4寸的线上，在胸部行于前正中线旁开6寸的线上。

（3）腰背部　足太阳经。

足太阳经第一侧线行于后正中线旁开1.5寸的线上，第二侧线行于后正中线旁开3寸的线上。

（4）胁肋部　共有2条经脉，即足厥阴经、足少阳经。

足厥阴经、足少阳经在腹、胸部均行于躯干的侧面。

4. 头面部的分布规律

（1）前额　手、足阳明经。

（2）侧头　手、足少阳经。

（3）后头　手、足太阳经。

（4）颠顶　足厥阴经、足太阳经。

（三）十二经脉表里属络关系

十二经脉在体内与脏腑间有明确的属络关系。其中阴经属脏络腑主里，阳经属腑络脏主表。

1. 表里关系

<pre>
          表   里   表   里
       ┌手阳明大肠经——手太阴肺经   ┌足阳明胃经——足太阴脾经
    手 ┤手太阳小肠经——手少阴心经   足 ┤足太阳膀胱经——足少阴肾经
       └手少阳三焦经——手厥阴心包经   └足少阳胆经——足厥阴肝经
</pre>

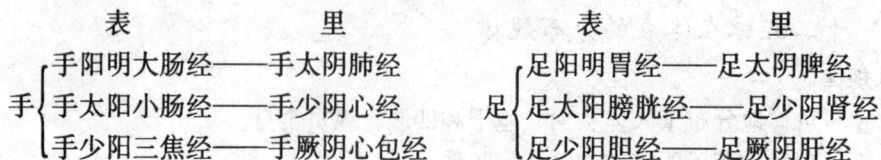

2. 脏腑属络关系

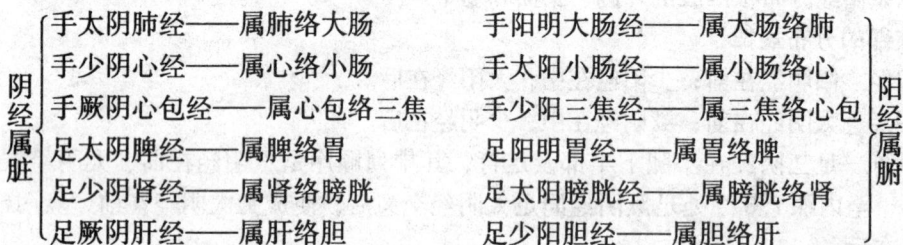

<pre>
       ┌手太阴肺经——属肺络大肠   手阳明大肠经——属大肠络肺┐
    阴 │手少阴心经——属心络小肠   手太阳小肠经——属小肠络心│ 阳
    经 │手厥阴心包经——属心包络三焦   手少阳三焦经——属三焦络心包│ 经
    属 ┤足太阴脾经——属脾络胃   足阳明胃经——属胃络脾   ├ 属
    脏 │足少阴肾经——属肾络膀胱   足太阳膀胱经——属膀胱络肾 │ 腑
       └足厥阴肝经——属肝络胆   足少阳胆经——属胆络肝   ┘
</pre>

（四）十二经脉循行走向规律

手三阴从胸走手，手三阳从手走头，足三阳从头走足，足三阴从足走胸腹。

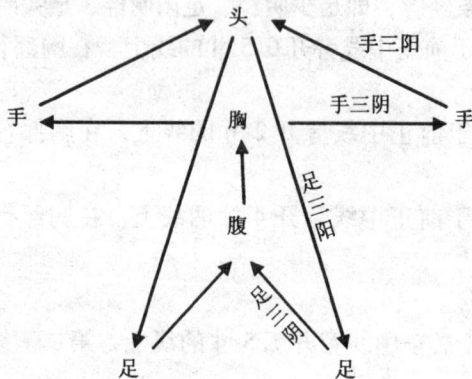

（五）十二经脉交接与流注规律

1. 互为表里的阴经与阳经多在四肢末端交接。
2. 同名的阳经与阳经多在头面部交接。
3. 相互衔接的阴经与阴经多在胸部交接。

二、奇经八脉

奇经八脉是督脉、任脉、冲脉、带脉、阴维脉、阳维脉、阴跷脉和阳跷脉的总称。

（一）奇经八脉的命名

奇经八脉与十二经脉不同，既不直属脏腑，又无表里属络关系，也称作"奇行之正经"。

（二）奇经八脉的循行分布概况

1. 督脉　循行于身后正中线，上至头面。

2. 任脉　循行于身前正中线，上抵颏部。

此二脉所行为人体躯干头面之正中，各有本经所属腧穴，故与十二经脉相提并论，合称为"十四经"。

冲脉、带脉、阴维脉、阳维脉、阴跷脉和阳跷脉均无本脉所辖之腧穴，其穴皆在十二经脉与任、督脉所属穴中。

3. 冲脉　循行于腹部第一侧线，与足少阴肾经相并上行，环绕口唇，交会于足少阴经。

4. 带脉　起于季肋部之下，环行于腰间一周，交会于足少阳经。

5. 阴维脉　起于小腿内侧，沿腿股内侧上行至腹部，沿腹第三侧线（即脾经）上行至咽喉部，交会于任脉。

6. 阳维脉　起于足跟外侧，沿腿膝外侧上行，至肩项后，交会于足太阳经与督脉。

7. 阴跷脉　起于足跟内侧，随足少阴等经上行至头面、目内眦，交会于阳跷脉、足太阳经。

8. 阳跷脉　起于足跟外侧，伴足太阳经上行，至目内眦与阴跷脉、足太阳及足少阳经交会。

奇经八脉中的督、任、冲脉皆起于胞中，同出会阴而异行，故有"一源三歧"之说。

（三）奇经八脉的作用

奇经八脉循行分布于十二经脉之间，其作用主要体现在以下 3 个方面。

1. 沟通和联络作用　奇经八脉在循行分布过程中，与其他各经相互交会沟通，加强了十二经脉之间的相互联系。如手、足三阳经共同交会于督脉的大椎，任脉的关元、中极穴为足三阴经之交会穴，带脉横绕腰腹一周，联系着纵行于躯干的各条经脉等。

2. 统摄和调节作用　奇经八脉将部位相近、功能相似的经脉联系起来，起到统摄经脉气血、协调阴阳的作用。

督脉与六阳经相联系，称为"阳脉之海"，具有调节全身阳经之气的作用。

任脉与六阴经相联系，称为"阴脉之海"，具有调节全身阴经之气的作用。

冲脉与任脉、督脉、足阳明经、足少阴经等有联系，故有"十二经脉之海"、"血海"之称，具有涵蓄十二经气血的作用。

带脉约束和联系纵行躯干的诸条足经。

阴阳维脉联系阴经与阳经，分别主管一身之表里。

阴阳跷脉主持阳动阴静，共司下肢运动与寤寐（调节眼睑开合）。

3. 蓄积和渗灌作用　奇经八脉对十二经脉气血有蓄积和渗灌的作用。十二经脉如同自然界的河流、沟渠，而奇经八脉类似湖泊，气血运行好比水流。十二经脉气血充盛时则溢入于奇经八脉而蓄之，十二经脉气血不足时，奇经之气血可流入十二经脉而补之。

三、十五络脉

络脉是由经脉分出行于浅表的支脉。络脉网络于各经脉之间而遍布全身，为无以计数的细小分支。

凡由较大的络脉分出的细小分支，名为"孙络"。

凡浮在体表显而易见的较小分支，名为"浮络"。

凡由经脉别行分出的较大的络脉，名为"大络"。

络脉之所以称为"十五络"，是因为除十二经脉各别出一络之外，尚有督脉之络、任脉之络及脾之大络，共计15条。

（一）十五络脉的循行分布概况

1. 四肢部　十二经脉的别络多从四肢肘膝关节以下的本经络穴分出，走向与其相表里的经脉，从而加强阴阳表里两经之间的联系。

2. 躯干部　任脉之络从鸠尾分出后散布于腹部。督脉之络从长强分出后沿脊柱两侧往上走至后项部，散布于头部，然后下行沿背部足太阳经脉下行，散布于背部（主要走在头部和背部）。脾之大络从大包分出后，散布于胸胁部。

（二）十五络脉的作用

1. 四肢部十二条络脉可加强阴阳表里两经之间的联系。

2. 躯干部三条络脉分别在身前、身侧、身后，起着渗灌、调节气血的作用。

任脉之络通调（沟通）胸、腹部经气。督脉之络通调（沟通）头、背部经气。脾之大络通调胁肋部经气，且对全身血液有统摄作用。

3. 输送气血，温养濡润周身组织，维持人体正常活动。

四、十二经别

十二经别是十二正经离、入、出、合的别行部分，是正经深入体腔循行的支脉，故称"经别"。它的命名和十二经脉是一致的。

（一）十二经别的循行分布概况

1. 十二经别的分布有离、入、出、合的特点。

离：十二经别多从四肢肘膝关节以上的正经分出。入：别出后深入胸腹腔并与相应脏腑相联系。出：深入胸腹腔后上行，浅出头项部。合：在头项部，阳经经别合于本经经脉，阴经经别并入相表里的阳经经脉，按阴阳表里最终成为六对，称为"六合"。

2. 大多数经别入腹、胸腔后多循行至该经脉属络的脏腑，与其联系。

3. 手三阴经的经别均经过喉咙而上达头面。

4. 足六经的经别除足少阴经别外，多经过心而上行头面，故足六条经多与心关系密切，肾经的直行经脉至心，一条支脉自肺联络心脏，流注于胸中。

（二）十二经别的作用

1. 加强十二经脉与表里、脏腑的联系。

2. 扩大十二经脉腧穴的主治范围。

3. 补充十二正经循行分布之不足。

（三）十五络脉与十二经别的异同

1. 相同　都是十二经脉的分支，均可加强表里两经的联系。

2. 不同

（1）经别主内，络脉主外。经别在头面部、胸腹腔加强体内脏腑属络关系；络脉主要在四肢加强阴阳表里经之间的联系。

（2）联系的途径不同。阳经经别合于本经经脉；阴经经别合于阳经经脉；阴经络脉走向阳经，阳经络脉走向阴经。

（3）经别无所属穴位，亦无所主病症；络脉各有一个络穴，而且有所主病症。

五、十二经筋

十二经筋是十二经脉之气结聚于筋肉关节的体系，是十二经脉的外周连属部分。

古人认为"筋"是肌肉之总称，经筋不同于运行气血的经脉，而是指能够产生力量维持运动屈伸的以肌肉为主的组织。

古人把全身之筋肉按十二经脉循行部位划分为十二部分，仍以手足三阴三阳之名称之，故谓之十二经筋，即十二经筋是十二经脉所属的肌肉体系。

（一）十二经筋的循行分布概况

1. 十二经筋与十二经脉的分布部位大致相同，但在循行过程中其分支、联络比经脉复杂。

2. 十二经筋分布于体表，不入内脏。阳经的经筋分布于肢体外侧，阴经的经筋分布于肢体内侧，手足三阳之筋都到头目，手三阴之筋均到胸膈，足三阴之筋皆到阴部。

3. 经筋的循行走向均从四肢末端走向头身，多结聚于关节、骨骼的附近，在胸腹部则成片散布，与脏腑无属络关系。

4. 前阴为宗筋所聚之处。经筋与前阴关系密切，足三阴经筋、足阳明经筋均聚合于前阴，其中足厥阴经筋不但布于前阴（阴器），且总络诸筋，因而足厥阴经筋和前阴关系最为密切，故有"肝主筋"之称。

（二）十二经筋的作用

十二经筋具有约束骨骼、利于关节屈伸活动、保持人体正常运动功能的作用。经筋病变多是运动系统的病证，如疼痛、强直、活动不利、纵缓不收等。

六、十二皮部

十二皮部是十二经脉功能活动反映于体表的部位，也是络脉之气散布之所在。

（一）十二皮部的循行分布概况

十二皮部的分布主要是根据十二经脉在皮肤上的分属部位来划分的，即十二皮部是十二经脉所属的皮肤分区。

（二）十二皮部的作用

十二皮部有保卫机体、抗御外邪和反映病证的作用。这是由于十二皮部位于人体最外层，又与经络气血相通，故是机体的卫外屏障。

七、经络与脏腑、器官的联络

经络内属于脏腑，外络于肢节，沟通于脏腑与体表之间，将人体的脏腑、组织、器官联系在一起形成一个有机的整体，并依此行气血、营阴阳，使人体各部的功能活动得以保持协调和相对平衡（表1-1）。

表1-1　　　　　　　　　　　经络与脏腑、器官的联系

经　　　络	联络的脏腑、器官
手太阴肺经	肺、大肠、咽喉、气管
手厥阴心包经	心、胃、咽喉
手少阴心经	心、小肠、食道、目
手阳明大肠经	大肠、肺、鼻、下齿、口、咽喉
手少阳三焦经	三焦、心、耳、目
手太阳小肠经	小肠、心、鼻、耳、目、咽喉
足太阴脾经	脾、胃、舌、食道
足厥阴肝经	肝、胆、胃、鼻、咽喉、目、乳房、前阴
足少阴肾经	肾、膀胱、心、舌、咽喉
足阳明胃经	胃、脾、目、鼻、上齿、口唇、咽喉、乳房
足少阳胆经	胆、肝、耳、咽喉、目
足太阳膀胱经	膀胱、肾、鼻、目
督脉	鼻、齿、口唇、后阴
任脉	口唇、咽喉、目、前阴

第二节　经络的标本、根结、气街、四海

经络与全身各部的联系是复杂的，除了前面所述的内容之外，还有标本、根结、气街、四海等理论，这些理论分别论述了经络上下和内外之间的对应关系，对于指导针灸临床辨证选穴有重要意义。

一、标本

"标"和"本"是两个相对的概念，在经络理论中，经气集中于四肢部位为"本"，扩散于头身一定部位为"标"，以此阐明四肢与头面躯干之间气血运行的升降关系。"标本"主要指经脉腧穴分布部位的上下对应关系。"标"原意指树梢，引申为上部，与人体头面胸背相应；"本"原意指树根，引申为下部，与人体四肢下端相应。

十二经脉均有"标"部与"本"部。如足太阳之本，在足跟以上5寸中，穴为跗阳，

其标在两络命门（目），穴为睛明。根据《灵枢·卫气》所载十二经脉标本的位置，结合相应腧穴列表 1-2 如下：

表 1-2　　　　　　　　　　　　　　　　十二经脉标本部位表

十二经脉	本		标	
	部　位	相应腧穴	部　位	相应腧穴
足太阳	足跟以上 5 寸	跗阳	两络命门（目）	睛明
足少阳	足窍阴之间	足窍阴	窗笼（耳前）	听会
足阳明	厉兑	厉兑	人迎、颊、颃颡	人迎、地仓
足少阴	内踝上 2 寸	交信	背俞与舌下两脉	肾俞、廉泉
足厥阴	行间上 5 寸	中封	背俞	肝俞
足太阴	中封前上 4 寸	三阴交	背俞与舌本	脾俞、廉泉
手太阳	手外踝之后	养老	命门（目）之上 1 寸	攒竹
手少阳	小指次指之间上 2 寸	中渚	耳后上角，外眦	丝竹空
手阳明	肘骨中，上至别阳	曲池、臂臑	颊下合钳上	扶突
手太阴	寸口之中	太渊	腋内动脉处	中府
手少阴	锐骨之端	神门	背俞	心俞
手厥阴	掌后两筋之间 2 寸	内关	腋下 3 寸	天池

二、根结

根结主要指经气的所起与所归，反映经气上下两极间的对应关系。"根"指根本、开始，即四肢末端的井穴；"结"指结聚、归结，即头、胸、腹部。《灵枢·根结》记载了足三阴三阳经的根与结。详见表 1-3。

表 1-3　　　　　　　　　　　　　　　　足三阴三阳根结部位表

经脉	根（井穴）	结
足太阳	至阴	命门（目）
足阳明	厉兑	颃颡（鼻咽）
足少阳	窍阴	窗笼（耳）
足太阴	隐白	太仓（胃）
足少阴	涌泉	廉泉（舌下）
足厥阴	大敦	玉英（玉堂），络膻中（胸）

三、气街

气街是经气聚集运行的共同通路。《灵枢·卫气》记载："胸气有街，腹气有街，头气有街，胫气有街。"《灵枢·动输》指出："四街者，气之径路也。"说明了头、胸、腹、胫部是经脉之气聚集循行的通路。

《灵枢·卫气》对气街的部位有较详细记载："气在头者，止之于脑。气在胸者，止之膺与背俞。气在腹者，止之背俞，与冲脉于脐左右之动脉者。气在胫者，止之于气街，与承山踝上以下。"由此可见，气街具有横向为主、上下分部、紧邻脏腑、前后相连的特点，横贯脏腑经络，纵分头、胸、腹、胫是其核心内容。气街理论又从另一个角度阐述了经气运行的规律，为临床配穴处方提供了理论依据。

四、四海

四海即髓海、血海、气海、水谷之海的总称，为人体气血精髓等精微物质汇聚之所。"海"是江河之水归聚之处。经络学说认为十二经脉内流行的气血像大地上的水流一样，如百川归海，故《灵枢·海论》指出："人有髓海，有血海，有气海，有水谷之海，凡此四者，以应四海也。"

四海的部位与气街的部位类似，髓海位于头部，气海位于胸部，水谷之海位于上腹部，血海位于下腹部，各部之间相互联系。

四海主持全身的气血、津液，其中脑部髓海为元神之府，是神气的本源、脏腑经络活动的主宰；胸部为气海、宗气所聚之处，贯心脉而行呼吸；胃为水谷之海，是营气、卫气的化源之地，即气血生化之源；冲脉为十二经之海，起于胞宫，伴足阳明胃经和足少阴肾经而行，为十二经之根本、三焦原气之所出，乃人体生命活动的原动力，又称"血海"。

第三节　经络作用及临床应用

经络系统密切联系周身的脏腑、组织和器官，在生理功能和病理变化方面起着重要的作用。

一、经络作用

《灵枢·经脉》记载："经脉者，所以决死生，处百病，调虚实，不可不通。"说明经络在生理、病理和疾病的防治等方面具有重要作用。其所以能决死生，是因为经络具有联系人体内外、运行气血的作用；处百病，是因为经络具有抗御病邪、反映证候的作用；调虚实，是因为经络具有传导感应的作用。

（一）联系脏腑，沟通内外

人体的五脏六腑、四肢百骸、五官九窍、皮肉筋骨等组织器官，之所以能保持相对的协调与统一，完成正常的生理活动，是依靠经络系统的联络沟通而实现的。由于十二经脉及其分支纵横交错，入里出表，通上达下，联系了脏腑、器官与组织，奇经八脉沟通了十二经脉的经气，经筋皮部联结了肢体筋肉皮肤，从而使人体的各脏腑、组织、器官有机联系起来。

（二）运行气血，协调阴阳

人体的各个脏腑、组织、器官均需要气血的温养濡润，才能发挥正常作用。气血必须依赖经络的传注，才能输布全身，以濡润全身各脏腑组织器官，维持机体的正常功能。

（三）抗御病邪，反映证候

在疾病的情况下，经络具有抗御病邪、反映证候的作用。在正虚邪乘的情况下，经络又是病邪传注的途径，当体表受到病邪侵犯时，可通过经络由表及里，由浅入深。此外，经络也是脏腑之间、脏腑与体表组织器官之间相互影响的渠道。如心热移于小肠，肝病影响到胃，胃病影响到脾等。内脏病变又可通过经络反映到体表组织器官，如《灵枢·邪客》说："肺心有邪，其气留于两肘；肝有邪，其气留于两腋；脾有邪，其气留于两髀；肾有邪，其气留于两腘。"

（四）传导感应，调整虚实

针灸防病治病，是基于经络具有传导感应和调整虚实的作用。针刺中的得气和气行现象都是经络传导感应的功能表现。针刺操作的关键在于调气，所谓"刺之要，气至而有效"。当经络或内脏功能失调时，通过针灸等刺激体表的一定穴位，经络可以将其治疗性刺激传导到有关的部位和脏腑，以发挥其调节人体脏腑气血的功能，从而使阴阳平复，达到治疗疾病的目的。

二、临床应用

经络学说在临床上的应用，主要表现在诊断和治疗两个方面。

（一）诊断方面

1. 经络辨证 是以经络学说为理论依据，对病人所反映的症状、体征进行综合分析，以判断病属何经，并进而确定发病原因、病变性质及病机的一种辨证方法。由于经络有一定的循行部位和脏腑属络关系，它可以反映经络本身及其所属脏腑的病症，因而在临床上，根据疾病所出现的症状，结合经脉循行的部位以及所联系的脏腑，作为辨证归经的依据。如头痛，痛在前额部多与阳明经有关，痛在侧头部多与少阳经有关，痛在后头部多与太阳经有关，痛在颠顶部多与厥阴经有关。另外，临床上还可以根据所出现的证候进行辨证归经。如咳嗽、鼻流清涕、胸痛、上肢内侧前缘痛等，与手太阴肺经有关。

2. 经络望诊 是通过观察经络所过部位皮表所发生的各种异常改变来诊断疾病的方法。经络望诊要注意观察全身经络穴位的色泽、形态变化，如皮肤的皱缩、隆陷、松弛，以及颜色的变异、光泽的明晦、色素的沉着和斑疹的有无等。

3. 经络腧穴按诊 是在经络腧穴部位上运用按压、触摸等方法来寻找异常变化，如压痛、麻木、硬结、条索状物、肿胀、凹陷等，借以诊断疾病的方法。这一诊法常可为针灸临床治疗提供选穴的直接依据。经络按诊的部位多为背俞穴，其次是胸腹部的募穴以及四肢的原穴、郄穴、合穴或阿是穴等。

4. 经络腧穴电测定 是利用经络穴位测定仪检测经络腧穴部位的电学参数，借以判断各经气血之盛衰的方法。测定内容主要包括经络穴位皮肤的电阻或电位。人体腧穴具有低电阻特性，并且受疾病等因素的影响而发生变化，因此，测定这些变化，对于诊断经络脏腑疾病和选取治疗穴位具有重要的参考价值。

（二）治疗方面

1. 指导针灸治疗

（1）根据经脉循行与主治特点——"经脉所过，主治所及"进行循经取穴。即某一经络或脏腑有病变，可选用该经或脏腑所属经脉的腧穴来治疗。如胃痛循经选取足三里、梁丘；胁痛循经选取阳陵泉、太冲；前额阳明头痛，循经选取上肢的合谷和下肢的内庭等。

（2）内脏病变可通过刺激其皮部的方法进行治疗。如用皮内埋针或皮肤针叩刺皮部来进行治疗。

（3）经络气血痹阻之病证，可使用刺络放血的方法来治疗。如目赤肿痛，采取太阳穴放血；扭、挫伤，施以局部刺络拔罐等。

（4）经筋的病候，多表现为拘挛、抽搐、纵缓不收等症，治疗多局部取穴，如选用阿是穴进行针刺治疗等。

2. 指导药物归经　将药物按其主治性能归入某经或某几经，简称药物归经，它是在分经辨证的基础上发展起来的。因病证可以分经，主治某些病证的药物也就成为某经或某几经之药物。徐灵胎在《医学源流论》中说："如柴胡治寒热往来，能愈少阳之病；桂枝治畏寒发热，能愈太阳之病；葛根治肢体大热，能愈阳明之病。盖其止寒热、已畏寒、除大热，此乃柴胡、桂枝、葛根专长之事。因其能治何经之病，后人即指为何经之药。"此外，中医各科药物的临床应用，也有很多是以经络联系的原理为依据的，如目病有时可以不治目而用补肝的方法，因为肝脉上通于目；口舌生疮，可清泻小肠，是由于心与小肠互为表里，故心火上炎可泻小肠而导火下行。

第四节　腧穴的分类

腧穴是人体脏腑经络之气输注于体表的特殊部位，可分为十四经穴、奇穴、阿是穴三类。

一、十四经穴

十四经穴为位于十二经脉和任、督二脉的腧穴，简称"经穴"。经穴因其分布在十四经脉的循行线上，所以与经脉关系密切，它不仅可以反映本经经脉及其所属脏腑的病证，也可以反映本经脉所联系的其他经脉、脏腑之病证，同时又是针灸施治的部位。因此，腧穴不仅有治疗本经脏腑病证的作用，也可以治疗与本经相关经络脏腑之病证。

二、奇穴

奇穴是指未能归属于十四经脉的腧穴，它既有穴位名称，又有明确的位置，也称"经外奇穴"。这些腧穴对于某些病证具有特殊的治疗作用。奇穴因其所居人体部位的不同，其分布也不尽相同。有些位于经脉线外，如中泉、中魁；有些在经脉线内，如印堂、肘尖；

此外，还有穴位组合之奇穴，如四神聪、四缝、四花等穴。

三、阿是穴

阿是穴又称压痛点、天应穴、不定穴等。这一类腧穴既无具体名称，又无固定位置，而是以压痛点或其他反应点作为针灸部位。阿是穴多位于病变附近，也可位于相距较远的部位。

第五节　腧穴的主治作用与主治规律

一、腧穴的作用

1. 诊断作用　人体有病时会在腧穴上有所反应而作为针灸临床诊断的依据。如患胃肠疾患的人常在足三里、地机等穴出现过敏性压痛，有时并可在第五至八胸椎附近触到软性异物；患有肺脏疾患的人，常在肺俞、中府等穴有压痛、过敏及皮下结节。因此，临床上常用指压背俞穴、募穴、郄穴、原穴的方法，察其腧穴的压痛、过敏、肿胀、硬结、凉、热，以及局部肌肉的隆起、凹陷、坚实、虚软程度，皮肤的色泽、瘀点、丘疹、脱屑等来协助诊断。

近年来，在利用腧穴辅助诊断方面又有了新的发展，如对耳穴的测定，对原穴进行导电量的测定，对十二井穴进行知热感度的测定等。通过仪器对这些腧穴有关指标进行测定，可以在一定程度上反映经络、脏腑、组织器官的病变。

2. 治疗作用　腧穴的主治作用主要表现在 3 个方面，即近治作用、远治作用和特殊作用。

（1）近治作用　这是所有腧穴主治作用中都具有的共同特点。凡是腧穴均能治疗该穴所在部位及邻近组织、器官的疾病。

（2）远治作用　这是十四经腧穴主治作用的基本规律。在十四经腧穴中，尤其是十二经脉在四肢肘膝关节以下的腧穴，不仅能治疗局部病证，而且能治疗本经循行所到达的远隔部位的组织、器官、脏腑的病证，甚至具有治疗全身疾患的作用。

（3）特殊作用　大量的临床实践证明，针刺某些腧穴，对机体的不同状态可起到双相的良性调整作用。例如泄泻时，针刺天枢能止泻；便秘时，针刺天枢又能通便。此外，腧穴的治疗作用还具有相对的特异性，如大椎退热、至阴矫正胎位等，均是其特殊的治疗作用。

二、腧穴的主治规律

腧穴（主要指十四经穴）的主治呈现出一定的规律性，主要有分经主治和分部主治两大规律。

1. 分经主治规律　分经主治是指某一经脉所属的经穴均可治疗该经循行部位及其相应

脏腑的病症。同一经脉的不同经穴，可以治疗本经相同病证。

另外，十四经穴既具有各自的分经主治规律，同时又在某些主治上有共同点。现列表1-4如下：

表1-4　　　　　　　　　　　　　　分经主治规律表

经　名		主　　治		
手三阴	手太阴	肺、咽喉病	神志病	胸部病
	手厥阴	心、胃病		
	手少阴	心病		
手三阳	手阳明	头面、鼻、口、齿病	耳病	眼病、咽喉、热病
	手少阳	侧头、胁肋病		
	手太阳	头项、肩胛、神志病		
足三阳	足阳明	前头、口、齿、咽喉、胃肠病	眼病	神志病、热病
	足少阳	侧头、耳、面、项、胁肋、胆病		
	足太阳	后头、项、背腰、肛肠病		
足三阴	足太阴	脾胃病	前阴病	妇科病、腹部病
	足厥阴	肝、目、头项病		
	足少阴	肾、肺、心、咽喉病		
任督脉	任脉	中风脱证、虚寒、下焦病	神志病、脏腑病	
	督脉	中风昏迷、热病、头部病		

2. 分部主治规律　分部主治是指处于身体某一部位的腧穴均可治疗该部位及某类病证，即腧穴的分部主治与腧穴的位置特点有关。

现将头面、躯干部腧穴分部主治内容归纳列表1-5如下：

表1-5　　　　　　　　　　　　　　分部主治规律表

分　部		主　　治
头面颈项部穴	前头、侧头区	神志、眼、鼻病
	后头区	神志、枕部病
	项区	神志、喑哑、咽喉、眼、头项病
	眼区	眼病
	鼻区	鼻病
	颈区	舌、咽喉、喑哑、哮喘、食管、颈部病
胸膺胁腹部穴	胸膺部	胸、肺、心病
	腹部	肝、胆、脾、胃病
	少腹部	经带、前阴、肾、膀胱、大肠病
肩背腰尻部穴	肩胛部	局部、头项痛
	背部	肺、心病
	背腰部	肝、胆、脾、胃病
	腰尻部	肾、膀胱、肠、后阴、经带病
腋胁侧腹部穴	腋胁部	肝、胆、局部病
	侧腹部	脾、胃、经带病

第六节　特定穴

特定穴是指十四经上具有特殊治疗作用的经穴。由于这类腧穴的分布和作用不同，因此各有特定的名称和含义。

一、五输穴

手足三阴三阳经在肘膝关节以下各有五个重要经穴，即井、荥、输、经、合五穴，统称"五输穴"。五输穴按井、荥、输、经、合的顺序，从四肢末端向肘膝方向依次排列，是有具体含义的。古代医家把经气在经脉中运行的情况比作自然界的水流，以说明经气的出入和经过部位的深浅及其不同作用。如经气所出，像水的源头，称为"井"；经气所溜，像刚出的泉水微流，称为"荥"；经气所注，像水流由浅入深，称为"输"；经气所行，像水在通畅的河中流过，称为"经"；最后经气充盛，由此深入，进而汇合于脏腑，恰像百川汇合入海，称为"合"。

二、俞穴、募穴

俞穴是脏腑经气输注于背腰部的腧穴；募穴是脏腑经气汇聚于胸腹部的腧穴。它们均分布于躯干部，与脏腑有着密切的关系。

三、原穴、络穴

原穴是脏腑之原气输注、经过和留止部位的腧穴。十二经脉在腕、踝关节附近各有一个原穴，古名"十二原"。在六阳经上，原穴单独存在，排列在输穴之后，六阴经则以输代原。络穴是经脉别出络脉部位的腧穴，十四经各有一个络穴，络穴由正经别出，网络于周身。因此络穴具有联络表里两经的作用。

十二经的络穴皆位于四肢肘膝关节以下，加之任脉络穴鸠尾位于腹，督脉络穴长强位于尾骶部，脾之大络大包位于胸胁部，共十五穴，故又称"十五络穴"。

四、郄穴

"郄"有空隙之意，郄穴是各经经气深聚的部位。十二经脉及阴阳跷、阴阳维脉各有一个郄穴，共十六个郄穴。多分布于四肢肘、膝关节以下。

五、下合穴

下合穴又称六腑下合穴，是六腑经脉之气下通于下肢三阳经的六个腧穴。下合穴主治六腑疾患卓有奇效，主要分布于下肢膝关节以下。

六、八会穴

八会穴，是指脏、腑、气、血、筋、脉、骨、髓等精气所汇集的八个腧穴，分布于躯干部和四肢部。

七、八脉交会穴

奇经八脉与十二正经脉气相通的八个腧穴称为八脉交会穴，又叫交经八会，这八个穴位主要分布于肘膝关节以下。

八、交会穴

两条或两条以上的经脉在循行过程中相互交叉会合，在会合部位的腧穴称交会穴，多分布于头面、躯干部。

第七节　经络腧穴学临床基本技能

一、经脉循行点经画线

经脉与相应脏腑、组织、器官的联系主要依据其循行路线，其循行路线对于经脉的生理功能、病理变化以及治疗作用具有十分重要的意义，正确掌握经脉的循行，也是临证进行经络辨证的基本要求。经脉循行点经画线基本方法是在掌握经脉循行路线的基础上，结合人体解剖标志点画出相应的经脉循行线。对于循行于躯干、四肢部分的经脉，可依据经脉在该部分的循行特点进行分段描绘，此时只要找出两个端点的腧穴定位后将其连接起来即可，如手阳明大肠经在上肢部分可分为前臂、上臂两段，前臂部分的经脉循行通过阳溪和曲池的连线可得，上臂部分则通过曲池和肩髃的连线可得。

二、腧穴定位取穴方法

在针灸治疗过程中，治疗效果的好坏与选穴是否准确有直接关系。因此，准确地选取腧穴，也就是腧穴的定位，一直为历代医家所重视。

1. 骨度分寸法　是以骨节为主要标志测量周身各部的大小、长短，并依其比例折算尺寸作为定穴标准的方法。常用的骨度分寸见表 1－6 和图 1－2～1－4。

表1-6 常用骨度分寸表

分部	起止点	折量寸	度量法	说 明
头部	前发际中点至后发际中点	12寸	直寸	如前后发际不明，从眉心量至大椎穴作18寸，眉心至前发际为3寸，大椎穴至后发际为3寸
	耳后两完骨（乳突）高点之间	9寸	横寸	用于量取头部的横寸
胸腹部	天突至歧骨（胸剑联合）	9寸	直寸	1. 胸部与胁肋部取穴直寸，一般根据肋骨计算，每一肋骨折作1寸6分 2. "天突"指穴名的部位
	歧骨至脐中	8寸		
	脐中至横骨上廉（耻骨联合上缘）中点	5寸		
	两乳头之间	8寸	横寸	胸腹部取穴的横寸，可根据两乳头之间的距离折量。女性可用左右缺盆穴之间的宽度来代替两乳头之间的横寸
背腰部	大椎以下至尾骶	21椎	直寸	背部腧穴根据脊椎定穴。一般临床取穴，肩胛骨下角相当于第七胸椎，髂嵴相当于第四腰椎棘突
	两肩胛骨脊柱缘之间	6寸	横寸	
上肢部	腋前纹头（腋前皱襞）至肘横纹	9寸	直寸	用于手三阴、手三阳经的骨度分寸
	肘横纹至腕横纹	12寸		
侧胸部	腋以下至季胁	12寸	直寸	"季胁"指第十一肋端
侧腹部	季胁以下至髀枢	9寸	直寸	"髀枢"指股骨大转子
下肢部	横骨上廉至内辅骨上廉（股骨内侧髁上缘）	18寸	直寸	用于足三阴经的骨度分寸
	内辅骨下廉（胫骨内侧髁下缘）至内踝高点	13寸		
	髀枢至膝中	19寸	直寸	1. 用于足三阴经的骨度分寸 2. "膝中"的水平线：前面相当于犊鼻穴，后面相当于委中穴
	臀横纹至膝中	14寸		
	膝中至外踝高点	16寸		
	外踝高点至足底	3寸		

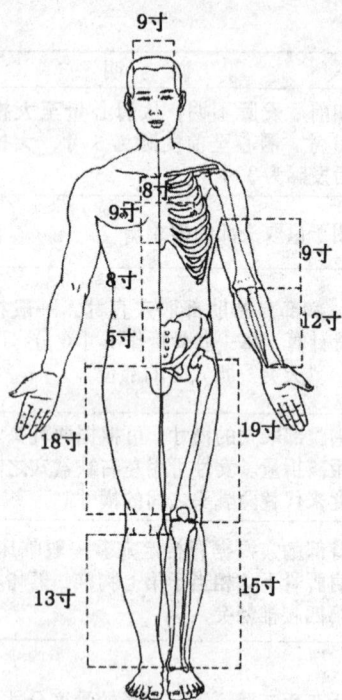

图 1 - 2 常用骨度分寸示意图（正面）

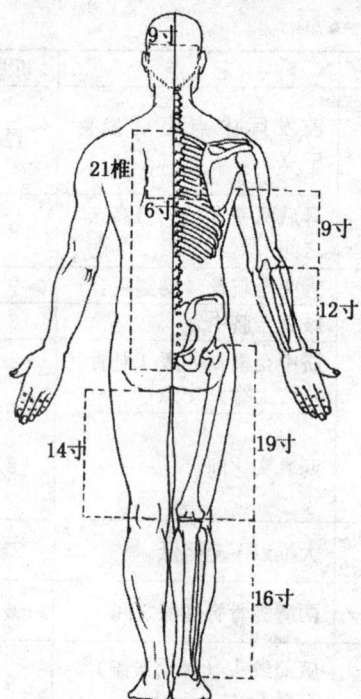

图 1 - 3 常用骨度分寸示意图（背面）

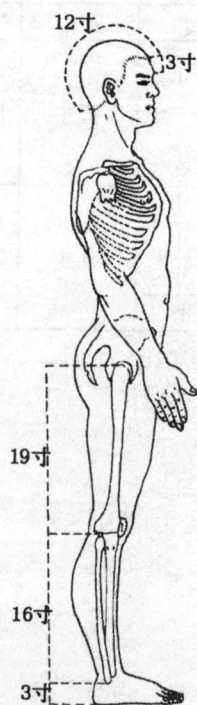

图 1 - 4 常用骨度分寸示意图（侧面）

2. 自然标志取穴法　根据人体表面所具有的特征性部位作为标志而定取穴位的方法称为自然标志定位法。人体自然标志有两种：

（1）固定标志法　即以人体表面固定不移、又有明显特征的部位作为取穴标志的方法。如以人的五官、爪甲、乳头、肚脐等作为取穴的标志。

（2）活动标志法　是依据人体某局部活动后出现的隆起、凹陷、孔隙、皱纹等作为取穴标志的方法。如屈肘取曲池穴。

3. 手指比量法　是以患者手指为标准来定取穴位的方法。由于生长相关律的缘故，人类机体的各个局部间是相互关联的。由于选取的手指不同，节段亦不同，可分作以下几种。

（1）中指同身寸法　以患者的中指中节屈曲时内侧两端纹头之间作为一寸，可用于四肢部取穴的直寸和背部取穴的横寸（图1-5）。

（2）拇指同身寸法　是以患者拇指指关节的横度作为一寸，亦适用于四肢部的直寸取穴（图1-6）。

（3）横指同身寸法　又名"一夫法"，令患者将食指、中指、无名指和小指并拢，以中指第一指间关节背侧横纹处为准，四指横量作为3寸（图1-7）。

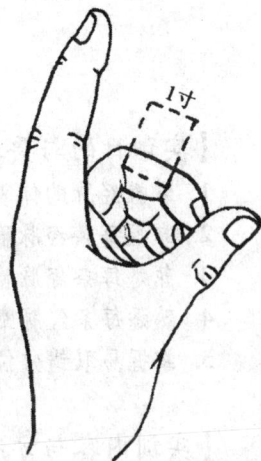

图1-5　中指同身寸

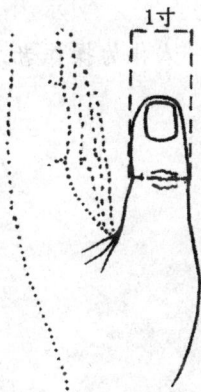

图1-6　拇指同身寸

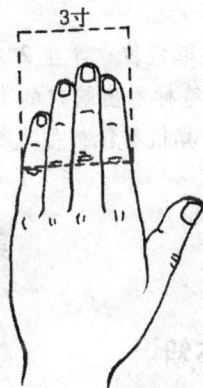

图1-7　横指同身寸

4. 简便取穴法　此法是临床上一种简便易行的方法。如垂手中指端取风市，两手虎口自然平直交叉，在食指端到达处取列缺穴等。

第二章

经络腧穴学各论

【实训目的与要求】

1. 掌握经脉的体表循行与经脉联系的脏腑、组织、器官。
2. 掌握每条经脉腧穴的数目、起止穴及特定穴类属。
3. 熟悉每条经脉腧穴的定位和取法，掌握常用腧穴的定位和取法。
4. 熟悉每条经脉常用腧穴的主治特点。
5. 掌握易取错穴位的正确取穴方法。

【实训内容与方法】

1. 体表经脉画线：学生2人一组，一人作为实训对象，一人作为操作者，边叙述经脉循行路线边在人体上画出经脉的体表循行路线，并介绍每条经络与脏腑、组织、器官的联系。

2. 体表定取穴位：学生2人一组，一人作为实训对象，一人作为操作者，边叙述穴位定位方法边用笔标示出腧穴的准确位置。

3. 利用计算机智能模型人模拟画线、定穴。

第一节   手太阴肺经

一、基本知识

（一）经脉概要（图2-1）

- 循行走向：从胸走手
- 基本构成：由1条主脉和1条支脉构成
  - ◎ 主脉：起始于中焦，终止于大指的末端（少商）
  - ◎ 支脉：从腕后别出，沿食指内侧终止于食指末端，接手阳明大肠经
- 体表循行：起于胸外上部，行于上肢内侧前缘，经手寸口部，沿大鱼际，止于大指桡侧末端
- 经脉联系的脏腑、组织、器官：肺，大肠，胃，气管，喉咙

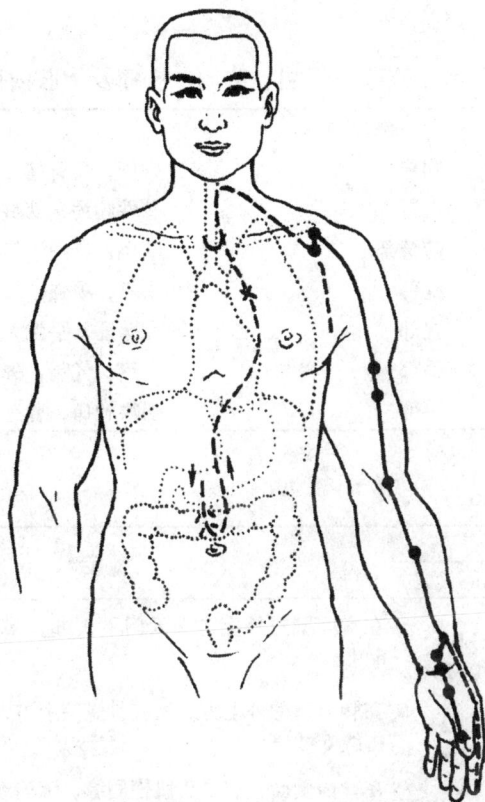

图 2－1 手太阴经脉循行示意图

（二）腧穴概要

● 经穴总数：11 个

● 起始穴：中府

● 终止穴：少商

● 五输穴：

　◎ 井穴：少商

　◎ 荥穴：鱼际

　◎ 输穴：太渊

　◎ 经穴：经渠

　◎ 合穴：尺泽

● 原穴

　◎ 太渊

● 络穴

　◎ 列缺

● 郄穴

　◎ 孔最

● 八脉交会穴

　◎ 列缺，通于任脉

● 八会穴

　◎ 太渊（脉会）

● 背俞穴

　◎ 肺俞

● 募穴

　◎ 中府

本经重点穴

中府、尺泽、孔最、列缺、太渊、鱼际、少商

（三）主治概要

手太阴肺经穴主要用于治疗咳嗽、气喘、胸闷、胸痛及上肢内侧病痛。

穴名	部位	主治特点
中府	胸部	胸闷，肩背痛
尺泽	上臂部	急性吐泻，咽喉肿痛
孔最	前臂部	咳血，鼻衄，热病无汗
列缺	腕部	头痛，项强，口喎
太渊	腕部	无脉证，手腕无力
鱼际	手部	发热，气喘，失音
少商	手部	咽喉肿痛，昏迷

（四）腧穴定位

标准化穴名			定位
中文	拼音	国际代码	
中府	Zhōngfǔ	LU1	在胸前壁的外上方，云门下1寸，平第一肋间隙，距前正中线6寸
云门	Yúnmén	LU2	在胸前壁的外上方，肩胛骨喙突上方，锁骨下窝凹陷处，距前正中线6寸
天府	Tiānfǔ	LU3	在臂内侧面，肱二头肌桡侧缘，腋前纹头下3寸处
侠白	Xiábái	LU4	在臂内侧面，肱二头肌桡侧缘，腋前纹头下4寸处
尺泽	Chǐzé	LU5	在肘横纹中，肱二头肌腱桡侧凹陷处
孔最	Kǒngzuì	LU6	在前臂掌面桡侧，当尺泽与太渊连线上，腕横纹上7寸处
列缺	Lièquē	LU7	在前臂桡侧缘，桡骨茎突上方，腕横纹上1.5寸，当肱桡肌与拇长展肌腱之间
经渠	Jīngqú	LU8	在前臂掌面桡侧，桡骨茎突与桡动脉之间凹陷处，腕横纹上1寸
太渊	Tàiyuān	LU9	在腕掌侧横纹桡侧，桡动脉搏动处
鱼际	Yújì	LU10	在手拇指本节（第一掌指关节）后凹陷处，约当第一掌骨中点桡侧，赤白肉际处
少商	Shàoshāng	LU11	拇指桡侧指甲根角旁0.1寸

二、基本技能

（一）应掌握的解剖标志与骨度分寸

1. 体表解剖标志

（1）胸部　胸骨角、锁骨、第一肋间隙等。

（2）上臂部　腋前皱襞、肱二头肌、肱二头肌肌腱等。

（3）前臂部　桡骨茎突、腕横纹、桡动脉等。

（4）手部　第一掌骨、赤白肉际、指甲角等。

【注释】

［1］胸骨角：胸骨柄与胸骨体相接处略向前凸形成的横行隆起，两侧正对第二肋。

［2］肱二头肌和肱二头肌腱：在上臂前面，其内、外侧各有一纵行浅沟，内侧沟较明显，其下部肌腱可在肘窝处摸到。肱二头肌为臂肌的前群，呈梭形，起端有两个头，长头以长腱起自肩胛骨关节盂上方，短头在内侧，起自肩胛骨喙突。两头在臂的下部合并成一个肌腹，向下移行为肌腱止于桡骨粗隆。

［3］桡骨茎突：为桡骨下端外侧的骨性隆起，一般比尺骨茎突低（桡骨体下端前凹后凸，外侧向下突出，称为桡骨茎突）。

［4］腕横纹：屈腕时，在腕掌侧出现2~3条横行的皮肤皱纹，分别称为近侧横纹、中间横纹（不定）和远侧横纹。取穴时应以在腕关节上的近掌侧腕横纹为准。

2. 体表骨度分寸　腋前、后纹头至肘横纹（平肘尖）9寸；肘横纹至腕横纹（腕关节上近掌根第一条横纹）为12寸。

（二）经络画线方法

实训对象体位和姿势：正坐位，脱去上衣，露出胸部及上肢。先两手叉腰，后上肢向前伸并仰掌，肘部微屈曲。

1. 内行线　从脐以上与横膈之间的中焦（中脘）部位，向下联络于大肠，折回沿着胃上口，穿过膈肌到肺脏，向上从肺系（气管，咽喉）横行至腋下。

2. 外行线

（1）实训对象两手叉腰。实训者先按于锁骨外端（肩峰端）下缘三角形凹陷处（云门），再垂直向下摸至与第一肋间隙平齐处（中府），此处为手太阴经外行线的起始点。

（2）右上肢向前伸并仰掌，肘部微屈曲（右侧肘关节屈曲、前臂旋后位，肩关节轻度前屈）。实训者左手托起实训对象的右手开始画线，从中府移行到云门，再沿上臂肱二头肌桡侧到肘部肱二头肌肌腱桡侧缘（尺泽），沿着前臂内侧前缘（桡侧缘）到桡骨茎突上方（列缺），再稍斜向内下方至桡骨茎突于桡动脉之间处（经渠），然后移行至腕横纹桡侧端（腕掌侧远端横纹桡侧）（太渊），沿着大鱼肌（际）边缘（桡侧）赤白肉际至拇指的指甲根部（少商），此处为手太阴经外行线的终止点。

3. 支脉　从桡骨茎突上方（列缺）沿着第一、二掌骨之间，食指内（桡）侧缘至食指的指甲根部，与手阳明大肠经（商阳）衔接。

（三）腧穴定取实训方法

1. 常规取穴方法　实训对象取仰卧位或正坐位，实训者先按于锁骨外端（肩峰端）下缘三角形凹陷处取**云门**（图2-2）；再直向下摸至与第一肋间隙平齐处取**中府**（图2-2）。

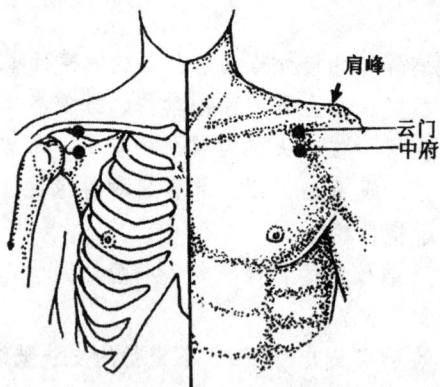

图2-2　手太阴肺经穴（一）

　　实训对象仰掌，肘部微弯曲。实训者于肘横纹至腋前纹头连线的下 2/3 与上 1/3 交点平高，肱二头肌外侧缘处取**天府**（图2-3）；再向下 1 寸取**侠白**（图2-3）。肘横纹中点有一粗而硬的肌腱（肱二头肌腱），在其桡侧缘取**尺泽**（图2-4）；尺泽与第一腕横纹桡侧连线的中点向上 1 寸，当桡骨内缘处取**孔最**（图2-5）。

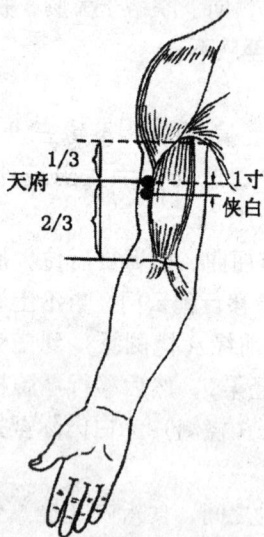

图2-3　手太阴肺经穴（二）

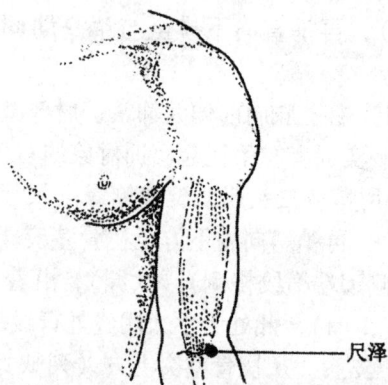

图2-4　手太阴肺经穴（三）

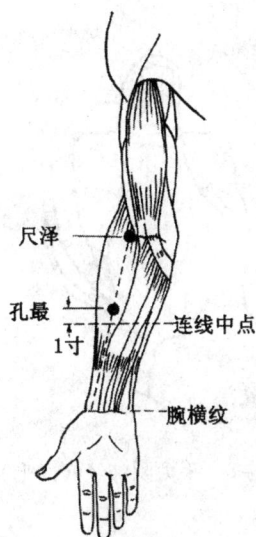

图2-5 手太阴肺经穴（四）

　　侧掌（前臂呈中立位）拇指向外上方翘起（拇指外展、后伸），实训者先取腕（背侧远端）横纹桡侧两筋之间凹陷处的阳溪（手阳明大肠经穴），在阳溪穴上1.5寸的桡骨茎突中部凹陷处取**列缺**（图2-6）；距掌后第一（腕掌侧远端）横纹桡侧（上）1寸（可用拇指同身寸）取**经渠**（图2-6）；掌后第一横纹桡侧桡动脉搏动处取**太渊**（图2-7）；第一掌骨（桡侧）中点之掌侧赤白肉际处取**鱼际**（图2-7）。

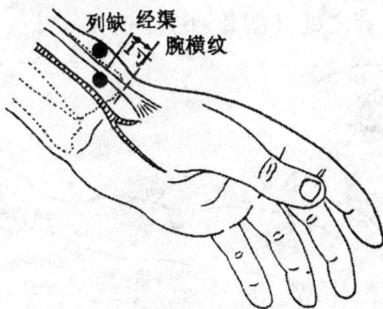

图2-6 手太阴肺经穴（五）

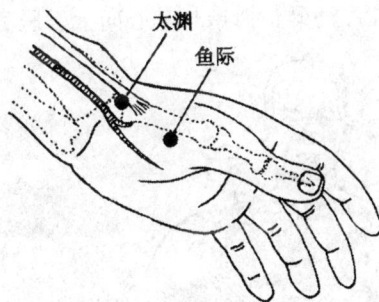

图2-7 手太阴肺经穴（六）

　　实训对象侧掌伸拇指（拇指外展），实训者于其拇指桡侧指甲角外上方（沿角平分线方向）0.1寸处取**少商**（图2-8）。

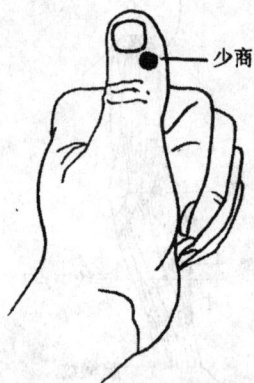

图 2 - 8　手太阴肺经穴（七）

2. 其他取穴方法

（1）云门　正坐位，用手叉腰，当锁骨外端下缘出现的三角形凹窝的中点处（图 2 - 9）。

（2）天府　坐位，臂向前平举，俯头鼻尖接触上臂内侧处是穴（图 2 - 10）。

（3）列缺　① 以病人左右两手虎口交叉，一手食指压在另一手的桡骨茎突上，当食指尖到达之处是穴（图 2 - 11）。② 立掌（前臂呈中立位），把拇指向外上方翘起（拇指充分外展、后伸），先取两筋（拇长伸肌腱与拇短伸肌腱）之间的阳溪穴，在阳溪穴上 1.5 寸的桡骨茎突中部有一凹陷即是本穴（图 2 - 12）。

（4）经渠　拇指与掌心向上，医者切脉时中指所着之处（图 2 - 6）。

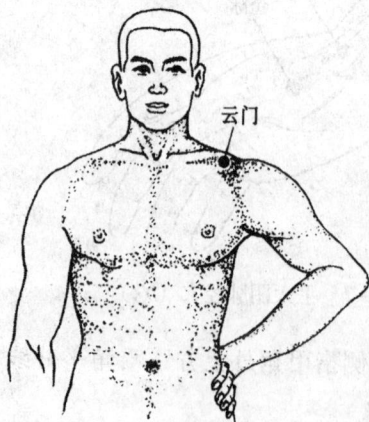

图 2 - 9　云门的特殊取穴

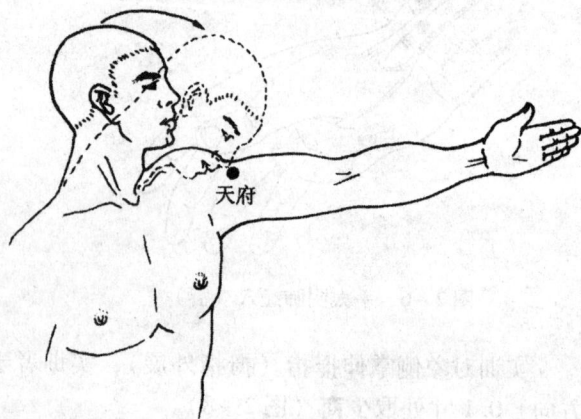

图 2 - 10　天府的特殊取穴

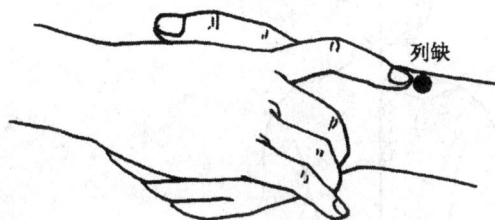

图2-11 列缺的特殊取穴（一）

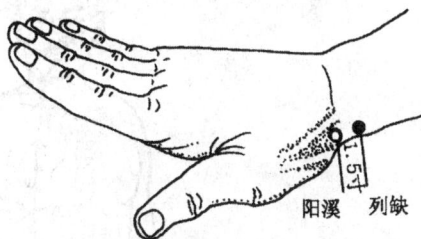

图2-12 列缺的特殊取穴（二）

三、常见的错误取穴现象

1. 太渊

错误取穴方法　由于掌侧腕横纹有多条，故易出现腕横纹的选择错位。

正确取穴方法　应选择腕掌侧第一条横纹（近侧横纹）的桡侧，桡动脉搏动处。

2. 少商

错误取穴方法　易取在拇指指甲根桡侧缘的内侧或后方。

正确取穴方法　侧掌，于拇指爪甲桡侧缘和基底部做一直线，两线相交处取穴。

第二节　手阳明大肠经

一、基本知识

（一）经脉概要（图2-13）

- 循行走向：从手走头
- 基本构成：由1条主脉和1条支脉构成
  - ◎ 主脉：起始于食指端（商阳），终止于大肠
  - ◎ 支脉：从缺盆别出，沿颈旁上面颊、口旁、交人中，至鼻旁，接足阳明胃经
- 体表循行：从食指末端起始，沿食指桡侧缘，经腕背及上肢外桡侧上肩，经过缺盆，沿颈旁上面颊、口旁，交人中，止于鼻旁
- 经脉联系的脏腑、组织、器官：大肠，肺，下齿，口，鼻

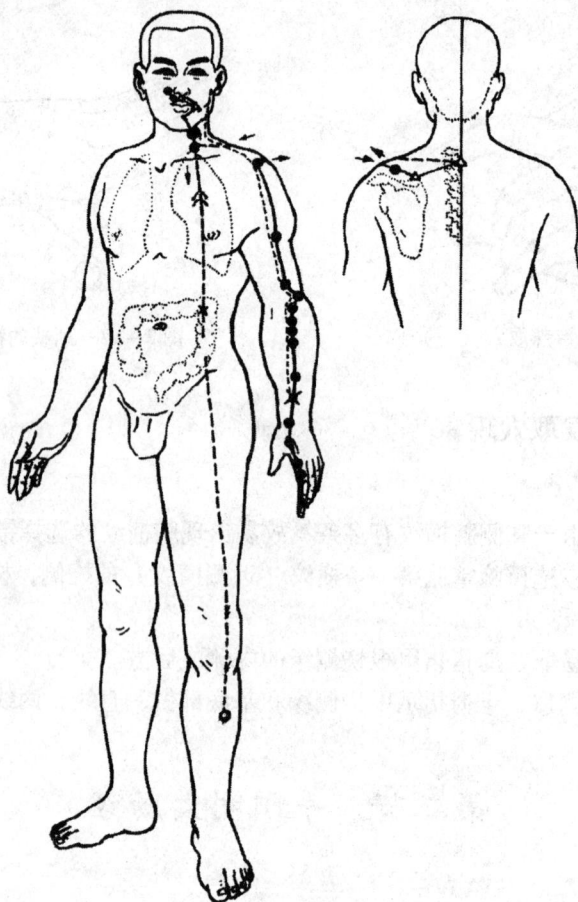

图 2-13　手阳明经脉循行示意图

（二）腧穴概要

- 经穴总数：20 个
- 起始穴：商阳
- 终止穴：迎香
- 五输穴：
  - 井穴：商阳
  - 荥穴：二间
  - 输穴：三间
  - 经穴：阳溪
  - 合穴：曲池
- 原穴
  - 合谷

- 络穴
  - 偏历
- 郄穴
  - 温溜
- 八脉交会穴
  - 本经无八脉交会穴
- 背俞穴
  - 大肠俞
- 募穴
  - 天枢（属胃经）

本经重点穴
商阳、合谷、手三里、曲池、肩髃、迎香

（三）主治概要

手阳明大肠经穴主要用于治疗头面五官疾病、肠胃疾病、神志病、皮肤病、热病及其经脉循行部位的疾病。

穴名	部位	主治特点
商阳	手部	咽喉病，昏迷，热病
合谷	手部	头面五官病，热病，汗证，妇科病
手三里	前臂部	腹痛，泄泻
曲池	前臂部	大肠腑病，热病，皮肤病，高血压
肩髃	肩部	肩关节病
迎香	面部	鼻病，胆道蛔虫症

（四）腧穴定位

中文	拼音	国际代码	定　位
商阳	Shāngyáng	LI1	在手食指末节桡侧，距指甲角0.1寸
二间	Èrjiān	LI2	微握拳，在食指本节（第二掌指关节）前，桡侧凹陷处
三间	Sānjiān	LI3	微握拳，在食指本节（第二掌指关节）后，桡侧凹陷处
合谷	Hégǔ	LI4	在手背，第一、二掌骨间，当第二掌骨桡侧的中点处
阳溪	Yángxī	LI5	在腕背横纹桡侧，手拇指向上翘起时，当拇长伸肌腱与拇短伸肌腱之间的凹陷中
偏历	Piānlì	LI6	屈肘，在前臂背面桡侧，当阳溪与曲池的连线上，腕横纹上3寸
温溜	Wēnliū	LI7	屈肘，在前臂背面桡侧，当阳溪与曲池的连线上，腕横纹上5寸
下廉	Xiàlián	LI8	在前臂背面桡侧，当阳溪与曲池的连线上，肘横纹下4寸
上廉	Shànglián	LI9	在前臂背面桡侧，当阳溪与曲池的连线上，肘横纹下3寸
手三里	Shǒusānlǐ	LI10	在前臂背面桡侧，当阳溪与曲池的连线上，肘横纹下2寸
曲池	Qūchí	LI11	在肘横纹外侧端，屈肘，当尺泽与肱骨外上髁连线中点
肘髎	Zhǒuliáo	LI12	在臂外侧，屈肘，曲池上方1寸，当肱骨边缘处
手五里	Shǒuwǔlǐ	LI13	在臂外侧，当曲池与肩髃连线上，曲池上3寸
臂臑	Bìnào	LI14	当曲池与肩髃连线上，曲池上7寸。自然垂臂时在臂外侧，三角肌止点处
肩髃	Jiānyú	LI15	在肩部，三角肌上，臂外展，或向前平伸时，当肩峰前下方凹陷处
巨骨	Jùgǔ	LI16	在肩上部，当锁骨肩峰端与肩胛冈之间凹陷处
天鼎	Tiāndǐng	LI17	在颈外侧部，胸锁乳突肌后缘，当喉结旁，扶突穴与缺盆连线中点
扶突	Fútū	LI18	在颈外侧部，喉结旁，当胸锁乳突肌的前、后缘之间
口禾髎	Kǒuhéliáo	LI19	在上唇部，鼻孔外缘直下，平水沟穴
迎香	Yíngxiāng	LI20	在鼻翼外缘中点旁，当鼻唇沟中

二、基本技能

（一）应掌握的解剖标志与骨度分寸

1. 体表解剖标志

（1）手部　第二掌指关节、指甲角等。

（2）上臂部　腋前皱襞、三角肌、肩峰等。

（3）前臂部　拇长伸肌腱、拇短伸肌腱、腕横纹、肘横纹等。

（4）颈部　胸锁乳突肌、喉结等。

（5）面部　鼻翼、鼻唇沟等。

【注释】

[1] 三角肌：位于肩臂部，呈三角形。起自锁骨的外侧端、肩峰和肩胛冈。

[2] 拇长伸肌腱：起自尺骨后面，止于拇指近节指骨底。

[3] 拇短伸肌腱：起自桡骨后面，止于拇指近节指骨底。

2. 体表骨度分寸　腋前、后纹头至肘横纹（平肘尖）9 寸；肘横纹至腕横纹（腕关节上近掌根第一条横纹）为 12 寸。

（二）经络画线方法

实训对象体位和姿势：正坐位，露出颈部及上肢。上肢向前伸并侧掌，肘部微屈曲。

1. 外行线

（1）实训对象右上肢向前伸并侧掌，肘部微屈曲。实训者左手托起实训对象的右手，右手点在商阳穴上，此处为手阳明经外行线的起始点，实训者开始画线。

（2）从商阳向心性移行经食指桡侧缘至第二掌骨桡侧中点（合谷），沿着第二掌骨桡侧继续上行至腕背桡侧当拇长伸肌腱与拇短伸肌腱之间（阳溪），沿着前臂外桡侧，进入肘外侧（曲池），经上臂外侧前边（臂臑），上肩峰前（肩髃）、经过肩上（巨骨、秉风），向上达颈部（大椎），折返向前下入锁骨上窝（缺盆）。

（3）支脉：从锁骨上窝（缺盆）上行颈外侧部，经喉结旁，即胸锁乳突肌的前、后缘之间（天鼎、扶突），通过面颊，在面颊内下齿部略停顿，继续上行口旁（地仓），交于人中部（水沟）——右边的经脉走向鼻孔左侧，向上夹于鼻孔旁（迎香），此处为手阳明经外行线的终止点。下接足阳明胃经。

2. 内行线　从锁骨上窝（缺盆）向下经过肺，穿过横膈，终止于大肠。

（三）腧穴定取实训方法

1. 常规取穴方法　实训对象取正坐位，俯掌，距食指桡侧指甲角外上方（沿角平分线方向）0.1 寸处取商阳（图 2 - 14）。

实训对象正坐，侧掌，微握拳，在食指掌指关节前方桡侧，正当食指第一节指骨小头的前方赤白肉际处取二间（图 2 - 15）；在食指掌指关节后方桡侧，正当第二掌骨小头的后方赤白肉际处取三间（图 2 - 15）；在第一、二掌骨间，近第二掌骨桡侧的中点处取合谷（图 2 - 16）；拇指上翘，在手腕背桡侧，当两筋（拇长伸肌腱与拇短伸肌腱）之间处取阳溪（图2-17）。

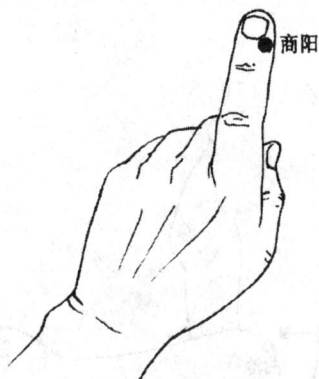

图2-14　手阳明大肠经穴（一）

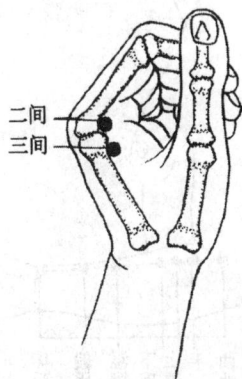

图2-15　手阳明大肠经穴（二）

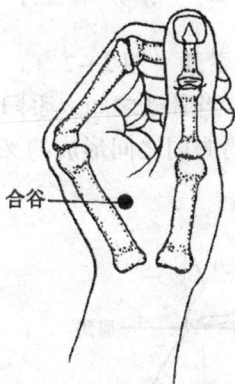

图2-16　手阳明大肠经穴（三）

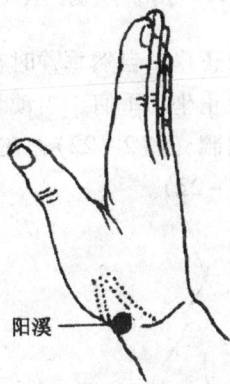

图2-17　手阳明大肠经穴（四）

　　实训对象侧腕，肘部弯曲成90°，先在尺泽与肱骨外上髁连线的中点处取曲池（图2-18），然后在阳溪与曲池穴之间做一连线，于阳溪与曲池连线的下1/4与上3/4的交接处取**偏历**（图2-19）；于阳溪与曲池连线的中点向腕关节1寸处取温溜（图2-19）；在阳溪与曲池连线的上1/3与下2/3的交点处取**下廉**（图2-19）；于阳溪与曲池连线的上1/4与下3/4交点处取**上廉**（图2-19）；在阳溪与曲池连线的上1/6与下5/6交点处取**手三里**（图2-19）；于曲池穴直上1寸，肱三头肌腱的外缘处取肘髎（图2-20）。

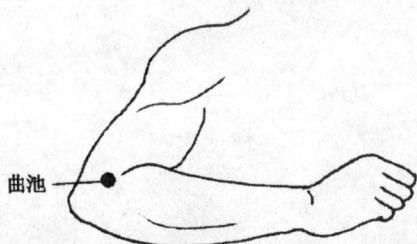

图2-18　手阳明大肠经穴（五）

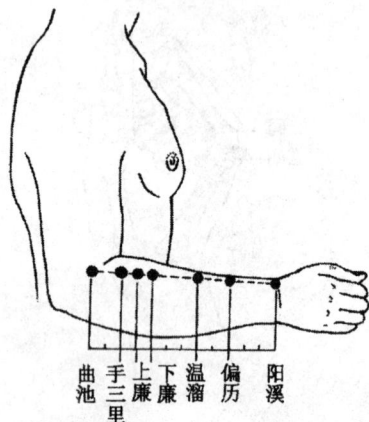

图 2-19 手阳明大肠经穴（六）

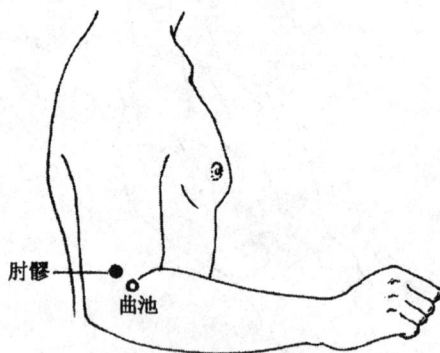

图 2-20 手阳明大肠经穴（七）

实训对象正坐，自然垂臂时在臂外侧、三角肌止点处取**臂臑**（图 2-21）。

实训对象正坐，垂肩，当锁骨肩峰端前缘直下约 2 寸，当骨缝之间，手阳明大肠经的循行线上取**肩髃**（图 2-22）；在肩锁关节后缘，当锁骨与肩胛冈之间形成的叉骨间凹陷处取**巨骨**（图 2-23）。

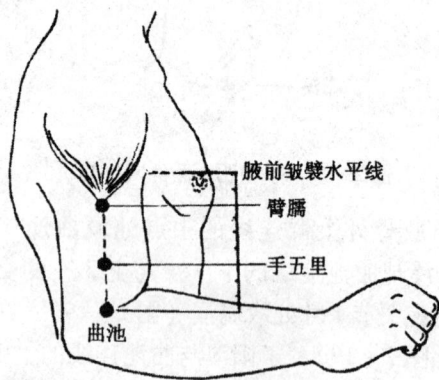

图 2-21 手阳明大肠经穴（八）

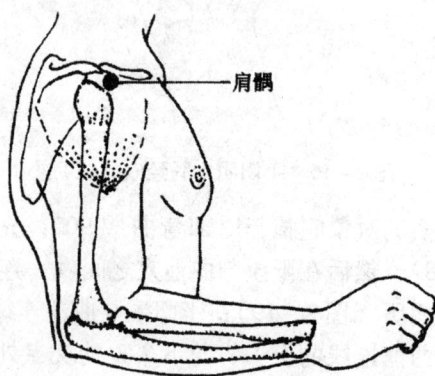

图 2-22 手阳明大肠经穴（九）

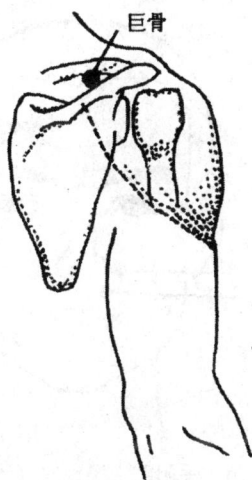

图2-23　手阳明大肠经穴（十）

实训对象正坐，头微侧仰，先取甲状软骨与舌骨之间的廉泉穴（图2-24），再从廉泉向外3寸，当胸锁乳突肌的胸骨头与锁骨头之间取**扶突**（图2-25）。然后从扶突穴直下1寸，当胸锁乳突肌后缘取**天鼎**（图2-25）。

实训对象正坐仰靠或仰卧，先定人中沟中线上、中1/3交点处的水沟穴，然后在水沟外移0.5寸处取**口禾髎**（图2-26）；于鼻唇沟与鼻翼外缘中点平齐处取**迎香**（图2-26）。

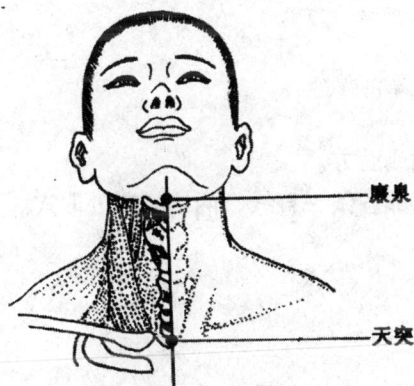

图2-24　手阳明大肠经穴（十一）

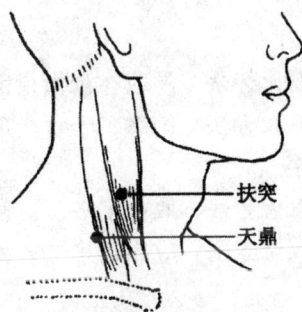

图2-25　手阳明大肠经穴（十二）

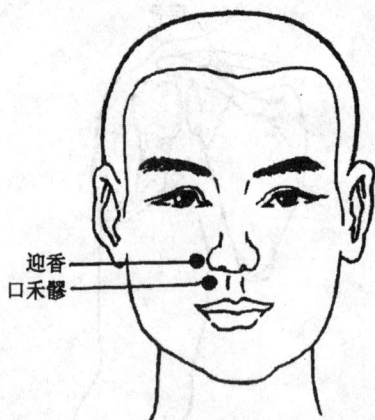

图 2 - 26 手阳明大肠经穴（十三）

2. 其他取穴方法

（1）商阳 正坐，俯掌，于食指爪甲桡侧缘与基底缘各做一线，两线相交处是穴。

（2）合谷 ① 以一手的拇指指骨关节横纹，放在另一手拇、食指之间的指蹼缘上，当拇指尖下是穴。② 拇食二指并拢，在肌肉最高处取穴。③ 拇食二指张开，在第一、二掌骨结合部与指蹼缘连线中点取穴。

（3）曲池 屈肘成直角，当肘关节桡侧横纹尽头处是穴。

（4）肩髃 将上臂外展平举，在肩关节部即可呈现出两个凹窝，前面一个凹窝中即为本穴。

三、常见的错误取穴现象

1. 商阳

错误取穴方法 易取在食指指甲根桡侧缘的内侧或后方。

正确取穴方法 俯掌，于食指爪甲桡侧缘和基底部各做一直线，两线相交处取穴。

2. 合谷

错误取穴方法 取在第一、二掌骨间正中。

正确取穴方法 应靠近第二掌骨桡侧的中点处取穴。

第三节 足阳明胃经

一、基本知识

（一）经脉概要（图2-27）

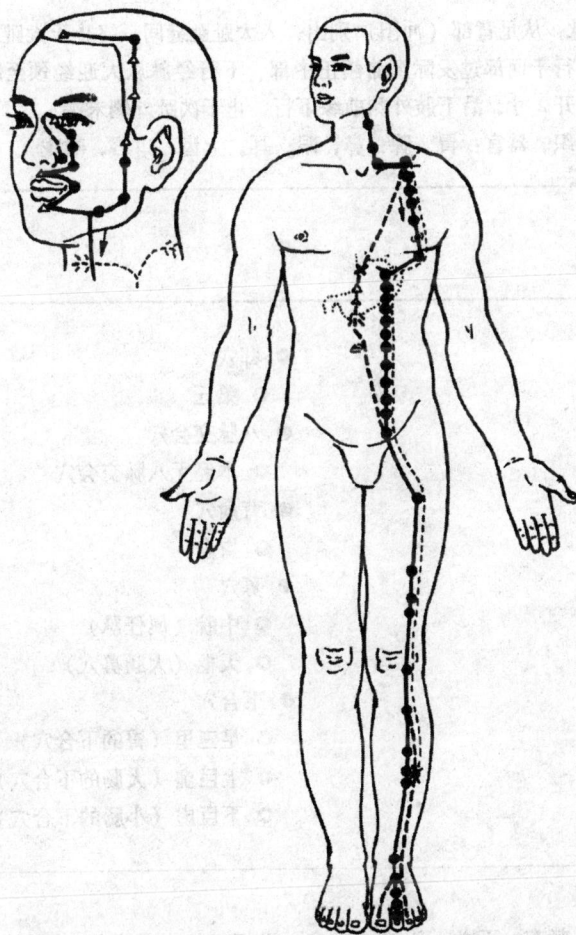

图2-27 足阳明经脉循行示意图

- 循行走向：从头走足
- 基本构成：由1条主脉和4条支脉构成
  - ◎ 主脉：起始于鼻，终止于次趾的末端（厉兑）
  - ◎ 支脉：① 面部支脉：从大迎前向下，经颈部动脉（人迎），沿着喉咙，进入缺盆，向下通过横膈，属胃络脾
    - ② 腹内支脉：从胃口（幽门部）向下，沿腹内，至腹股沟动脉部与前外行主干会合
    - ③ 胫部支脉：从膝下3寸处（足三里）分出（丰隆），向下进入中趾外侧趾缝，出中趾外端
    - ④ 足部支脉：从足背部（冲阳）别出，入大趾趾缝间，终止于大趾末端，接足太阴脾经
- 体表循行：起于鼻，行于面部过发际至前额正中部，下行经脉从大迎经颈至胸腹，经过胸正中线旁开4寸，腹正中线旁开2寸，沿下肢外侧前缘下行，止于次趾外侧末端
- 经脉联系的脏腑、组织、器官：胃，脾，鼻，眼，耳，上齿，口唇，喉咙

（二）腧穴概要

- 经穴总数：45个
- 起始穴：承泣
- 终止穴：厉兑
- 五输穴：
  - ◎ 井穴：厉兑
  - ◎ 荥穴：内庭
  - ◎ 输穴：陷谷
  - ◎ 经穴：解溪
  - ◎ 合穴：足三里
- 原穴
  - ◎ 冲阳
- 络穴
  - ◎ 丰隆
- 郄穴
  - ◎ 梁丘
- 八脉交会穴
  - ◎ 本经无八脉交会穴
- 背俞穴
  - ◎ 胃俞
- 募穴
  - ◎ 中脘（属任脉）
  - ◎ 天枢（大肠募穴）
- 下合穴
  - ◎ 足三里（胃的下合穴）
  - ◎ 上巨虚（大肠的下合穴）
  - ◎ 下巨虚（小肠的下合穴）

本经重点穴

承泣、四白、地仓、颊车、下关、头维、人迎、天枢、归来、伏兔、梁丘、犊鼻、足三里、上巨虚、下巨虚、丰隆、解溪、内庭

（三）主治概要

足阳明胃经穴主要用于治疗胃肠病、头面五官病、神志病、皮肤病、热病及经脉循行部位的其他病证。

穴名	部位	主治特点
承泣	面部	眼睑跳动，迎风流泪
四白	面部	口眼㖞斜，面肌痉挛
地仓	口角旁	口㖞，流涎，三叉神经痛
颊车	颊部	齿痛颊肿，口㖞，牙关不利
下关	面部	牙关不利，三叉神经痛，耳鸣耳聋
头维	头部	头痛，目眩
人迎	颈部	瘰气，气喘
天枢	腹部	腹痛，腹泻，月经不调
归来	下腹部	小腹痛，月经不调
伏兔	大腿部	下肢痿痹
梁丘	大腿部	急性胃痛，膝肿痛
犊鼻	膝部	膝痛，膝关节屈伸不利
足三里	小腿部	胃痛，呕吐，下肢痿痹，保健要穴
上巨虚	小腿部	大肠病证，下肢痿痹
下巨虚	小腿部	腹泻，痢疾
丰隆	小腿部	头痛，眩晕，咳嗽痰多
解溪	足背部	下肢痿痹，足下垂
内庭	足背部	齿痛，热病，足背肿痛

（四）腧穴定位

标准化穴名			定位
中文	拼音	国际代码	
承泣	Chéngqì	ST1	目正视，瞳孔直下，当眶下缘与眼球之间
四白	Sìbái	ST2	目正视，瞳孔直下，当眶下孔凹陷中
巨髎	Jùliáo	ST3	目正视，瞳孔直下，平鼻翼下缘处，当鼻唇沟外侧
地仓	Dìcāng	ST4	口角旁约0.4寸，上直对瞳孔
大迎	Dàyíng	ST5	在下颌角前下方约1.3寸，咬肌附着部前缘。当闭口鼓气时，下颌角前下方出现一沟形的凹陷中取穴
颊车	Jiáchē	ST6	下颌角前上方约1横指，按之凹陷处，当咀嚼时咬肌隆起最高点处
下关	Xiàguān	ST7	在耳屏前，下颌骨髁状突前方，当颧弓与下颌切迹所形成的凹陷处。宜闭口取穴
头维	Tóuwéi	ST8	额角发际直上0.5寸，头正中线旁开4.5寸
人迎	Rényíng	ST9	喉结旁1.5寸，在胸锁乳突肌的前缘，颈总动脉之后
水突	Shuǐtū	ST10	人迎穴与气舍穴连线的中点，胸锁乳突肌前缘
气舍	Qìshè	ST11	人迎穴直下，锁骨内侧端的上缘，胸锁乳突肌的胸骨头与锁骨头之间
缺盆	Quēpén	ST12	锁骨上窝中央，前正中线旁开4寸
气户	Qìhù	ST13	在锁骨下缘，前正中线旁开4寸
库房	Kùfáng	ST14	在第一肋间隙，前正中线旁开4寸

续表

标准化穴名			定 位
中文	拼音	国际代码	
屋翳	Wūyì	ST15	在第二肋间隙，前正中线旁开4寸
膺窗	Yīngchuāng	ST16	在第三肋间隙，前正中线旁开4寸
乳中	Rǔzhōng	ST17	在第四肋间隙，乳头中央
乳根	Rǔgēn	ST18	在第五肋间隙，当乳头直下，前正中线旁开4寸
不容	Bùróng	ST19	脐中上6寸，前正中线旁开2寸
承满	Chéngmǎn	ST20	脐中上5寸，前正中线旁开2寸
梁门	Liángmén	ST21	脐中上4寸，前正中线旁开2寸
关门	Guānmén	ST22	脐中上3寸，前正中线旁开2寸
太乙	Tàiyǐ	ST23	脐中上2寸，前正中线旁开2寸
滑肉门	Huáròumén	ST24	脐中上1寸，前正中线旁开2寸
天枢	Tiānshū	ST25	脐中旁开2寸
外陵	Wàilíng	ST26	脐中下1寸，前正中线旁开2寸
大巨	Dàjù	ST27	脐中下2寸，前正中线旁开2寸
水道	Shuǐdào	ST28	脐中下3寸，前正中线旁开2寸
归来	Guīlái	ST29	脐中下4寸，前正中线旁开2寸
气冲	Qìchōng	ST30	脐中下5寸，前正中线旁开2寸
髀关	Bìguān	ST31	在髂前上棘与髌骨外上缘连线上，屈髋时平会阴，居缝匠肌外侧凹陷
伏兔	Fútù	ST32	在髂前上棘与髌骨外上缘连线上，髌骨外上缘上6寸
阴市	Yīnshì	ST33	在髂前上棘与髌骨外上缘连线上，髌骨外上缘上3寸
梁丘	Liángqiū	ST34	屈膝，在髂前上棘与髌骨外上缘连线上，髌骨外上缘上2寸
犊鼻	Dúbí	ST35	屈膝，在髌韧带外侧凹陷中
足三里	Zúsānlǐ	ST36	犊鼻穴下3寸，胫骨前嵴外1横指处
上巨虚	Shàngjùxū	ST37	足三里穴下3寸
条口	Tiáokǒu	ST38	上巨虚穴下2寸
下巨虚	Xiàjùxū	ST39	上巨虚穴下3寸
丰隆	Fēnglóng	ST40	外踝尖上8寸，条口穴外1寸，胫骨前嵴外2横指（中指）处
解溪	Jiěxī	ST41	足背踝关节横纹中央凹陷中，当拇长伸肌腱与趾长伸肌腱之间
冲阳	Chōngyáng	ST42	在足背最高处，当拇长伸肌腱与趾长伸肌腱之间，足背动脉搏动处
陷谷	Xiàngǔ	ST43	足背第二、三跖骨结合部前，第二、三跖趾关节后凹陷处
内庭	Nèitíng	ST44	足背第二、三趾间缝纹端

二、基本技能

（一）应掌握的解剖标志与骨度分寸

1. 体表解剖标志

（1）头面部　瞳孔、眼球、眶下缘、眶下孔、鼻翼下缘、鼻唇沟、口角、咬肌、下颌角、颧弓、下颌切迹、额角发际。

(2) 颈部 胸锁乳突肌、锁骨上窝。

(3) 胸部 锁骨、胸骨角、乳头、第一至五肋间隙。

(4) 腹部 胸剑联合、脐、耻骨联合上缘。

(5) 大腿部 髂前上棘、髌底。

(6) 小腿部 髌骨、髌韧带、膝眼、胫骨前嵴。

(7) 足部 足背踝关节横纹，拇长与趾长伸肌腱，足二、三跖骨结合，足二、三趾间纹头，趾甲角。

【注释】

[1] 鼻唇沟：鼻翼向外下方到口角的浅沟。

[2] 下颌角：下颌支后缘与下颌底相交处。

[3] 下颌切迹：髁突与冠突之间的切迹。

[4] 额角发际：前发际额部曲角处。

[5] 胸骨角：胸骨柄与胸骨体连接处，平对第二肋。

[6] 胸剑联合：胸骨体与剑突连接处。

[7] 耻骨联合：耻骨联合面相接构成耻骨联合。

[8] 髂前上棘：髂嵴前端。

[9] 髌底：髌骨上缘。

[10] 膝眼：髌骨与髌韧带形成的凹陷。

[11] 胫骨前嵴：胫骨前方突起的骨嵴。

[12] 跖骨结合部：跖骨底相邻面构成的跖骨间关节。

2. 体表骨度分寸 前发际至后发际为 12 寸；前额两发角之间为 9 寸；歧骨（胸剑联合）至脐中为 8 寸；脐中至横骨上廉（耻骨联合上缘）为 5 寸；两乳头之间为 8 寸；髀枢（股骨大转子高点）至膝中（腘横纹）为 19 寸；膝中至外踝尖为 16 寸。

（二）经络画线方法

实训对象体位和姿势：仰卧位，解开上衣及脱下长裤，露出胸腹部及下肢。

1. 内行线 从颈胸入缺盆，向下通过横膈，属胃，联络于脾。腹内支脉，从胃幽门部向下，沿腹内，至腹股沟动脉部与前外行主干会合。

2. 外行线

（1）实训对象取仰卧位。实训者先在实训对象鼻翼外缘中点鼻唇沟中找到迎香穴，此为足阳明胃经起始点，实训者开始画线，从迎香至鼻根、目内眦，然后向外下至眶下缘瞳孔直下凹陷处（承泣），沿瞳孔直下经过眶下孔的凹陷（四白）、口角旁（地仓），绕口唇，退回经过面颊咬肌附着处（大迎）及咬肌隆起处（颊车），向上经过耳前下颌骨髁状突前方、颧弓与下颌切迹所形成的凹陷处（下关），至额角发际（头维），至额颅中部（交督脉神庭穴）。

（2）实训对象取仰卧位，头稍后仰。实训者从大迎穴处开始画线，经过喉结旁颈动脉部（人迎），沿着喉咙，进入缺盆，向下沿胸正中线旁开 4 寸下行，经过缺盆、气户、乳中等穴，斜向内下方，沿腹正中线旁开 2 寸下行，经过梁门、天枢、归来等穴，进入腹股沟处的气冲穴。向下经过下肢外侧前缘，沿着髂前上棘与髌底外上缘连线下行，经过髀关、伏兔、阴市、梁丘等穴，进入髌骨外下缘髌韧带外侧凹陷处（犊鼻），沿胫骨前嵴外 1 横指处下行，经过足三里、上巨虚、条口、下巨虚，然后向外上 1 寸，胫骨前嵴外 2 横指处上行，经过丰隆，然后下行至足背拇长伸肌腱和趾长伸肌腱之间（解溪、冲阳），经过足背第二、三跖骨结合部前（陷谷），止于第二趾外侧端（厉兑）。

（3）胫部支脉：从膝下 3 寸处（足三里）分出，向下进入中趾外侧趾缝，出中趾外端。足部支脉：从足背部（冲阳）别出，入大趾趾缝间，终止于大趾末端，接足太阴脾经。

（三）腧穴定取方法

1. 常规取穴方法 实训对象取仰卧位。先在瞳孔直下做一直线，眶下缘与眼球之间取**承泣**（图 2 - 28）、眶下孔凹陷中取**四白**（图 2 - 28），瞳孔直下做一直线与鼻翼下缘水平线相交点取**巨髎**（图 2 - 28），瞳孔直下做一直线与口角水平线相交点取**地仓**（图 2 - 28）。让实训对象闭口鼓气，下颌角前下方出现一沟形的凹陷取**大迎**（图 2 - 29）；实训对象咬牙，在下颌角前上方约 1 横指处可触及咬肌隆起最高点取**颊车**（图 2 - 30）；耳前下颌骨髁状突前方，颧弓与下颌切迹所形成的凹陷处取**下关**（图 2 - 30），张口隆起，闭口凹陷，宜闭口取穴；额角发际直上 0.5 寸处取**头维**（图 2 - 31）。

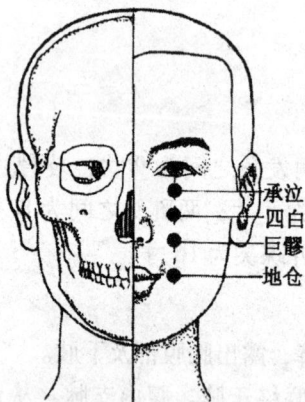

图 2 - 28 足阳明胃经穴（一）

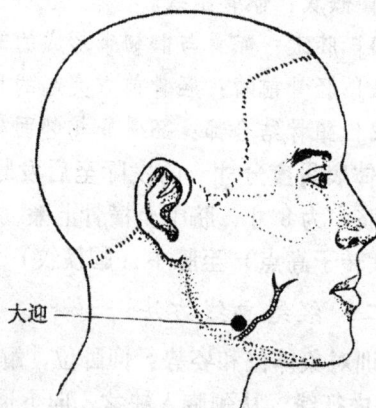

承泣
四白
巨髎
地仓

图 2 - 29 足阳明胃经穴（二）

大迎

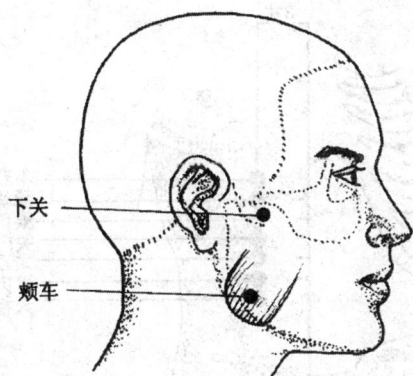

图 2-30 足阳明胃经穴（三）

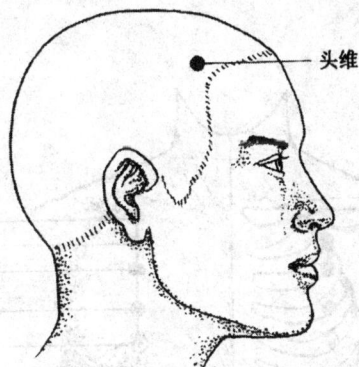

图 2-31 足阳明胃经穴（四）

实训对象仰卧，头稍后仰。在颈部中央可触及向前突出处为喉结，喉结旁开 1.5 寸，胸锁乳突肌前缘，颈总动脉之后取**人迎**（图 2-32）；胸锁乳突肌前缘，人迎穴与气舍穴连线的中点取**水突**（图 2-32）；人迎穴直下，锁骨内侧端的上缘，胸锁乳突肌的胸骨头与锁骨头之间取**气舍**（图 2-32）；锁骨上窝中央，前正中线旁开 4 寸取**缺盆**（图 2-33）；气户、库房、屋翳、膺窗、乳中、乳根都在前正中线旁开 4 寸（图 2-34），其中在锁骨下缘取**气户**，第一肋间隙（锁骨下可触及）取**库房**，第二肋间隙取**屋翳**，第三肋间隙取**膺窗**，第四肋间隙取**乳中**（乳头处），第五肋间隙取**乳根**。不容、承满、梁门、关门、太乙、滑肉门、天枢、外陵、大巨、水道、归来、气冲等穴均在前正中线旁开 2 寸（图 2-35～2-36），其中脐上 6 寸取**不容**，脐上 5 寸取**承满**，脐上 4 寸取**梁门**，脐上 3 寸取**关门**，脐上 2 寸取**太乙**，脐上 1 寸取**滑肉门**，脐中取**天枢**，脐下 1 寸取**外陵**，脐下 2 寸取**大巨**，脐下 3 寸取**水道**，脐下 4 寸取**归来**，脐下 5 寸取**气冲**。

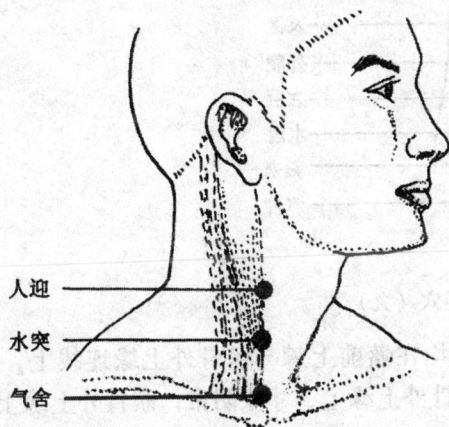

图 2-32 足阳明胃经穴（五）

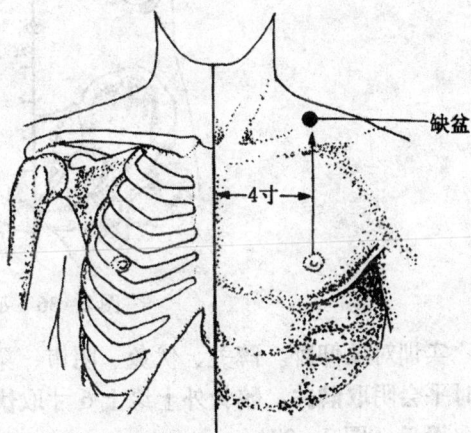

图 2-33 足阳明胃经穴（六）

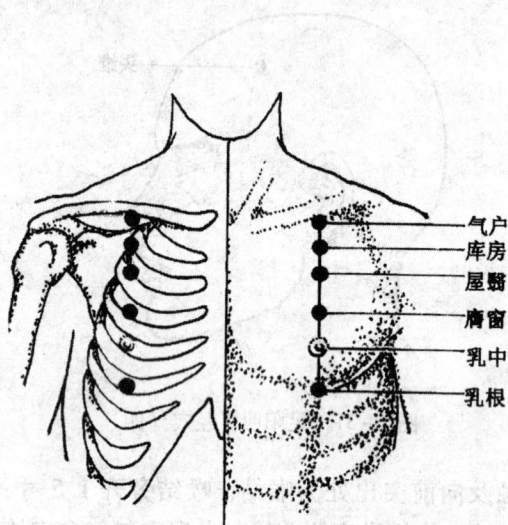

气户
库房
屋翳
膺窗
乳中
乳根

图 2-34　足阳明胃经穴（七）

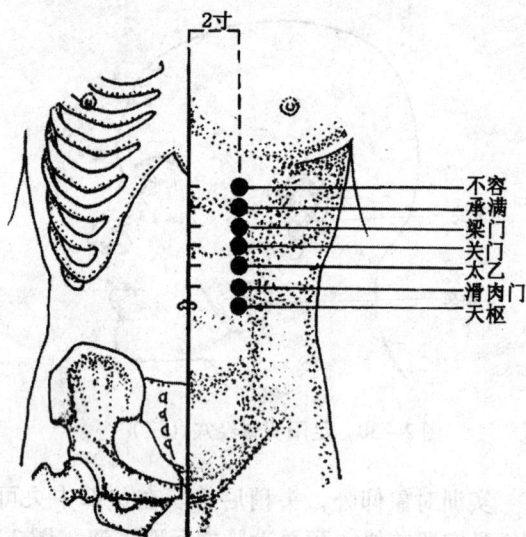

2寸

不容
承满
梁门
关门
太乙
滑肉门
天枢

图 2-35　足阳明胃经穴（八）

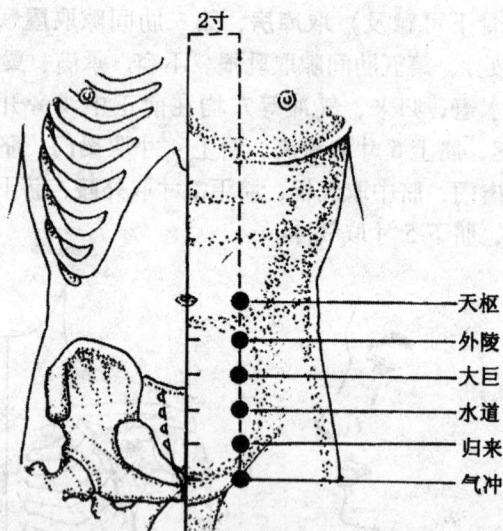

2寸

天枢
外陵
大巨
水道
归来
气冲

图 2-36　足阳明胃经穴（九）

实训对象仰卧。髀关、伏兔、阴市、梁丘等穴均在髂前上棘与髌骨外上缘连线上，屈髋时平会阴取**髀关**，髌骨外上缘上 6 寸取**伏兔**，髌骨外上缘上 3 寸取阴市，髌骨外上缘上 2 寸取**梁丘**（图 2-37）。

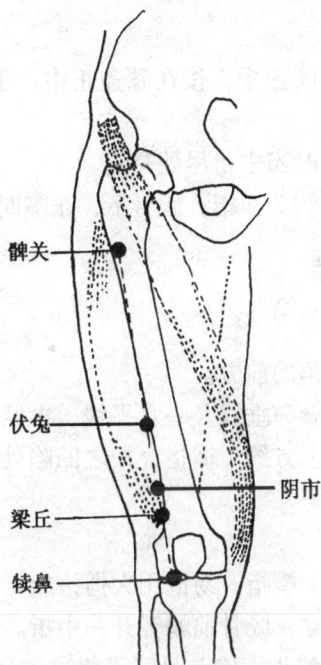

髀关
伏兔
阴市
梁丘
犊鼻

图2-37 足阳明胃经穴（十）

实训对象屈膝，在髌韧带外侧凹陷中取**犊鼻**（图2-38）。足三里、上巨虚、条口、下巨虚（图2-38）均在胫骨前嵴外1横指处，其中犊鼻穴下3寸取**足三里**，犊鼻穴下6寸取**上巨虚**，犊鼻穴下8寸取**条口**，犊鼻穴下9寸取**下巨虚**。犊鼻穴下8寸，胫骨前嵴外2横指处取**丰隆**（图2-38）。解溪、冲阳均在拇长伸肌腱和趾长伸肌腱之间，其中足背踝关节横纹中央凹陷处取**解溪**；足背最高处足背动脉搏动处取**冲阳**（图2-39）。足背第二、三跖骨结合部前方凹陷处取**陷谷**；足背第二、三趾间缝纹端取**内庭**；距第二趾外侧趾甲角侧后方（沿角平分线方向）0.1寸处取**厉兑**（图2-39）。

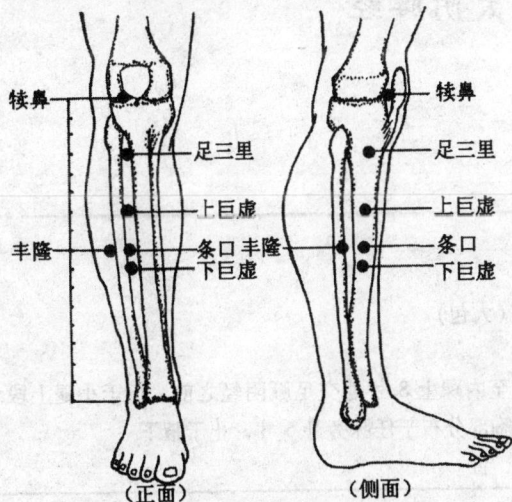

犊鼻
足三里
上巨虚
丰隆
条口 丰隆
下巨虚
（正面）

犊鼻
足三里
上巨虚
条口
下巨虚
（侧面）

图2-38 足阳明胃经穴（十一）

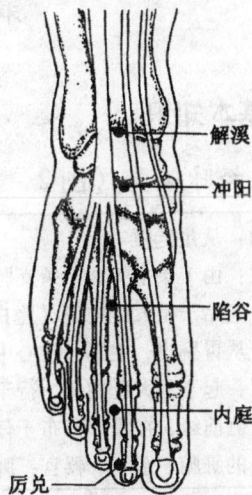

解溪
冲阳
陷谷
内庭
厉兑

图2-39 足阳明胃经穴（十二）

2. 其他取穴方法

（1）伏兔　手掌掌后第一横纹正中，按在膝盖正中，手指并拢压在大腿上，中指尖到达处是穴。

（2）足三里　以手掌按膝盖时当中指尽处是穴。

（3）下关　正坐位，耳屏前约2横指，颧骨下，张嘴时骨头突起处。

三、常见的错误取穴现象

1. 颊车

错误取穴方法　易取在下颌角的前方。

正确取穴方法　经过下颌角做一垂线及一水平线，再经过下颌角做一条与水平线成45°的直线，此为前上方。下颌角前上方约1横指、按之凹陷处，当咀嚼时咬肌隆起最高点处。1横指用拇指。

2. 足三里

错误取穴方法　胫骨前嵴外1横指，易混用大拇指或1寸。

正确取穴方法　犊鼻穴下3寸，胫骨前嵴旁开一中指。

3. 上巨虚、下巨虚、条口　错误取穴与足三里相同。

4. 丰隆

错误取穴方法　胫骨前嵴外2横指，易混用为大拇指或2寸。

正确取穴方法　外踝尖上8寸，胫骨前嵴外2横指（中指）处。

5. 厉兑

错误取穴方法　易取在第二趾趾甲根外侧缘的内侧或后方。

正确取穴方法　在第二趾趾甲外侧缘和基底部各做一直线，两线相交处取穴。

第四节　足太阴脾经

一、基本知识

（一）经脉概要（图2-40）

- 循行走向：从足走腹
- 基本构成：由1条主脉和1条支脉构成
  - ◎ 主脉：起始于足大趾内侧（隐白），终止于腋下（大包）
  - ◎ 支脉：从胃别出，上膈，注心中，接手少阴心经
- 体表循行：起于足大趾内侧，行于小腿内侧中间，至内踝上8寸处交足厥阴经之前，行于小腿上段及大腿内侧前缘，在腹部分布于任脉旁开4寸，在胸部分布于任脉旁开6寸，止于腋下
- 经脉联系的脏腑、组织、器官：脾，胃，心，食道，舌

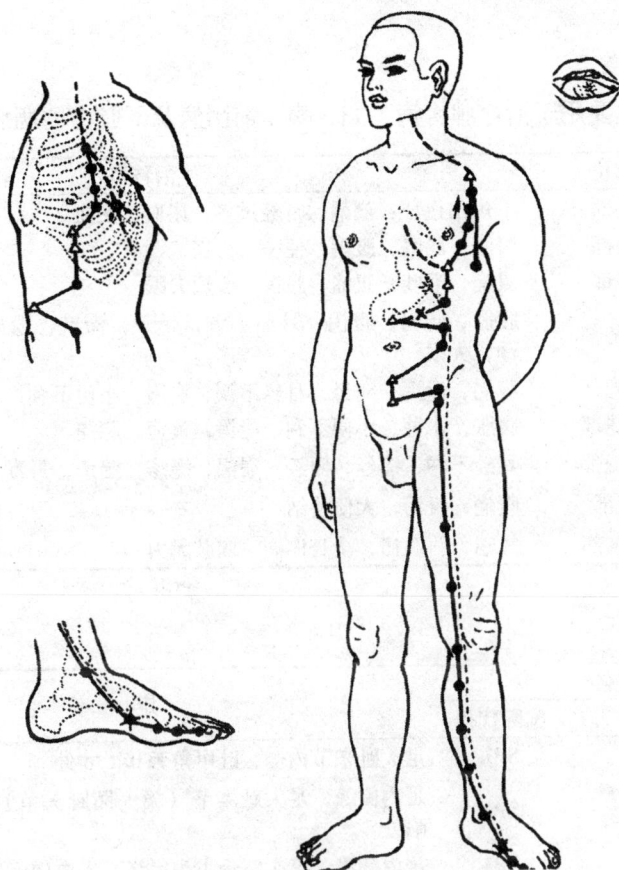

图 2 - 40　足太阴经脉循行示意图

（二）腧穴概要

● 经穴总数：21 个	● 络穴
● 起始穴：隐白	◎ 公孙
● 终止穴：大包	◎ 大包（脾之大络）
● 五输穴：	● 郄穴
◎ 井穴：隐白	◎ 地机
◎ 荥穴：大都	● 八脉交会穴
◎ 输穴：太白	◎ 公孙，通于冲脉
◎ 经穴：商丘	● 背俞穴
◎ 合穴：阴陵泉	◎ 脾俞
● 原穴	● 募穴
◎ 太白	◎ 章门（属肝经）

本经重点穴
隐白、太白、公孙、三阴交、地机、阴陵泉、血海、大横、大包

（三）主治概要

足太阴脾经穴主要用于治疗脾胃病、妇科病、前阴病及下肢内侧病痛。

穴名	部位	主治特点
隐白	足部	下焦出血证：崩漏，月经过多，尿血，便血
太白	足部	腹胀，肠鸣，腹泻，便秘，胃痛
公孙	足部	胃痛，呕吐，腹痛，腹泻，心烦失眠
三阴交	小腿部	腹胀，肠鸣，腹泻，月经不调，带下，滞产，遗尿，遗精，阳痿，心悸，失眠
地机	小腿部	腹痛，泄泻，痛经，月经不调，崩漏，小便不利，水肿
阴陵泉	小腿部	腹胀，水肿，小便不利，泄泻，黄疸，膝痛
血海	大腿部	月经不调，痛经，闭经，崩漏，瘾疹，湿疹，丹毒
大横	腹部	腹痛，腹泻，大便秘结
大包	侧胸部	气喘，胁肋痛，全身疼痛，四肢无力

（四）腧穴定位

标准化穴名			定 位
中文	拼音	国际代码	
隐白	Yǐnbái	SP1	足大趾末节内侧，趾甲角旁0.1寸处
大都	Dàdū	SP2	足内侧缘，足大趾本节（第一跖趾关节）前下方赤白肉际凹陷处
太白	Tàibái	SP3	足内侧缘，第一跖骨小头后缘，赤白肉际凹陷处
公孙	Gōngsūn	SP4	足内侧缘，第一跖骨基底部的前下方
商丘	Shāngqiū	SP5	足内踝前下方凹陷中，舟骨结节与内踝尖连线的中点处
三阴交	Sānyīnjiāo	SP6	小腿内侧，足内踝尖上3寸，胫骨内侧缘后方
漏谷	Lòugǔ	SP7	内踝尖上6寸，胫骨内侧缘后方
地机	Dìjī	SP8	小腿内侧，内踝尖与阴陵泉的连线上，阴陵泉下3寸
阴陵泉	Yīnlíngquán	SP9	小腿内侧，胫骨内侧髁下缘凹陷中
血海	Xuèhǎi	SP10	屈膝，在髌骨内上缘上2寸处
箕门	Jīmén	SP11	大腿内侧血海穴与冲门穴的连线上，当血海穴上6寸处
冲门	Chōngmén	SP12	耻骨联合上缘中点旁开3.5寸处
府舍	Fǔshè	SP13	冲门穴外上方0.7寸，前正中线旁开4寸处
腹结	Fùjié	SP14	大横穴下1.3寸，前正中线旁开4寸处
大横	Dàhéng	SP15	脐中（神阙穴）旁开4寸处
腹哀	Fùāi	SP16	上腹部，脐上3寸，前正中线旁开4寸处
食窦	Shídòu	SP17	胸前正中线旁开6寸，当第五肋间隙处
天溪	Tiānxī	SP18	胸前正中线旁开6寸，当第四肋间隙处
胸乡	Xiōngxiāng	SP19	胸前正中线旁开6寸，当第三肋间隙处
周荣	Zhōuróng	SP20	胸前正中线旁开6寸，当第二肋间隙处
大包	Dàbāo	SP21	胸胁部腋中线上，当第六肋间隙处

二、基本技能

(一) 应掌握的解剖标志与骨度分寸

1. 体表解剖标志

(1) 足部 趾甲、跖趾关节、第一跖骨、赤白肉际、舟骨结节。

(2) 小腿部 内踝尖、胫骨、胫骨内侧髁。

(3) 大腿部 髌骨、胫骨内侧髁。

(4) 腹部 耻骨联合、脐、胸剑联合。

(5) 胸部 乳头，第二、三、四、五、六肋骨，胸骨角。

【注释】

[1] 赤白肉际：足掌与足背皮肤相交接处。

[2] 舟骨结节：舟骨为足跗骨之一。舟骨结节位于足内侧跟骨之前上方、内踝前下方突起处。

[3] 胫骨内侧髁：位于小腿内侧部，上端有两个膨大，内侧的是胫骨内侧髁。

[4] 胸骨角：胸骨体与胸骨柄相接处形成凸向前方的横行隆起。

2. 体表骨度分寸 内踝尖至内辅骨下缘为13寸；内辅骨上缘至横骨上缘为18寸；脐中至耻骨联合上缘为5寸；胸剑联合至脐中为8寸；两乳头之间为8寸。

(二) 经络画线方法

实训对象体位和姿势：一手上举，两脚一前一后站立，暴露下肢内侧、腹部和胸部。

1. 内行线 从腹股沟部入腹，属脾，络胃，向上通过横膈，夹食道，连舌根，散布于舌下。胃部的支脉从胃分出，过横膈，注心中。

2. 外行线

(1) 实训对象两脚一前一后站立。实训者先从足太阴经起始点——足大趾内侧趾甲角旁（隐白）开始画线，沿足内侧赤白肉际，通过内踝前，在胫骨内侧面后缘向上，至内踝上8寸处交出于足厥阴经之前，行于小腿上段及大腿内侧前缘，到达腹股沟部髂外动脉搏动处的外侧（冲门），在腹部沿任脉旁开4寸处向上画线至腹哀穴（脐上3寸，旁开4寸），再斜向上外侧到胸部食窦穴处（第五肋间隙，任脉旁开6寸），然后垂直向上到第二肋间隙（周荣）。

(2) 实训对象举起一侧上肢。实训者画线从周荣开始折向下外到侧胸部，止于腋中线第六肋间隙处（大包）。

(三) 腧穴定取方法

1. 常规取穴方法 实训对象取仰卧位、正坐位均可。在足大趾内侧趾甲角旁开0.1寸处取隐白（图2-41）。在足内侧赤白肉际第一跖骨前端下部可触及第一跖骨小头，于第一跖骨小头后缘凹陷处取太白（图2-42）。在足内侧赤白肉际第一跖骨后端下部可触及第一跖骨基底部，于第一跖骨基底部前下方凹陷处取公孙（图2-42）。先触及胫骨内侧面，于内侧面后缘内踝尖上3寸处取三阴交（图2-43）。先在胫骨上端内侧触及胫骨内侧髁，于胫骨内侧髁下方凹陷处取**阴陵泉**（图 2-44）。在内踝尖与阴陵泉连线上，阴陵泉穴直下 3 寸处取**地机**（图 2-43）。

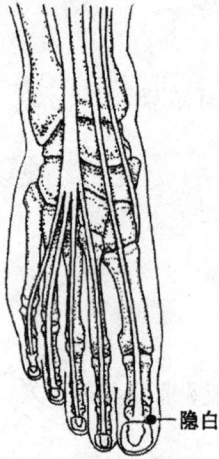

图 2-41　足太阴脾经穴（一）

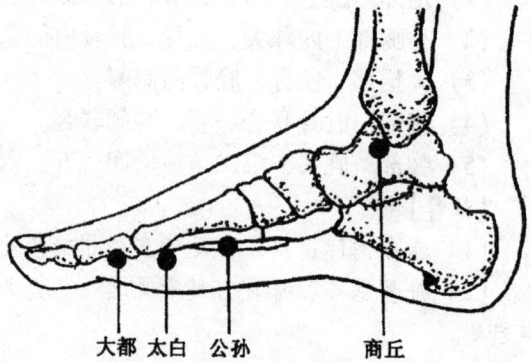

图 2-42　足太阴脾经穴（二）

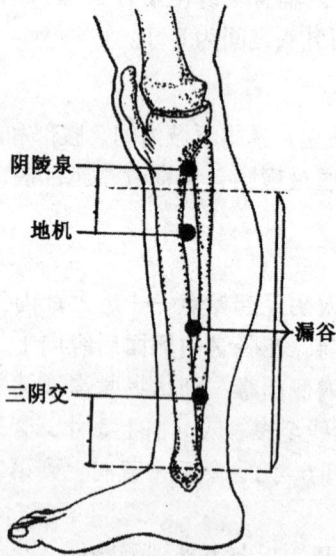

图 2-43　足太阴脾经穴（三）

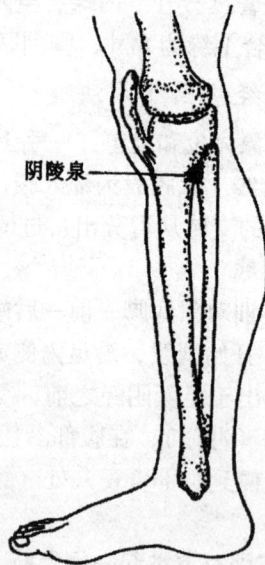

图 2-44　足太阴脾经穴（四）

实训对象屈膝。在股四头肌内侧头隆起处，髌骨内上缘上 2 寸处取**血海**（图 2-45）。

实训对象暴露腹部。与脐相平，在脐旁 4 寸处取**大横**（图 2-46）。

实训对象侧卧，暴露侧胸部。先触及胸骨角，据此确定第二肋间隙，向下在第六肋间隙腋中线处取**大包**（图 2-47）。

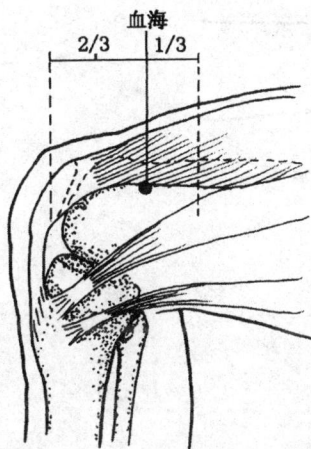

图2-45 足太阴脾经穴（五）

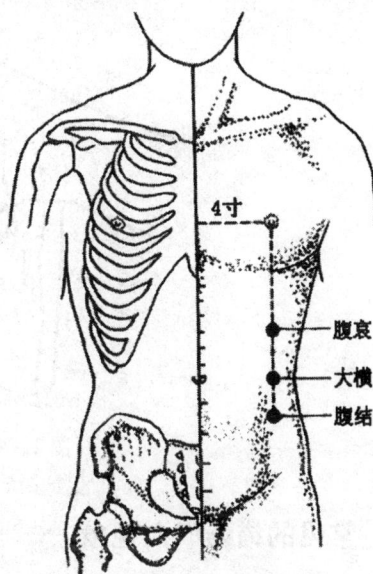

图2-46 足太阴脾经穴（六）

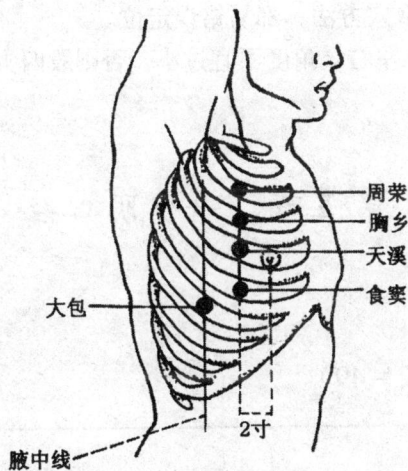

图2-47 足太阴脾经穴（七）

2. 其他取穴方法

血海 实训对象屈膝。实训者以左手掌心按于实训对象右膝髌骨上，第二至五指顺着股骨方向伸直，拇指张开与其余4指呈45°斜置，拇指尖下即是血海（图2-48）。

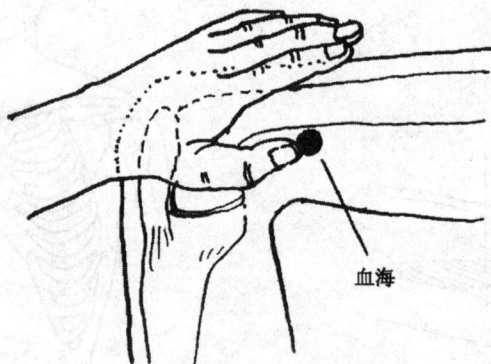

图 2-48　血海的特殊取穴

三、常见的错误取穴现象

血海

错误取穴方法　由于屈膝角度不恰当，再者此穴没有明显直观的定位标志，所以无论用常规取穴方法还是用简便取穴方法，都易错误定位。

正确取穴方法　屈膝90°左右，角度不宜过小，否则股四头肌内侧头隆起不明显。粗定位后用押手按压细定位。

第五节　手少阴心经

一、基本知识

（一）经脉概要（图2-49）

● 循行走向：从胸走手
● 基本构成：由1条主脉和1条支脉构成
◎ 主脉：起始于心中，终止于小指的末端（少冲），接手太阳小肠经
◎ 支脉：从心系别出，夹咽喉上行，联系目系
● 体表循行：起于腋窝正中，行于上肢内侧后缘，经掌后豌豆骨部，进入掌内，止于小指桡侧末端
● 经脉联系的脏腑、组织、器官：心，小肠，咽，目

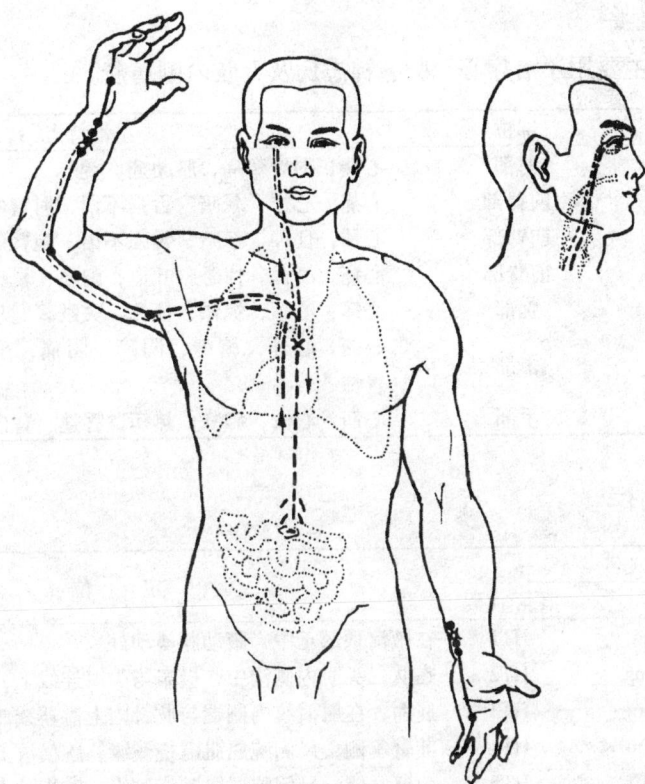

图 2-49　手少阴经脉循行示意图

（二）腧穴概要

● 经穴总数：9 个	● 络穴
● 起始穴：极泉	◎ 通里
● 终止穴：少冲	● 郄穴
● 五输穴：	◎ 阴郄
◎ 井穴：少冲	● 八脉交会穴
◎ 荥穴：少府	◎ 本经无八脉交会穴
◎ 输穴：神门	● 背俞穴
◎ 经穴：灵道	◎ 心俞
◎ 合穴：少海	● 募穴
● 原穴	◎ 巨阙（属任脉）
◎ 神门	

本经重点穴
极泉、少海、灵道、通里、阴郄、神门、少府、少冲

（三）主治概要

手少阴心经穴主要用于治疗心、胸、神志病及上肢内侧病痛。

穴名	部位	主治特点
少海	肘部	心痛，肘臂挛痛，腋胁痛，健忘
灵道	前臂部	心痛，心悸，暴喑，舌强不语，肘臂挛痛
通里	前臂部	心悸，怔忡，暴喑，舌强不语，腕臂痛
阴郄	前臂部	心痛，心悸，惊恐，吐血，衄血，暴喑失语，骨蒸盗汗
神门	腕部	心痛，心烦，惊悸，怔忡，失眠，健忘，癫狂痫，胸胁痛
少府	手部	心痛，心悸，胸痛，阴痒，阴痛，小指挛痛，掌中热，善惊
少冲	手部	心痛，心悸，癫狂，热病，昏迷，臂内后廉痛，胸胁痛

（四）腧穴定位

中文	标准化穴名 拼音	国际代码	定　位
极泉	Jíquán	HT1	在腋窝顶部正中，腋动脉搏动处
青灵	Qīnglíng	HT2	在肱二头肌内侧沟中，极泉与少海连线上，肘横纹上3寸处
少海	Shàohǎi	HT3	屈肘，在肘横纹内侧端与肱骨内上髁连线的中点处
灵道	Língdào	HT4	前臂掌侧，尺侧腕屈肌腱桡侧缘，腕横纹上1.5寸处
通里	Tōnglǐ	HT5	前臂掌侧，尺侧腕屈肌腱桡侧缘，腕横纹上1寸处
阴郄	Yīnxì	HT6	前臂掌侧，尺侧腕屈肌腱桡侧缘，腕横纹上0.5寸处
神门	Shénmén	HT7	腕掌侧横纹尺端，尺侧腕屈肌腱桡侧凹陷中
少府	Shàofǔ	HT8	手掌面，第四、五掌骨之间，握拳时小指尖所点之处
少冲	Shàochōng	HT9	小指桡侧端，指甲角旁约0.1寸处

二、基本技能

（一）应掌握的解剖标志与骨度分寸

1. 体表解剖标志

（1）上臂部　腋动脉、腋前皱襞、肱二头肌、肱骨内上髁等。

（2）前臂部　尺侧腕屈肌腱、腕横纹等。

（3）手部　第四、五掌骨，指甲角等。

【注释】

［1］肱二头肌：位于臂的前面浅层，起端起自肩胛骨关节盂的上方，经肘关节前方，止于桡骨粗隆。

［2］肱骨内上髁：位于臂部，肱骨下端前后扁而略向前卷曲，在内侧有形如滑车的肱骨滑车，滑车的内上方有一突起即为肱骨内上髁。

［3］尺侧腕屈肌腱：起自肱骨内上髁，止于豌豆骨。

2. 体表骨度分寸　腋前、后纹头至肘横纹（平肘尖）为 9 寸；肘横纹至腕横纹（腕关节上近掌根第一条横纹）为 12 寸。

（二）经络画线方法

实训对象体位和姿势：正坐位，暴露胸部及上肢内侧。先两手叉腰，然后将手放置在头上，最后上肢向前伸并仰掌，肘部微屈曲。

1. 内行线

（1）从心中开始，出属"心系"（心与其他脏器相连系的部位），通过横膈，联络小肠。

（2）"心系"的支脉：从"心系"向上，夹咽喉上行，联系于"目系"（眼球连系于脑的部位）。

（3）"心系"直行的脉：从"心系"向上，联系肺，再向下出于腋窝。

2. 外行线

（1）实训对象将手放置在头上，暴露腋窝。实训者先按于腋窝顶部（极泉），此处为手少阴经外行线的起始点。

（2）实训对象右上肢向前伸并仰掌，肘部微屈曲。实训者左手托起实训对象的右手开始画线。从腋窝顶部沿上臂肱二头肌尺侧缘，到肘横纹内侧端与肱骨内上髁连线的中点（少海）；沿着前臂内侧后缘，到腕掌侧横纹尺侧端尺侧腕屈肌腱桡侧凹陷处（神门）；经过手掌尺侧，沿小指桡侧至小指的指甲根部（少冲），此处为手少阴经外行线的终止点。

（三）腧穴定取方法

1. 常规取穴方法　实训对象取仰卧位，上臂外展上抬露出腋部，于腋窝正中、腋动脉搏动处取极泉（图 2－50）。

实训对象取正坐位，暴露上肢，仰掌屈肘约 90°。于肘横纹内侧端与肱骨内上髁连线的中点处取少海（图 2－51）；于极泉与少海连线上 2/3 与下 1/3 的交点处、肱二头肌内侧沟中取青灵（图 2－52）。

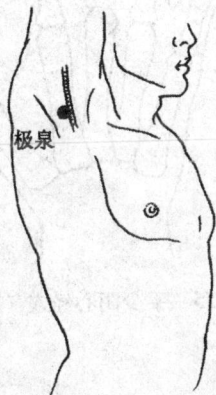

图 2－50　手少阴心经穴（一）

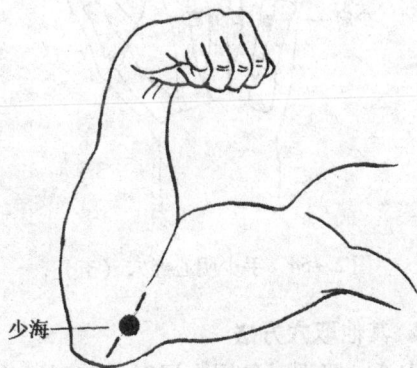

图 2－51　手少阴心经穴（二）

实训对象屈腕，以显示腕掌侧横纹和尺侧腕屈肌腱。在腕掌侧横纹尺侧端，尺侧腕屈肌腱桡侧凹陷中取**神门**；**阴郄**、**通里**、**灵道**都在尺侧腕屈肌腱桡侧的长形凹陷中，依次距神门0.5寸、1寸、1.5寸（图2-53）。

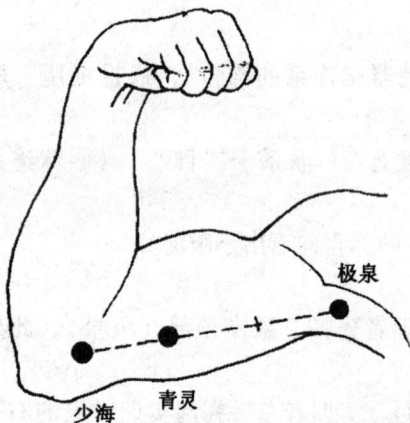

图2-52 手少阴心经穴（三）

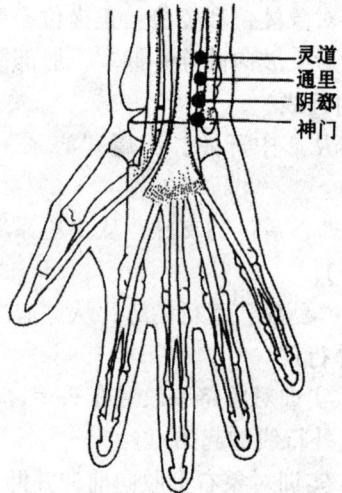

图2-53 手少阴心经穴（四）

实训对象握拳。在手掌面第四、五掌骨之间，握拳时小指尖所点之处取**少府**（图2-54）。

实训对象俯掌。在小指桡侧端，指甲角旁约0.1寸处取**少冲**（图2-55）。

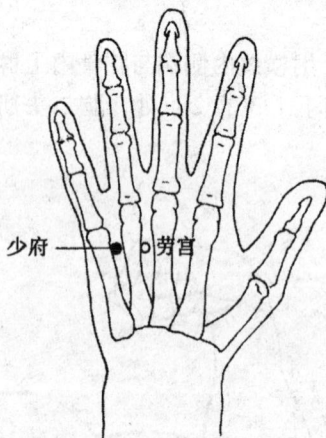

图2-54 手少阴心经穴（五）

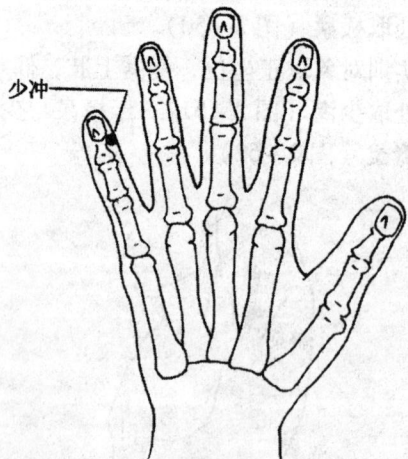

图2-55 手少阴心经穴（六）

2. 其他取穴方法

少海 实训对象用力屈肘，于肘横纹内侧端处取之（图2-51）。

三、常见的错误取穴现象

神门

错误取穴方法　由于掌侧腕横纹有多条，选择腕横纹时易混淆。

正确取穴方法　应选择腕掌侧第一条横纹的尺侧，在尺侧腕屈肌腱桡侧凹陷中取穴。

第六节　手太阳小肠经

一、基本知识

（一）经脉概要（图2-56）

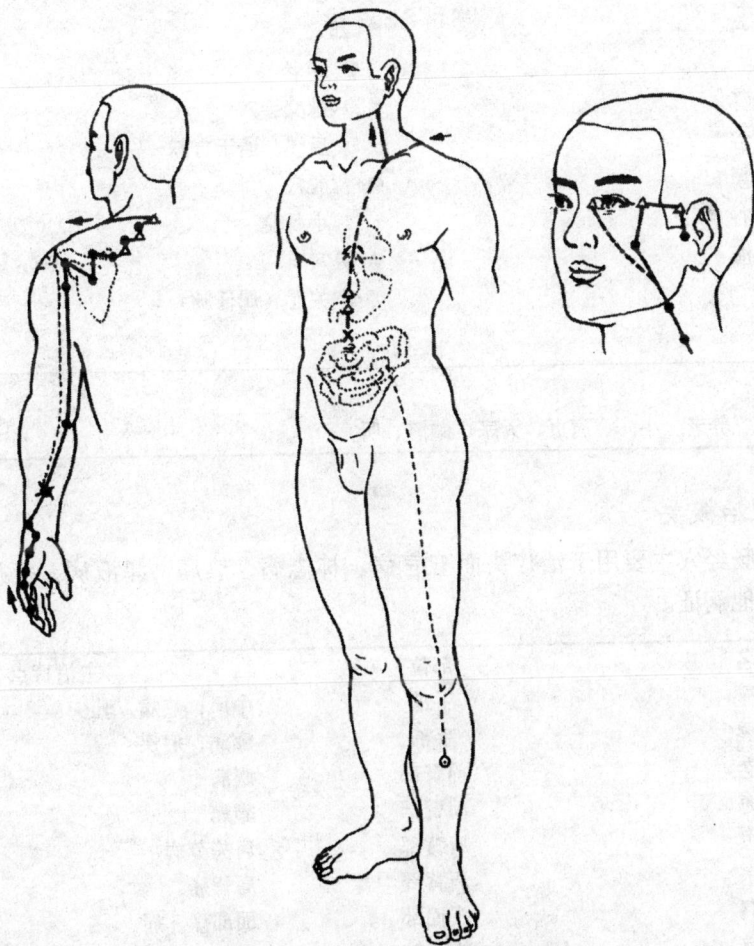

图2-56　手太阳经脉循行示意图

- 循行走向：从手走头
- 基本构成：由 1 条主脉和 2 条支脉构成
  - ◎ 主脉：起始于小指末端（少泽），终止于小肠
  - ◎ 支脉：① 颈部支脉：从缺盆上行颈旁，上面颊至外眼角，进入耳中
    　　　　② 面颊部支脉：从面颊部分出，上颧骨至内眼角，接足太阳膀胱经
- 体表循行：起于手小指尺侧，循手掌尺侧缘，沿上肢外侧后缘至肩关节、肩胛部，上至缺盆，过颈旁、面颊至外眼角，向后入于耳中
- 经脉联系的脏腑、组织、器官：心，小肠，胃，食管，横膈，耳，鼻，目内、外眦

（二）腧穴概要

- 经穴总数：19 个
- 起始穴：少泽
- 终止穴：听宫
- 五输穴：
  - ◎ 井穴：少泽
  - ◎ 荥穴：前谷
  - ◎ 输穴：后溪
  - ◎ 经穴：阳谷
  - ◎ 合穴：小海
- 原穴
  - ◎ 腕骨
- 络穴
  - ◎ 支正
- 郄穴
  - ◎ 养老
- 八脉交会穴
  - ◎ 后溪，通于督脉
- 背俞穴
  - ◎ 小肠俞
- 募穴
  - ◎ 关元（属任脉）

本经重点穴
少泽、后溪、养老、小海、肩贞、天宗、颧髎、听宫

（三）主治概要

手太阳小肠经穴主要用于治疗头面五官病、神志病、热病、津液病、疮疡痈肿及经脉循行部位的其他病证。

穴名	部位	主治特点
少泽	手部	中风，热病，乳少
后溪	手部	癫痫，疟疾
养老	前臂部	眼病
小海	前臂部	癫痫
肩贞	肩背部	肩关节病
天宗	肩背部	肩背痛
颧髎	头面部	面部痒、痛
听宫	头面部	耳病

（四）腧穴定位

标准化穴名			定 位
中文	拼音	国际代码	
少泽	Shàozé	SI1	在手小指末节尺侧，距指甲角0.1寸
前谷	Qiángǔ	SI2	在手掌尺侧，微握拳，当小指本节（第五掌指关节）前的掌指横纹头赤白肉际
后溪	Hòuxī	SI3	在手掌尺侧，微握拳，当小指本节（第五掌指关节）后的远侧掌横纹头赤白肉际
腕骨	Wàngǔ	SI4	在手掌尺侧，当第五掌骨基底与钩骨之间的凹陷处赤白肉际
阳谷	Yánggǔ	SI5	在手腕尺侧，当尺骨茎突与三角骨之间的凹陷处
养老	Yǎnglǎo	SI6	在前臂背面尺侧，当尺骨小头近端桡侧凹陷中
支正	Zhīzhèng	SI7	在前臂背面尺侧，当阳谷与小海的连线上，腕背横纹上5寸
小海	Xiǎohǎi	SI8	微屈肘，在肘内侧，当尺骨鹰嘴与肱骨内上髁之间凹陷处
肩贞	Jiānzhēn	SI9	在肩关节后下方，臂内收时，腋后纹头上1寸
臑俞	Nàoshū	SI10	在肩部，当腋后纹头直上，肩胛冈下缘凹陷中
天宗	Tiānzōng	SI11	在肩胛部，当冈下窝中央凹陷处，与第四胸椎相平
秉风	Bǐngfēng	SI12	在肩胛部，冈上窝中央，天宗直上，举臂有凹陷处
曲垣	Qūyuán	SI13	在肩胛部，冈上窝内侧端，臑俞与第二胸椎棘突连线的中点处
肩外俞	Jiānwàishū	SI14	在背部，当第一胸椎棘突下，旁开3寸
肩中俞	Jiānzhōngshū	SI15	在背部，当第七颈椎棘突下，旁开2寸
天窗	Tiānchuāng	SI16	在颈外侧部，胸锁乳突肌的后缘，扶突后，与喉结相平
天容	Tiānróng	SI17	在颈外侧部，当下颌角的后方，胸锁乳突肌的前缘凹陷中
颧髎	Quánliáo	SI18	在面部，当目外眦直下，颧骨下缘凹陷处
听宫	Tīnggōng	SI19	在面部，耳屏前，下颌骨髁状突的后方，张口时呈凹陷处

二、基本技能

（一）应掌握的解剖标志与骨度分寸

1. 体表解剖标志

（1）手部　指甲角、第五掌指关节、第五掌骨基底、钩骨等。

（2）腕部　腕横纹、尺骨茎突、三角骨等。

（3）前臂部　尺骨小头、腕背横纹等。

（4）肘部　尺骨鹰嘴、肱骨内上髁等。

（5）肩胛部　腋后纹头、肩胛骨、肩胛冈、冈下窝、冈上窝等。

（6）背部　第七颈椎棘突、第一胸椎棘突等。

（7）颈部　胸锁乳突肌、喉结、下颌角等。

（8）面部　颧骨、耳屏前、下颌骨髁状突等。

【注释】

[1] 尺骨茎突：手掌朝上，在手腕和前臂的交界处（腕横纹处），内侧突起为尺骨茎

（四）腧穴定位

标准化穴名			定 位
中文	拼音	国际代码	
少泽	Shàozé	SI1	在手小指末节尺侧，距指甲角 0.1 寸
前谷	Qiángǔ	SI2	在手掌尺侧，微握拳，当小指本节（第五掌指关节）前的掌指横纹头赤白肉际
后溪	Hòuxī	SI3	在手掌尺侧，微握拳，当小指本节（第五掌指关节）后的远侧掌横纹头赤白肉际
腕骨	Wàngǔ	SI4	在手掌尺侧，当第五掌骨基底与钩骨之间的凹陷处赤白肉际
阳谷	Yánggǔ	SI5	在手腕尺侧，当尺骨茎突与三角骨之间的凹陷处
养老	Yǎnglǎo	SI6	在前臂背面尺侧，当尺骨小头近端桡侧凹陷中
支正	Zhīzhèng	SI7	在前臂背面尺侧，当阳谷与小海的连线上，腕背横纹上 5 寸
小海	Xiǎohǎi	SI8	微屈肘，在肘内侧，当尺骨鹰嘴与肱骨内上髁之间凹陷处
肩贞	Jiānzhēn	SI9	在肩关节后下方，臂内收时，腋后纹头上 1 寸
臑俞	Nàoshū	SI10	在肩部，当腋后纹头直上，肩胛冈下缘凹陷中
天宗	Tiānzōng	SI11	在肩胛部，当冈下窝中央凹陷处，与第四胸椎相平
秉风	Bǐngfēng	SI12	在肩胛部，冈上窝中央，天宗直上，举臂有凹陷处
曲垣	Qūyuán	SI13	在肩胛部，冈上窝内侧端，臑俞与第二胸椎棘突连线的中点处
肩外俞	Jiānwàishū	SI14	在背部，当第一胸椎棘突下，旁开 3 寸
肩中俞	Jiānzhōngshū	SI15	在背部，当第七颈椎棘突下，旁开 2 寸
天窗	Tiānchuāng	SI16	在颈外侧部，胸锁乳突肌的后缘，扶突后，与喉结相平
天容	Tiānróng	SI17	在颈外侧部，当下颌角的后方，胸锁乳突肌的前缘凹陷中
颧髎	Quánliáo	SI18	在面部，当目外眦直下，颧骨下缘凹陷处
听宫	Tīnggōng	SI19	在面部，耳屏前，下颌骨髁状突的后方，张口时呈凹陷处

二、基本技能

（一）应掌握的解剖标志与骨度分寸

1. 体表解剖标志

（1）手部　指甲角、第五掌指关节、第五掌骨基底、钩骨等。

（2）腕部　腕横纹、尺骨茎突、三角骨等。

（3）前臂部　尺骨小头、腕背横纹等。

（4）肘部　尺骨鹰嘴、肱骨内上髁等。

（5）肩胛部　腋后纹头、肩胛骨、肩胛冈、冈下窝、冈上窝等。

（6）背部　第七颈椎棘突、第一胸椎棘突等。

（7）颈部　胸锁乳突肌、喉结、下颌角等。

（8）面部　颧骨、耳屏前、下颌骨髁状突等。

【注释】

[1] 尺骨茎突：手掌朝上，在手腕和前臂的交界处（腕横纹处），内侧突起为尺骨茎

穴直向上推，当两骨（第五掌骨基底与三角骨）结合部的凹陷中取**腕骨**（图2-59）；由腕骨穴向心性上推，相隔一骨（三角骨）的凹陷处取**阳谷**（图2-59）。

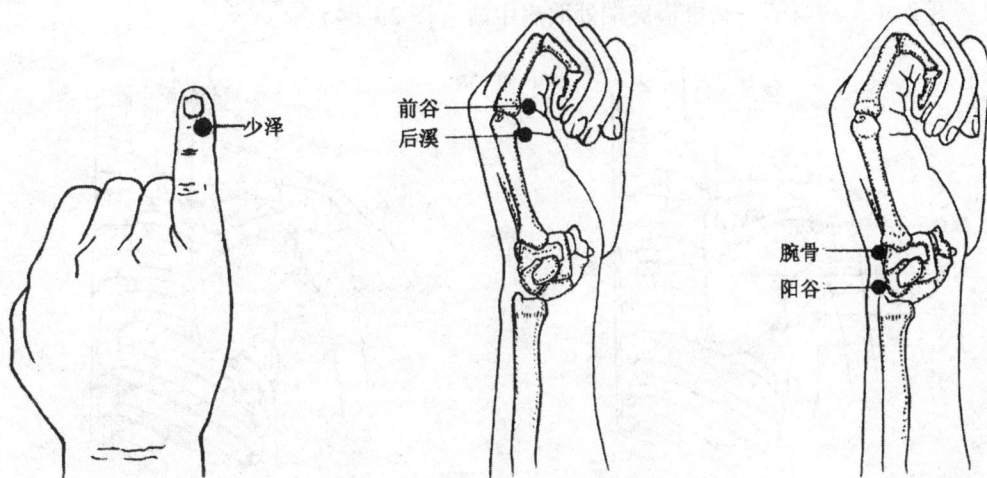

图2-57　手太阳小肠经穴（一）　图2-58　手太阳小肠经穴（二）　图2-59　手太阳小肠经穴（三）

实训对象正坐，侧腕，肘部弯曲，掌心向胸，在尺骨小头的桡侧缘，于尺骨小头最高点水平的骨缝中取**养老**（图2-60）。

实训对象正坐，微屈肘，在肘窝横纹平齐之尺骨鹰嘴与肱骨内上髁之间先取**小海**（图2-61）；然后手上举，当阳谷与小海的连线上，在阳谷上5寸处取**支正**（图2-62）。

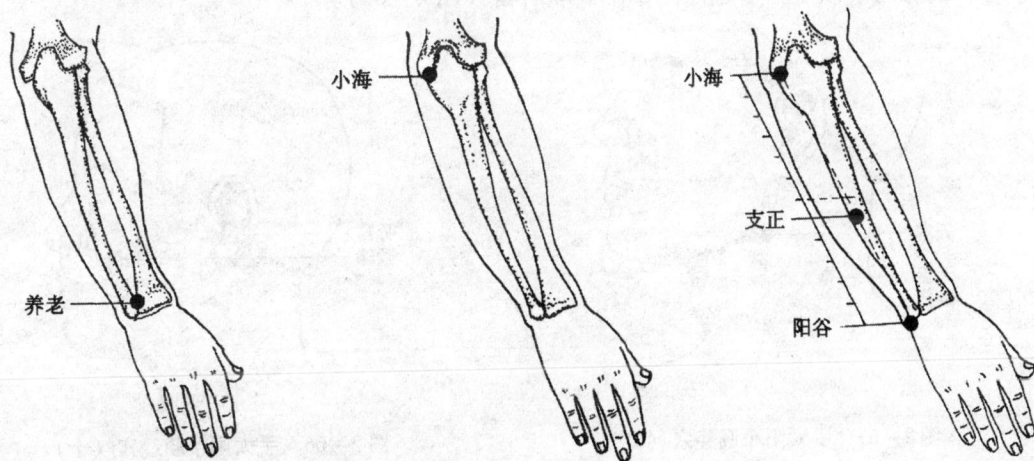

图2-60　手太阳小肠经穴（四）　图2-61　手太阳小肠经穴（五）　图2-62　手太阳小肠经穴（六）

实训对象正坐，自然垂臂，当腋后纹头直上1寸处取**肩贞**；用手指从腋后纹头的肩贞穴直向上推，在肩胛冈下缘处取**臑俞**；在肩胛冈下缘与肩胛骨下角的等分线上，当上、中1/3交点处取**天宗**（图2-63）。

实训对象取俯伏位，在天宗穴直上，于肩胛冈上缘中点向上1寸的肩胛冈上窝处取**秉**

风；在肩胛冈上窝内侧端，当臑俞与第二胸椎棘突连线的中点取**曲垣**；在肩胛骨脊柱缘的垂线与第一胸椎棘突下的水平线相交处取**肩外俞**；先取第七颈椎棘突下的大椎穴，然后在大椎穴旁开 2 寸，约当第一胸椎横突端处取**肩中俞**（图 2 - 64）。

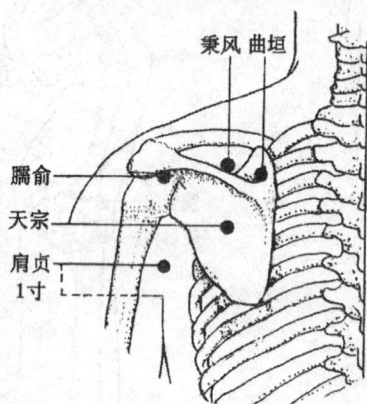

图 2 - 63　手太阳小肠经穴（七）

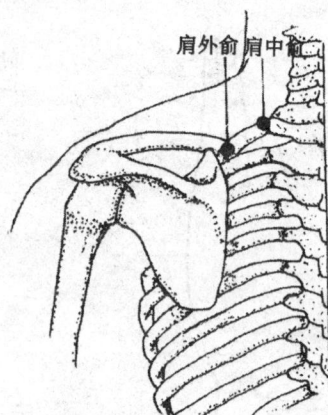

图 2 - 64　手太阳小肠经穴（八）

实训对象正坐，头微侧仰，先取甲状软骨与舌骨之间的廉泉穴，平廉泉穴，在胸锁乳突肌后缘处取**天窗**；平下颌角，在胸锁乳突肌停止部前缘，二腹肌后腹的下缘处取**天容**（图 2 - 65）。

实训对象取正坐仰靠位，于颧骨下缘水平线与目外眦角垂线之交点处取**颧髎**；微张口，于耳屏前缘与下颌小头后缘之间凹陷处取**听宫**（图 2 - 66）。

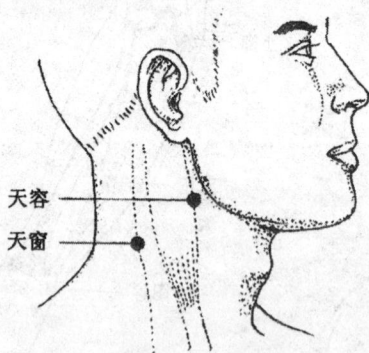

图 2 - 65　手太阳小肠经穴（九）

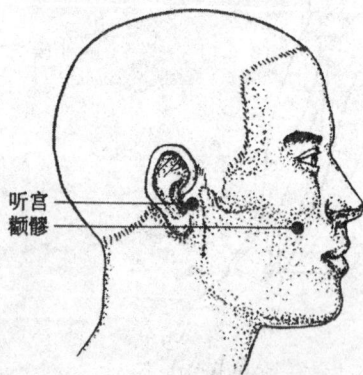

图 2 - 66　手太阳小肠经穴（十）

2. 其他取穴方法

（1）**养老**　掌心向下，用另一手指按在尺骨小头的最高点上，然后将掌心转向胸部，当手指滑入的骨缝中取穴（图 2 - 67）。

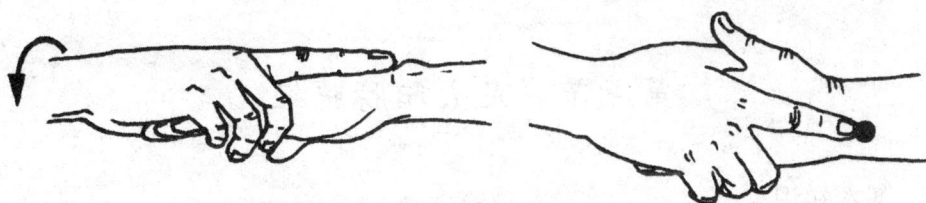

图2-67　养老的特殊取穴

（2）天宗　在肩胛冈下缘与肩胛骨下角之间连一直线，在第四胸椎棘突下做一个水平线，两线相交处是穴，天宗、臑俞与肩贞成一个三角形（图2-68）。

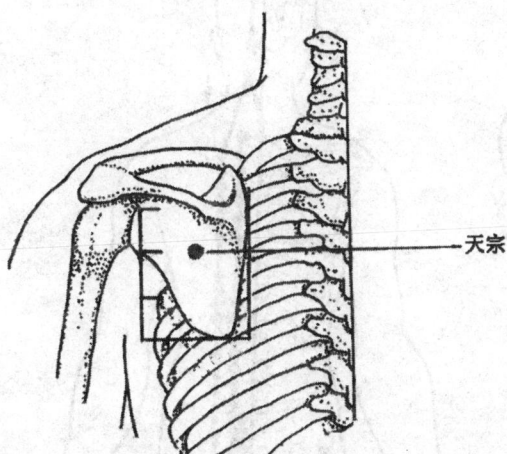

图2-68　天宗的特殊取穴

三、常见的错误取穴现象

1. 前谷

错误取穴方法　握拳后第五掌指关节前尺侧的掌指横纹有多条，选择掌指横纹时易混淆。

正确定位　应选择掌指横纹最深的那条纹头赤白肉际处。

2. 后溪

错误取穴方法　第五掌指关节后尺侧的掌横纹有多条，选择掌横纹时易混淆。

正确定位　应选择掌横纹最深的那条纹头赤白肉际处。

3. 听宫

错误取穴方法　易取在屏间切迹前与下颌骨髁状突的后缘之间，误将耳门代听宫。

正确取穴方法　应微张口，于耳屏前缘与下颌小头后缘之间凹陷处取穴。

第七节　足太阳膀胱经

一、基本知识

（一）经脉概要（图2-69）

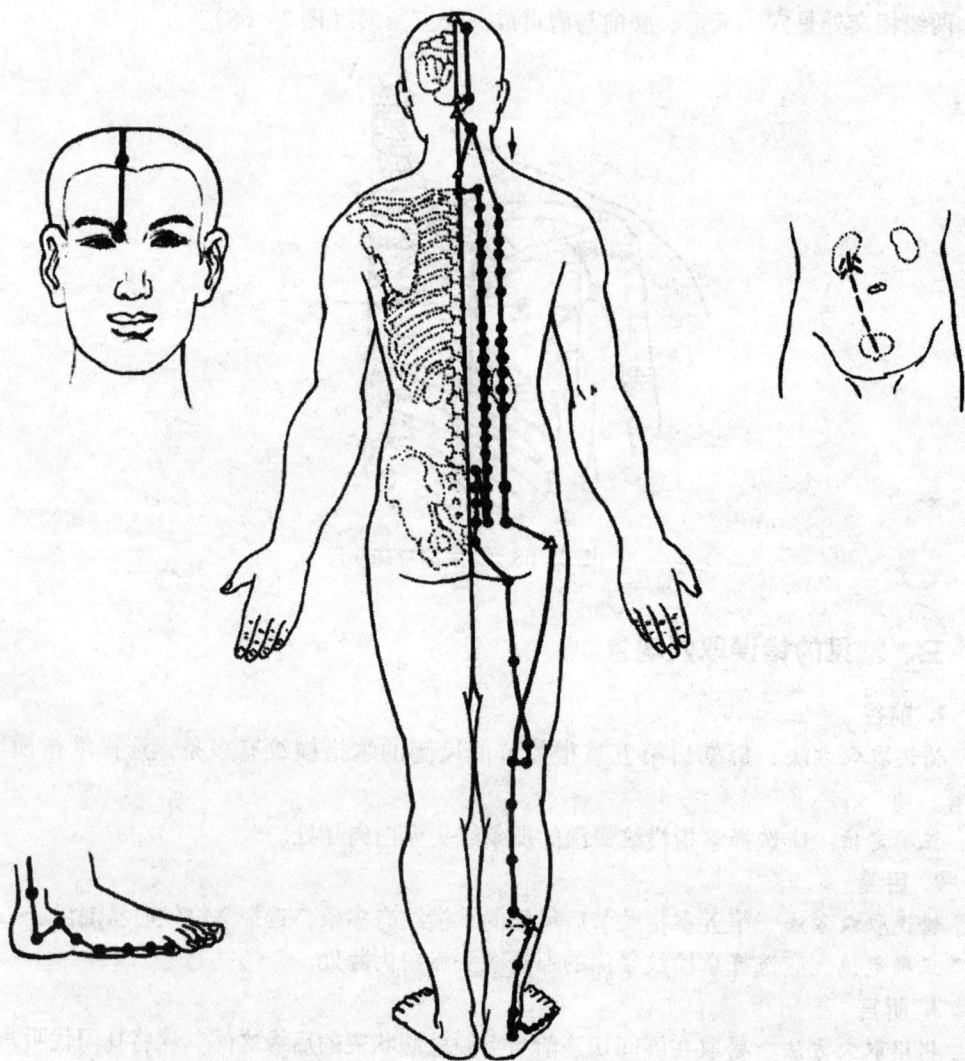

图2-69　足太阳经脉循行示意图

● 循行走向：从头走足
● 基本构成：由 1 条主脉和 3 条支脉构成
　◎ 主脉：起始于目内眦，上颠络脑至枕部，向下循行脊柱两侧，联络肾，止于膀胱
　◎ 支脉：① 从颠顶别出，沿头侧部下行，止于耳上方
　　　　　② 从腰中别出，沿腰骶脊柱两侧，通过臀部，沿大腿外侧后缘下行，止于腘窝中（委中）
　　　　　③ 从枕部别出，沿肩胛内侧，向下循行于背腰部主干经线外侧，经过髋关节部，会合于腘窝中（委中），通过腓肠肌部，沿外踝之后，止于小趾外侧端，接足少阴肾经
● 体表循行：起于目内眦，上额，沿头部正中线旁 1.5 寸或 1.3 寸下行，至枕部，分成两支，沿脊柱旁 1.5 寸或 3 寸下行，经过臀部、大腿后侧，会合于腘窝正中，通过腓肠肌部，出外踝之后，沿第五趾骨粗隆，止于小趾外侧端
● 经脉联系的脏腑、组织、器官：膀胱，肾，目，脑，耳

（二）腧穴概要

● 经穴总数：67 个
● 起始穴：睛明
● 终止穴：至阴
● 五输穴：
　◎ 井穴：至阴
　◎ 荥穴：足通谷
　◎ 输穴：束骨
　◎ 经穴：昆仑
　◎ 合穴：委中
● 原穴
　◎ 京骨
● 络穴
　◎ 飞扬

● 郄穴
　◎ 金门
● 八脉交会穴
　◎ 申脉，通于阳跷脉
● 八会穴
　◎ 膈俞（血会）
　◎ 大杼（骨会）
● 背俞穴
　◎ 膀胱俞
● 募穴
　◎ 中极（属任脉）
● 下合穴
　◎ 委中（膀胱的下合穴）
　◎ 委阳（三焦的下合穴）

本经重点穴
　睛明、攒竹、天柱、大杼、风门、肺俞、厥阴俞、心俞、膈俞、肝俞、胆俞、脾俞、胃俞、三焦俞、肾俞、大肠俞、小肠俞、膀胱俞、次髎、承扶、委阳、委中、膏肓、志室、秩边、承山、飞扬、昆仑、申脉、束骨、至阴

（三）主治概要

本经腧穴主治头面五官疾病，项、背、腰、下肢部病证以及脏腑、神志病。

穴名	部位	主治特点
睛明	内眦部	目疾
攒竹	眉头部	头痛、目赤肿痛
天柱	项部	头痛、项强、鼻塞
大杼	胸背部	咳嗽、发热、项强、肩背痛

续表

穴名	部位	主治特点
风门	胸背部	伤风、咳嗽、项强、胸背痛
肺俞	胸背部	咳嗽、气喘、吐血、骨蒸、鼻塞
厥阴俞	胸背部	咳嗽、心痛
心俞	胸背部	咳嗽、吐血、心痛、心悸、健忘、癫痫
膈俞	胸背部	咳嗽、吐血、呕吐
肝俞	胸背部	胁痛、吐血、目眩、背痛
胆俞	胸背部	胁痛、黄疸、癫狂痫
脾俞	胸背部	腹胀、泄泻、痢疾、黄疸
胃俞	胸背部	胃脘痛、呕吐、肠鸣
三焦俞	腰背部	肠鸣、腹胀、呕吐、腰背强痛
肾俞	腰背部	遗尿、遗精、阳痿、月经不调、腰腿痛、水肿
大肠俞	腰背部	腹胀、泄泻、便秘、腰痛
小肠俞	骶部	腹痛、泄泻、遗尿
膀胱俞	骶部	遗尿、腰脊强痛
次髎	骶部	月经不调、带下、小便不利、遗精、腰痛
承扶	大腿部	腰骶臀股部疼痛
委阳	腘窝部	腹满、小便不利、腿足挛痛
委中	腘窝部	小便不利、遗尿、腰痛、下肢痿痹、腹痛、吐泻
膏肓	胸背部	咳嗽、气喘、肺痨、健忘、遗精
志室	腰背部	遗精、小便不利、腰脊强痛
秩边	骶部	小便不利、痔疾、腰骶痛
承山	小腿部	痔疾、便秘、腰腿拘急疼痛
飞扬	小腿部	头痛、目眩、腰腿疼痛
昆仑	踝部	头痛、项强、目眩、腰痛、难产、癫痫
申脉	足部	目赤、失眠、头痛、眩晕、腰腿酸痛、癫狂痫
束骨	足部	头痛、项强、目眩、腰腿痛、癫狂
至阴	趾端部	头痛、目痛、鼻塞、鼻衄、胎位不正、难产

（四）腧穴定位

中文	标准化穴名 拼音	国际代码	定　位
睛明	Jīngmíng	BL1	在面部，目内眦内上方眶内侧壁凹陷中
攒竹	Cuánzhú	BL2	在面部，眉头凹陷中，额切迹处
眉冲	Méichōng	BL3	在头部，额切迹直上入发际0.5寸
曲差	Qūchā	BL4	在头部，前发际正中上0.5寸，旁开1.5寸
五处	Wǔchù	BL5	在头部，前发际正中直上1寸，旁开1.5寸
承光	Chéngguāng	BL6	在头部，前发际正中直上2.5寸，旁开1.5寸
通天	Tōngtiān	BL7	在头部，前发际正中直上4寸，旁开1.5寸
络却	Luòquè	BL8	在头部，前发际正中直上5.5寸，旁开1.5寸

续表

标准化穴名			定　位
中文	拼音	国际代码	
玉枕	Yùzhěn	BL9	在头部，横平枕外隆凸上缘，后发际正中旁开1.3寸
天柱	Tiānzhù	BL10	在颈后区，横平第二颈椎棘突上际，斜方肌外缘凹陷中
大杼	Dàzhù	BL11	在脊柱区，第一胸椎棘突下，后正中线旁开1.5寸
风门	Fēngmén	BL12	在脊柱区，第二胸椎棘突下，后正中线旁开1.5寸
肺俞	Fèishū	BL13	在脊柱区，第三胸椎棘突下，后正中线旁开1.5寸
厥阴俞	Juéyīnshū	BL14	在脊柱区，第四胸椎棘突下，后正中线旁开1.5寸
心俞	Xīnshū	BL15	在脊柱区，第五胸椎棘突下，后正中线旁开1.5寸
督俞	Dūshū	BL16	在脊柱区，第六胸椎棘突下，后正中线旁开1.5寸
膈俞	Géshū	BL17	在脊柱区，第七胸椎棘突下，后正中线旁开1.5寸
肝俞	Gānshū	BL18	在脊柱区，第九胸椎棘突下，后正中线旁开1.5寸
胆俞	Dǎnshū	BL19	在脊柱区，第十胸椎棘突下，后正中线旁开1.5寸
脾俞	Píshū	BL20	在脊柱区，第十一胸椎棘突下，后正中线旁开1.5寸
胃俞	Wèishū	BL21	在脊柱区，第十二胸椎棘突下，后正中线旁开1.5寸
三焦俞	Sānjiāoshū	BL22	在脊柱区，第一腰椎棘突下，后正中线旁开1.5寸
肾俞	Shènshū	BL23	在脊柱区，第二腰椎棘突下，后正中线旁开1.5寸
气海俞	Qìhǎishū	BL24	在脊柱区，第三腰椎棘突下，后正中线旁开1.5寸
大肠俞	Dàchángshū	BL25	在脊柱区，第四腰椎棘突下，后正中线旁开1.5寸
关元俞	Guānyuánshū	BL26	在脊柱区，第五腰椎棘突下，后正中线旁开1.5寸
小肠俞	Xiǎochángshū	BL27	在骶区，横平第一骶后孔，骶正中嵴旁开1.5寸
膀胱俞	Pángguāngshū	BL28	在骶区，横平第二骶后孔，骶正中嵴旁开1.5寸
中膂俞	Zhōnglǚshū	BL29	在骶区，横平第三骶后孔，骶正中嵴旁开1.5寸
白环俞	Báihuánshū	BL30	在骶区，横平第四骶后孔，骶正中嵴旁开1.5寸
上髎	Shàngliáo	BL31	在骶区，正对第一骶后孔中
次髎	Cìliáo	BL32	在骶区，正对第二骶后孔中
中髎	Zhōngliáo	BL33	在骶区，正对第三骶后孔中
下髎	Xiàliáo	BL34	在骶区，正对第四骶后孔中
会阳	Huìyáng	BL35	在骶区，尾骨端旁开0.5寸
承扶	Chéngfú	BL36	在股后区，臀沟的中点
殷门	Yīnmén	BL37	在股后区，臀沟下6寸，股二头肌与半腱肌之间
浮郄	Fúxì	BL38	在膝后区，腘横纹上1寸，股二头肌腱的内侧缘
委阳	Wěiyáng	BL39	在膝部，腘横纹上，股二头肌腱的内侧缘
委中	Wěizhōng	BL40	在膝后区，腘横纹中点
附分	Fùfēn	BL41	在脊柱区，第二胸椎棘突下，后正中线旁开3寸
魄户	Pòhù	BL42	在脊柱区，第三胸椎棘突下，后正中线旁开3寸
膏肓	Gāohuāng	BL43	在脊柱区，第四胸椎棘突下，后正中线旁开3寸
神堂	Shéntáng	BL44	在脊柱区，第五胸椎棘突下，后正中线旁开3寸
譩譆	Yìxǐ	BL45	在脊柱区，第六胸椎棘突下，后正中线旁开3寸
膈关	Géguān	BL46	在脊柱区，第七胸椎棘突下，后正中线旁开3寸
魂门	Húnmén	BL47	在脊柱区，第九胸椎棘突下，后正中线旁开3寸

续表

标准化穴名			定 位
中文	拼音	国际代码	
阳纲	Yánggāng	BL48	在脊柱区，第十胸椎棘突下，后正中线旁开3寸
意舍	Yìshè	BL49	在脊柱区，第十一胸椎棘突下，后正中线旁开3寸
胃仓	Wèicāng	BL50	在脊柱区，第十二胸椎棘突下，后正中线旁开3寸
肓门	Huāngmén	BL51	在腰区，第一腰椎棘突下，后正中线旁开3寸
志室	Zhìshì	BL52	在腰区，第二腰椎棘突下，后正中线旁开3寸
胞肓	Bāohuāng	BL53	在骶区，横平第二骶后孔，骶正中嵴旁开3寸
秩边	Zhìbiān	BL54	在骶区，横平第四骶后孔，骶正中嵴旁开3寸
合阳	Héyáng	BL55	在小腿后区，腘横纹下2寸，腓肠肌内、外侧头之间
承筋	Chéngjīn	BL56	在小腿后区，腘横纹下5寸，腓肠肌两肌腹之间
承山	Chéngshān	BL57	在小腿后区，腓肠肌两肌腹与肌腱交角处
飞扬	Fēiyáng	BL58	在小腿后区，昆仑穴直上7寸，腓肠肌外下缘与跟腱移行处
跗阳	Fūyáng	BL59	在小腿后区，昆仑穴直上3寸，腓骨与跟腱之间
昆仑	Kūnlún	BL60	在踝区，外踝尖与跟腱之间的凹陷中
仆参	Púcān	BL61	在跟区，昆仑穴直下，跟骨外侧，赤白肉际处
申脉	Shēnmài	BL62	在踝区，外踝尖直下，外踝下缘与跟骨之间凹陷中
金门	Jīnmén	BL63	在足背，外踝前缘直下，第五跖骨粗隆后方，骰骨下缘凹陷中
京骨	Jīnggǔ	BL64	在跖区，第五跖骨粗隆前下方，赤白肉际处
束骨	Shùgǔ	BL65	在跖区，第五跖趾关节的近端，赤白肉际处
足通谷	Zútōnggǔ	BL66	在足趾，第五跖趾关节的远端，赤白肉际处
至阴	Zhìyīn	BL67	在足趾，小趾末节外侧，趾甲根角侧后方0.1寸（指寸）

二、基本技能

（一）应掌握的解剖标志与骨度分寸

1. 体表解剖标志

（1）头部　头正中线、前后发际、目内眦、眉头、枕外隆凸、斜方肌等。

（2）背腰部　第七颈椎棘突、肩胛冈内端、肩胛骨下角、肩胛骨内缘、胸椎棘突、腰椎棘突、髂嵴高点、髂后上棘、骶后孔、尾骨等。

（3）大腿部　臀横纹、腘横纹、股二头肌肌腱、半腱肌等。

（4）小腿部　腓肠肌肌腹等。

（5）足部　外踝、跟腱、跟骨、骰骨、第五跖骨粗隆、第五跖趾关节、趾蹼缘、赤白肉际、趾甲角等。

【注释】

［1］枕外隆凸：以食指从项后正中向头部上推，推至感觉有骨性隆起处。

［2］斜方肌：斜方肌在项部部分是在胸锁乳突肌后，项后正中线两侧隆起的肌肉。

［3］第七颈椎棘突：低头，可见颈背交界处有一高凸的椎骨棘突，并能随颈部左右摆动而转动者。

［4］肩胛冈内端：肩胛冈为肩胛骨在背部由外上向内下斜行的向后隆起最高的部分，其近背正中线的一端为内侧端，与第三胸椎棘突相平。

[5] 肩胛骨下角：肩胛骨最下方触及的骨性标志，与第七胸椎棘突相平。

[6] 髂嵴高点：腰部可触及的髂骨最高的部位，与第四腰椎棘突相平。

[7] 髂后上棘：在髂嵴后下方处可触及一突起的圆形小骨。

[8] 臀横纹：大腿后，臀部与大腿间形成的横纹。

[9] 股二头肌肌腱：在腘窝部外侧可触及的肌腱。

[10] 腓肠肌肌腹：在小腿后部，两肌腹在小腿上部形成膨隆的小腿肚。

[11] 跟腱：在小腿后下部，腓肠肌下部粗壮的肌腱止于跟骨部。

2. 体表骨度分寸 前发际至后发际为12寸；前额两发角之间为9寸；耳后两完骨（乳突）之间为9寸；大椎以下至尾骶为21椎；肩胛骨内缘至后正中线为3寸；臀横纹至膝中为14寸；膝中至外踝尖为16寸；外踝尖至足底为3寸。

（二）经络画线方法

实训对象体位和姿势：先取仰卧位或正坐位，后取俯卧位，脱去上衣及外裤，露出头面、背部及下肢。

1. 内行线

（1）从头部颠顶（百会）进入头内络脑，另从头部颠顶分出，沿头侧部下行，止于耳上方。

（2）从第二腰椎棘突下，后正中线旁开1.5寸处（肾俞），进入脊旁筋肉，横行到肾脏，下行至下腹到膀胱。

2. 外行线

（1）实训对象正坐或仰卧闭目。实训者先找到眼内角，再触摸其内上方0.1寸处，眶内侧壁凹陷中即为睛明穴，此处为足太阳膀胱经外行线的起始点。

（2）实训对象先取正坐位或仰卧位、闭目，后取俯卧位。实训者开始画线，从睛明移行至眉头边缘，可触及一凹陷，即额切迹处（攒竹）。再直上额部，入发际（眉冲），旁开1.5寸（曲差）。从此点开始，沿着头部正中线与前发际额部曲角连线的内1/3与外2/3交点处，向头顶和枕部移行至两耳尖连线稍后处（络却），再稍斜向内下方至枕外隆凸上缘（玉枕），沿颈后区斜方肌外缘凹陷（天柱）下行，分成两支。

（3）实训对象取俯卧位。其一，从天柱向下移行到第七颈椎棘突下（大椎）；第一胸椎棘突下（陶道），横行向外1.5寸（大杼），然后沿着脊柱两侧、肩胛骨内缘与后正中线连线的中点下行，至腰骶部（大杼至白环俞），稍折向内上方，再沿骶正中嵴旁下行，经过骶后孔（上髎、次髎、中髎、下髎），移行至臀沟的中点（承扶），沿大腿后侧股二头肌与半腱肌之间下行，至腘横纹股二头肌腱的内侧缘（委阳），向内横行到腘横纹中点（委中）。其二，从天柱向外下移行至肩胛骨内缘，平第二胸椎棘突下（附分），沿着脊柱两侧、肩胛骨内缘下行，经过腰骶至骶管裂孔旁（秩边），沿大腿外侧后边下行，会合于腘窝中（委中），沿小腿后侧、经过腓肠肌部，至腓肠肌两肌腹与肌腱交角处（承山），再稍斜向外下到腓肠肌外下缘（飞扬），沿小腿外侧后边下行至外踝尖与跟腱之间的凹陷中（昆仑），直下跟骨外侧（仆参），至外踝下方凹陷中（申脉），沿第五跖骨外侧至第五跖趾关节的近端（束骨），移行至小趾外侧趾甲根部，此处为足太阳膀胱经外行线的终止点。

（三）腧穴定取方法

1. 常规取穴方法　实训对象正坐或仰卧闭目。实训者先找到眼内角，再触摸其内上方 0.1 寸处，在眶内侧壁凹陷中取**睛明**（图2-70）；从睛明移行至眉头边缘，可触及一凹陷，即额切迹处取**攒竹**（图2-71）；额切迹处直上入发际0.5寸取**眉冲**（图2-72）；从头部正中线与前发际额部曲角连线的内1/3与外2/3交点处，画一平行头部正中线的头侧线，在头侧线上，平前发际正中直上0.5寸处取**曲差**（图2-73）；平前发际正中直上1寸处取**五处**（图2-74）；平前发际与后发际连线前1/6与后5/6的交点向后0.5寸处取**承光**（图2-75）；平前发际与后发际连线前1/3与后2/3的交点处取**通天**（图2-75）；平前发际与后发际连线中点向前0.5寸处取**络却**（图2-75）。

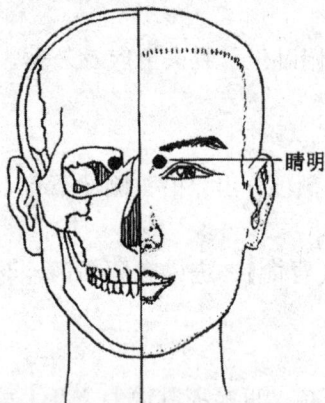

图2-70　足太阳膀胱经穴（一）

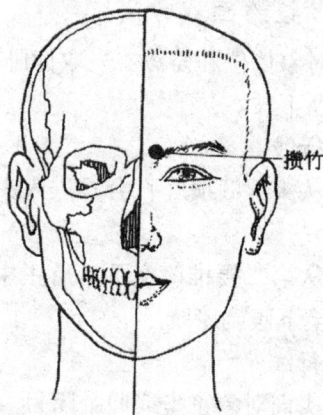

图2-71　足太阳膀胱经穴（二）

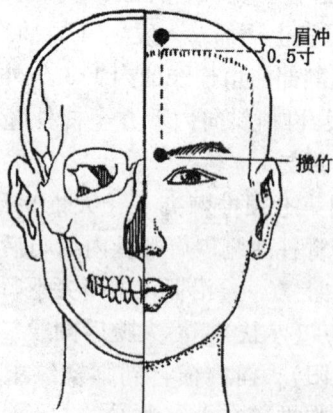

图2-72　足太阳膀胱经穴（三）

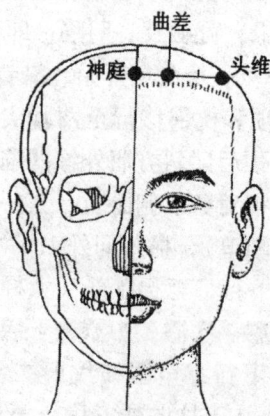

图2-73　足太阳膀胱经穴（四）

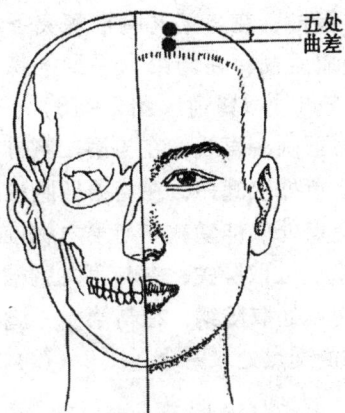

图 2-74 足太阳膀胱经穴 (五)

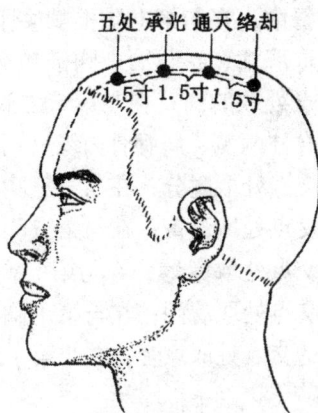

图 2-75 足太阳膀胱经穴 (六)

实训对象正坐、头稍向前倾斜或俯卧，四肢自然伸直。在头部，横平枕外隆凸上缘，斜方肌外侧缘直上，后发际正中旁开 1.3 寸处取**玉枕**（图 2-76）；触摸第二颈椎棘突上际，横平斜方肌外缘凹陷处取**天柱**（图 2-77）。

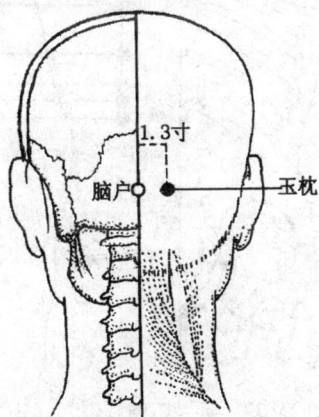

图 2-76 足太阳膀胱经穴 (七)

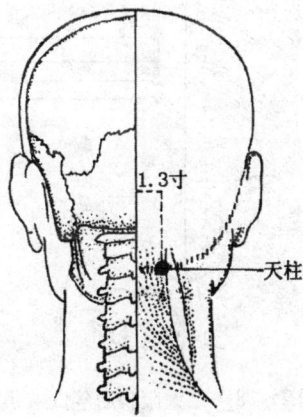

图 2-77 足太阳膀胱经穴 (八)

先找准胸椎棘突，按于颈后隆起最高且能随头旋转而转动的棘突（第七颈椎棘突），以此摸至第一至六胸椎棘突；或实训对象正坐，两手下垂或俯卧，四肢自然伸直，在两肩胛骨上角连线与后正中线的交点处，即为第二胸椎棘突；在两肩胛冈内侧端连线与后正中线的交点处，即为第三胸椎棘突；在两肩胛骨下角的水平线与后正中线的交点处，即为第七胸椎棘突；在横平两肩胛骨下角与两髂嵴最高点连线的中点处，即为第十二胸椎棘突。依此上下摸至第八至十一胸椎棘突。

沿着脊柱两侧，肩胛骨内缘与后正中线连线的中点（后正中线旁开 1.5 寸）向下画一直线，在与第一胸椎棘突下水平线的交点处取**大杼**；在与第二胸椎棘突下水平线的交点处取**风门**；在与第三胸椎棘突下水平线的交点处取**肺俞**；在与第四胸椎棘突下水平线的交点处取**厥阴俞**；在与第五胸椎棘突下水平线的交点处取**心俞**；在与第六胸椎棘突下水平线的交点处取**督俞**；在与第七胸椎棘突下水平线的交点处取**膈俞**；在与第九胸椎棘突下水平线的交点处取**肝俞**；在与第十胸椎棘突下水平线的交点处取**胆俞**；在与第十一胸椎棘突下水平线的交点处取**脾俞**；在与第十二胸椎棘突下水平线的交点处取**胃俞**（图2-78）。

　　沿着脊柱两侧、肩胛骨内缘（后正中线旁开3寸）向下画一直线，在与第二胸椎棘突下水平线的交点处取**附分**；在与第三胸椎棘突下水平线的交点处取**魄户**；在与第四胸椎棘突下水平线的交点处取**膏肓**；在与第五胸椎棘突下水平线的交点处取**神堂**；在与第六胸椎棘突下水平线的交点处取**谚语**；在与第七胸椎棘突下水平线的交点处取**膈关**；在与第九胸椎棘突下水平线的交点处取**魂门**；在与第十胸椎棘突下水平线的交点处取**阳纲**；在与第十一胸椎棘突下水平线的交点处取**意舍**；在与第十二胸椎棘突下水平线的交点处取**胃仓**（图2-79）。

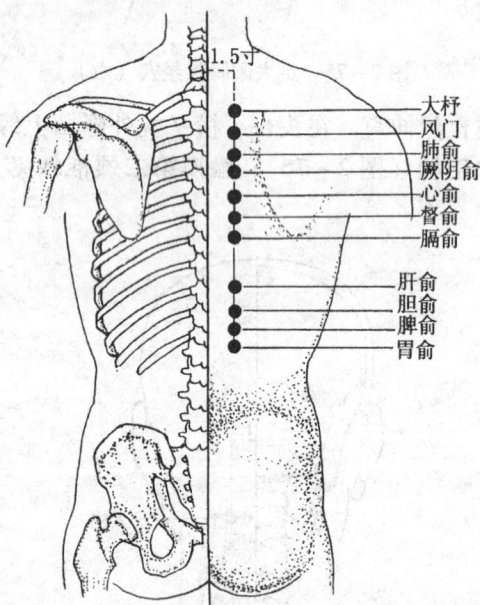

图2-78　足太阳膀胱经穴（九）

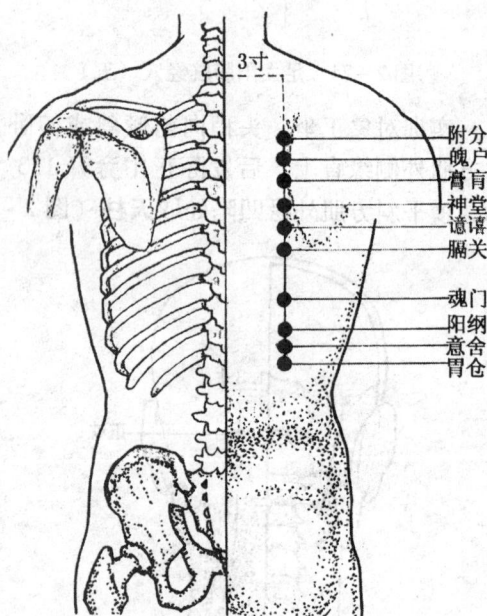

图2-79　足太阳膀胱经穴（十）

　　实训对象取俯卧位，四肢自然伸直。先找准腰骶椎棘突。横平两肩胛骨下角与两髂嵴最高点连线的中点，即为第十二胸椎棘突；两髂嵴最高点连线与后正中线的交点，即为第四腰椎棘突，依此上下摸至第一至五胸椎棘突。两髂后上棘连线与后正中线的交点，即为第二骶椎；骶管裂孔横平第四骶椎，依此上下摸至第一至四骶椎棘突。

　　沿着脊柱两侧，肩胛骨内缘与后正中线连线的中点（后正中线旁开1.5寸）向下画一直线，在与第一腰椎棘突下水平线的交点处取**三焦俞**；在与第二腰椎棘突下水平线的交点处取**肾俞**；在与第三腰椎棘突下水平线的交点处取**气海俞**；在与第四腰椎棘突下水平线的交点处取**大肠俞**；在与第五腰椎棘突下水平线的交点处取**关元俞**；在与第一骶后孔（第一骶椎）水平线的交点处取**小肠俞**；在与第二骶后孔（第二骶椎）水平线的交点处取**膀胱俞**；在与第三骶后孔（第三骶椎）水平线的交点处取**中膂俞**；在与第四骶后孔（第四骶椎）水平线的交点处取**白环俞**（图2-80~2-81）。

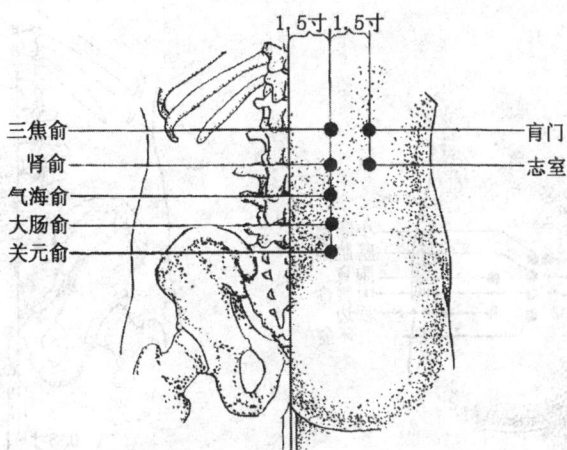

图 2-80 足太阳膀胱经穴（十一）

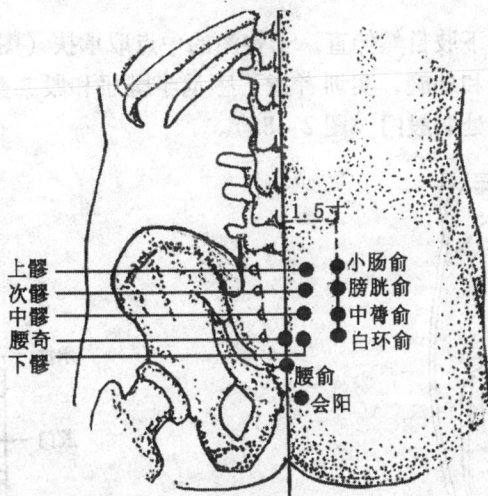

图 2-81 足太阳膀胱经穴（十二）

　　然后沿着脊柱两侧、肩胛骨内缘（后正中线旁开 3 寸）向下画一直线，在与第一腰椎棘突下水平线的交点处取**肓门**（图 2-80）；在与第二腰椎棘突下水平线的交点处取**志室**（图 2-80）；在与第二骶后孔（第二骶椎）水平线的交点处取**胞肓**；在与第四骶后孔（第四骶椎）水平线的交点或骶管裂孔旁开 3 寸处取**秩边**（图 2-82）。

　　先触摸髂嵴后端的突起即髂后上棘，移行至第二骶椎棘突连线的中点凹陷处取**次髎**（第二骶后孔）（图 2-82）；次髎向上触摸到的凹陷处取**上髎**（图 2-82）；次髎向下触摸到的第一个凹陷处取**中髎**（图 2-82）；次髎向下触摸到的第二个凹陷，横平骶管裂孔处取**下髎**（图 2-82）；摸至尾骨端，旁开 0.5 寸处取**会阳**（图 2-83）。

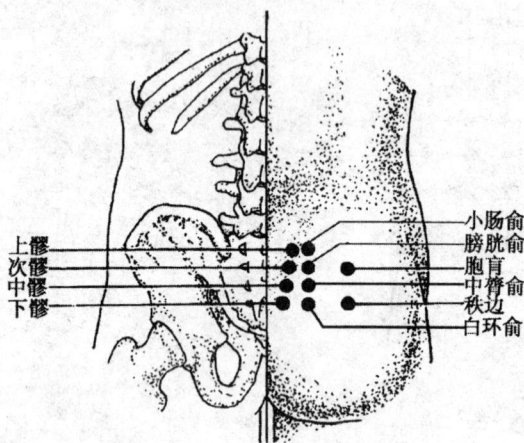

图2-82　足太阳膀胱经穴（十三）

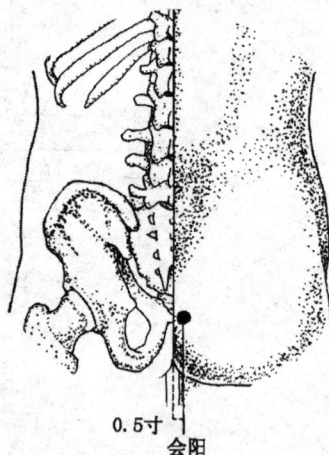

图2-83　足太阳膀胱经穴（十四）

实训对象取俯卧位，下肢自然伸直。于臀沟的中点取**承扶**（图2-84）。

实训对象大腿作内旋和外旋，实训者指下感觉半腱肌和股二头肌，于两肌间，臀沟至腘横纹连线的中点上1寸处取**殷门**（图2-85）。

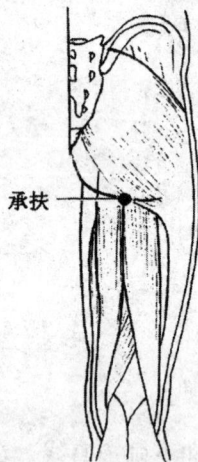

图2-84　足太阳膀胱经穴（十五）

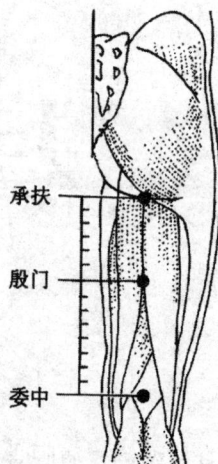

图2-85　足太阳膀胱经穴（十六）

实训对象微屈膝，在腘横纹外侧缘上可触及明显的一条肌腱，即股二头肌肌腱。在腘横纹上1寸，股二头肌肌腱的内侧缘取**浮郄**；在腘横纹线上，股二头肌肌腱内侧缘处取**委阳**；向内横行到腘横纹中点处取**委中**（图2-86）。

实训对象取俯卧位，下肢自然伸直。在腘横纹至外踝尖连线上1/8与下7/8交点，委中直下处取**合阳**；腓肠肌两肌腹之间，腘横纹至外踝尖连线上1/4与下3/4交点下1寸处取**承筋**（图2-87）。

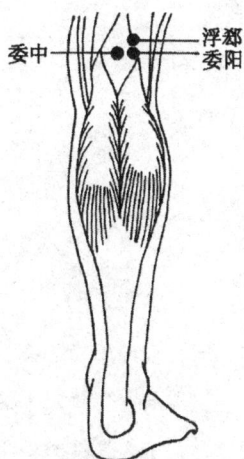

图 2 - 86 足太阳膀胱经穴（十七）

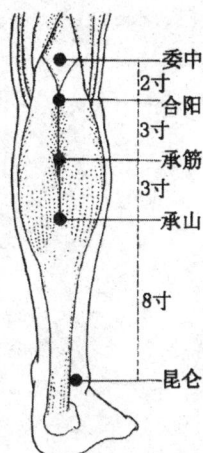

图 2 - 87 足太阳膀胱经穴（十八）

实训对象伸直小腿或足跟上提时，腓肠肌肌腹下出现的尖角凹陷中取**承山**（图 2 - 88）。

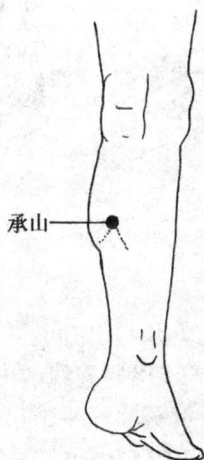

图 2 - 88 足太阳膀胱经穴（十九）

实训对象取俯卧位，下肢自然伸直。在腘横纹至外踝尖连线上中点下 1 寸，昆仑穴直上取**飞扬**；腘横纹至外踝尖连线上 3/4 与下 1/4 交点下 1 寸，腓骨与跟腱之间取**跗阳**；外踝尖与跟腱之间的凹陷中取**昆仑**（图 2 - 89）。昆仑穴直下，跟骨外侧，赤白肉际处取**仆参**；外踝尖直下，外踝下缘与跟骨之间凹陷中取**申脉**；足外侧，约当足跟与跖趾关节连线的中点处可触到明显隆起的第五跖骨粗隆，于第五跖骨粗隆后方，骰骨下缘凹陷中取**金门**（图 2 - 90）。足外侧，第五跖骨粗隆前下方，赤白肉际处取**京骨**；沿第五跖骨向小趾端移动可触及一骨突即第五跖骨头，此头后凹陷、赤白肉际处取**束骨**；第五跖趾关节的远端，赤白肉际处取**足通谷**；足小趾外侧趾甲根角侧后方（沿角平分线方向）0.1 寸处取**至阴**（图2－91）。

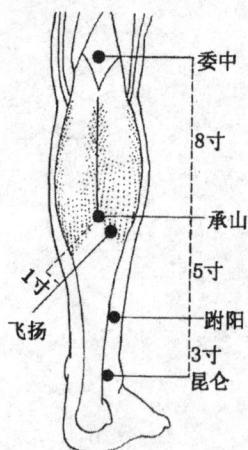

图 2 - 89　足太阳膀胱经穴（二十）

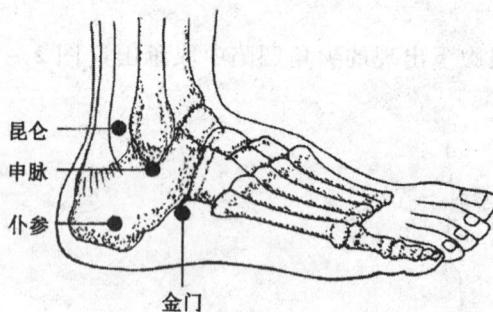

图 2 - 90　足太阳膀胱经穴（二十一）

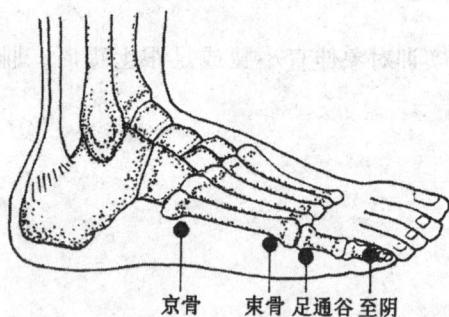

图 2 - 91　足太阳膀胱经穴（二十二）

2. 其他取穴方法

（1）眉冲　神庭（GV24）与曲差（BL4）中间。

（2）曲差　神庭（GV24）与头维（ST8）连线的内 1/3 与外 2/3 交点处。

（3）五处　曲差（BL4）直上 0.5 寸处，横平上星（GV23）。

（4）通天　承光（BL6）与络却（BL8）中点。

（5）络却　百会（GV20）后 0.5 寸，旁开 1.5 寸。

（6）风门　直立，两手下垂时，两肩胛骨上角连线与后正中线的交点处为第二胸椎，摸至棘突下，后正中线旁开 1.5 寸。

（7）肺俞　直立，两手下垂时，两肩胛冈内侧端连线与后正中线的交点处为第三胸椎，摸至棘突下，后正中线旁开 1.5 寸。

（8）胃俞　直立，两手下垂时，横平两肩胛骨下角与两髂嵴最高点连线的中点处为第十二胸椎，摸至棘突下，后正中线旁开 1.5 寸。

（9）白环俞　骶管裂孔旁开 1.5 寸或臀裂正上方的小凹陷旁开 1.5 寸。

（10）次髎　髂后上棘与第二骶椎棘突连线的中点凹陷处，即第二骶后孔。

（11）会阳　俯卧或跪伏位，按取尾骨下端旁软陷处。

（12）秩边 臀裂正上方的小凹陷即臀纵纹头旁开3寸。

（13）委中 腘横纹中点，当股二头肌肌腱与半腱肌肌腱的中间。

（14）合阳 在委中（BL40）与承山（BL57）的连线上，委中直下2寸。

（15）承筋 在合阳（BL55）与承山（BL57）连线的中点。

（16）飞扬 承山（BL57）外侧斜下方1寸处。

（17）昆仑 在外踝高点与跟腱之间做一水平连线，连线的中点处。

（18）申脉 外踝直下方凹陷中，与照海（KI6）内外相对。

（19）至阴 沿足小趾爪甲外侧画一直线与爪甲基底缘水平线交点处取穴。

三、常见的错误取穴现象

1. 攒竹

错误取穴方法 由于额切迹和眶上切迹都位于眉头，故易出现切迹的选择错位，常在眶上切迹处定穴。

正确取穴方法 于眶上缘的内侧缘，沿内眦内上方直上至眉头边缘可触及一凹陷处取穴（而眶上切迹位于眶上缘的内、中1/3相交处，在额切迹的外边）。

2. 膈俞

错误取穴方法 由于有些人两肩胛骨下角的连线平第八胸椎棘突，故易出现胸椎棘突的选择错位。

正确取穴方法 先找准两肩胛骨下角，其连线平第七胸椎棘突；然后从两肩胛冈内侧端连线，触找第三胸椎棘突，顺按至第七胸椎棘突进行确认，以防错位。

3. 天柱

错误取穴方法 由于斜方肌外缘凹陷或旁开1.3寸不易找准，故易出现定穴错位。

正确取穴方法 横平第二颈椎棘突上际，紧贴斜方肌起始部外缘凹陷中取穴。

4. 申脉

错误取穴方法 由于外踝尖直下外踝下缘有多处凹陷，故易出现选择错位。

正确取穴方法 紧靠外踝下方凹陷（首先触摸到者），即外踝下缘与跟骨之间凹陷中。

5. 至阴

错误取穴方法 易取在足小趾爪甲外侧缘的内侧或后方。

正确取穴方法 于足小趾爪甲外侧缘和基底部各做一直线，两线相交处取穴。

第八节　足少阴肾经

一、基本知识

（一）经脉概要（图2-92）

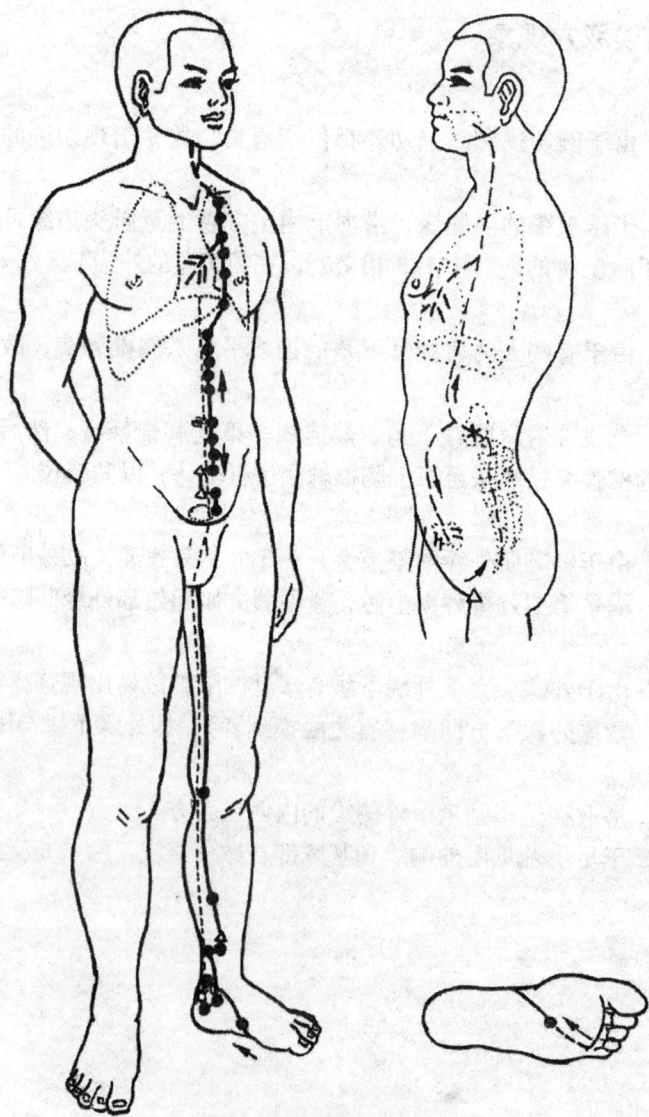

图2-92　足少阴经脉循行示意图

● 循行走向：从足走胸
● 基本构成：由1条主脉和1条支脉构成
　◎ 主脉：起始于足小趾，上向小腿内，上大腿内后侧，从脊柱入肾，上通过肝、膈，终止于胸中
　◎ 支脉：从腕后别出，沿食指内侧终止于食指末端，接手阳明大肠经
● 体表循行：从肺出来，络于心，流注于胸中，接手厥阴心包经
● 经脉联系的脏腑、组织、器官：肾，膀胱，肝，肺，心，膈，喉咙，舌

（二）腧穴概要

● 经穴总数：27个
● 起始穴：涌泉
● 终止穴：俞府
● 五输穴：
　◎ 井穴：涌泉
　◎ 荥穴：然谷
　◎ 输穴：太溪
　◎ 经穴：复溜
　◎ 合穴：阴谷
● 原穴
　◎ 太溪

● 络穴
　◎ 大钟
● 郄穴
　◎ 水泉
● 八脉交会穴
　◎ 照海，通于阴跷脉
● 背俞穴
　◎ 无背俞穴
● 募穴
　◎ 京门（属胆经）

本经重点穴
涌泉、然谷、太溪、大钟、照海、复溜、阴谷、肓俞

（三）主治概要

足少阴肾经穴主要用于治疗妇科病，前阴病，肺、肾、咽喉病及经脉循行部位的其他病证。

穴名	部位	主治特点
涌泉	足底部	颠顶痛，眩晕，癫狂，便秘，咽喉肿痛，足心热
然谷	足部	月经不调，消渴，咽喉肿痛
太溪	足部	月经不调，遗精，消渴，腰痛，内踝扭伤
大钟	足部	癃闭，便秘，咳血，痴呆，足跟痛
照海	足部	痫证，痛经，带下，咽喉干痛
复溜	小腿部	热病无汗或汗出不止，水肿，下肢痿痹
阴谷	腘窝部	阳痿，癫狂，膝股痛
肓俞	腹部	腹痛，腹胀，呕吐，泄泻，便秘，疝气，腰脊痛

（四）腧穴定位

中文	拼音	国际代码	定 位
涌泉	Yǒngquán	KI1	在足底部，卷足时足前部凹陷处，约当足底二、三趾趾缝纹头端与足跟连线的前1/3与后2/3交点上
然谷	Rángǔ	KI2	在足内侧缘，足舟骨粗隆下方，赤白肉际处
太溪	Tàixī	KI3	在足内侧，内踝后方，当内踝尖与跟腱之间的凹陷处
大钟	Dàzhōng	KI4	在足内侧，内踝后下方，当跟腱附着部的内侧前方凹陷处
水泉	Shuǐquán	KI5	在足内侧，内踝后下方，当太溪穴直下1寸，跟骨结节的内侧凹陷处
照海	Zhàohǎi	KI6	在足内侧，内踝尖下方凹陷处
复溜	Fùliū	KI7	在小腿内侧，太溪直上2寸，跟腱的前方
交信	Jiāoxìn	KI8	在小腿内侧，当太溪直上2寸，复溜前0.5寸，胫骨内侧缘的后方
筑宾	Zhùbīn	KI9	在小腿内侧，当太溪与阴谷的连线上，太溪上5寸，腓肠肌肌腹的内下方
阴谷	Yīngǔ	KI10	在腘窝内侧，屈膝时，当半腱肌肌腱与半膜肌肌腱之间
横骨	Hénggǔ	KI11	在下腹部，当脐中下5寸，前正中线旁开0.5寸
大赫	Dàhè	KI12	在下腹部，当脐中下4寸，前正中线旁开0.5寸
气穴	Qìxuè	KI13	在下腹部，当脐中下3寸，前正中线旁开0.5寸
四满	Sìmǎn	KI14	仰卧，在下腹部，当脐中下2寸，前正中线旁开0.5寸
中注	Zhōngzhù	KI15	在下腹部，当脐中下1寸，前正中线旁开0.5寸
肓俞	Huāngshū	KI16	仰卧，在中腹部，当脐中旁开0.5寸
商曲	Shāngqū	KI17	在上腹部，当脐中上2寸，前正中线旁开0.5寸
石关	Shíguān	KI18	在上腹部，当脐中上3寸，前正中线旁开0.5寸
阴都	Yīndū	KI19	在上腹部，当脐中上4寸，前正中线旁开0.5寸
腹通谷	Fùtōnggǔ	KI20	在上腹部，当脐中上5寸，前正中线旁开0.5寸
幽门	Yōumén	KI21	在上腹部，当脐中上6寸，前正中线旁开0.5寸
步廊	Bùláng	KI22	在胸部，当第五肋间隙，前正中线旁开2寸
神封	Shénfēng	KI23	在胸部，当第四肋间隙，前正中线旁开2寸
灵墟	Língxū	KI24	在胸部，当第三肋间隙，前正中线旁开2寸
神藏	Shéncáng	KI25	在胸部，当第二肋间隙，前正中线旁开2寸
彧中	Yùzhōng	KI26	在胸部，当第一肋间隙，前正中线旁开2寸
俞府	Shūfǔ	KI27	在胸部，当锁骨下缘，前正中线旁开2寸

二、基本技能

（一）应掌握的解剖标志与骨度分寸

1. 体表解剖标志

（1）足部　足心凹陷、舟骨粗隆。

（2）内踝部　内踝尖。

（3）小腿部　跟腱、胫骨内侧面后缘。

（4）腘窝部　半腱肌肌腱、腘横纹。

（5）腹部　脐、前正中线。

（6）胸部　前正中线、锁骨、肋间隙。

【注释】

[1] 足心凹陷：在足底2、3趾缝纹端与足跟连线的前1/3与后2/3交点处。

[2] 舟骨粗隆：内踝前下方的骨性隆起处。

[3] 半腱肌肌腱：在腘窝部内侧可触及两肌腱，较表浅感觉明显的是半腱肌肌腱。

2. 体表骨度分寸　胫骨内侧髁下方至内踝尖为13寸；脐中至耻骨联合上缘为5寸；胸剑联合中点至脐中为8寸；两乳头之间为8寸。

（二）经络画线方法

实训对象体位和姿势：直立或平躺位，脱去上衣和外裤，露出胸腹部和下肢部。

1. 外行线

（1）实训对象平躺。实训者先从足少阴经起始点——卷足时足前部凹陷处，约当足底2、3趾缝纹头端与足跟连线的前1/3与后2/3交点处（涌泉）开始画线，沿足内侧缘、足舟骨粗隆下方、赤白肉际处（然谷），经过内踝后方，当内踝尖与跟腱之间的凹陷处（太溪），到内踝后下方，当跟腱附着部的内侧前方凹陷处（大钟），再到内踝尖下方凹陷处（照海），然后沿小腿内侧，太溪直上2寸，跟腱的前方（复溜）上行。

（2）屈膝，腘窝内侧，当半腱肌肌腱与半膜肌肌腱之间（阴谷），中腹部，当脐中旁开0.5寸（肓俞）。

2. 内行线

（1）从肾向上，通过肝、膈，进入肺中，沿着喉咙，夹舌根旁。

（2）支脉：从肺出来，络于心，流注于胸中，接手厥阴心包经。

（三）腧穴定取方法

1. 常规取穴方法　实训对象平躺，在足底部，卷足时足前部凹陷处，足底2、3趾缝纹头端与足跟连线的前1/3与后2/3交点上取**涌泉**（图2－93）。足舟骨粗隆下方，赤白肉际取**然谷**（图2－94）。内踝尖与跟腱之间的凹陷处取**太溪**；跟腱附着部的内侧前方凹陷处取**大钟**；太溪穴直下1寸取**水泉**；内踝尖下方凹陷取**照海**（图2－95）。太溪直上2寸，跟腱的前方取**复溜**；太溪直上2寸，复溜前0.5寸，胫骨内侧缘的后方取**交信**（图2－96）。

实训对象屈膝，在半腱肌肌腱与半膜肌肌腱之间取**阴谷**（图2－97）。

实训对象平躺，在太溪与阴谷的连线上，太溪上5寸取**筑宾**（图2－96）。

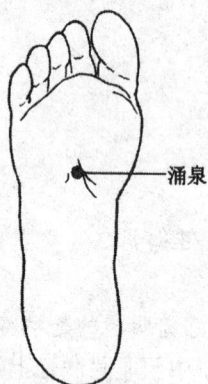

图 2-93　足少阴肾经穴（一）

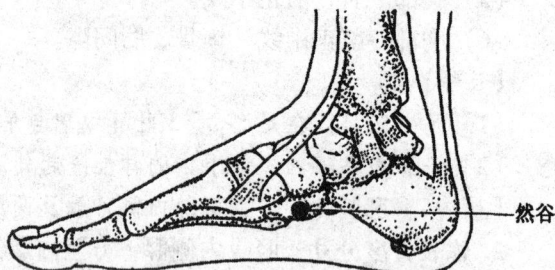

然谷

图 2-94　足少阴肾经穴（二）

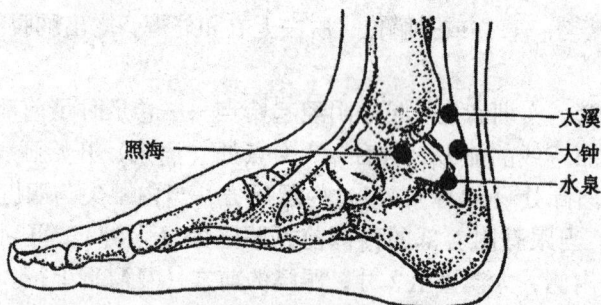

照海

太溪
大钟
水泉

图 2-95　足少阴肾经穴（三）

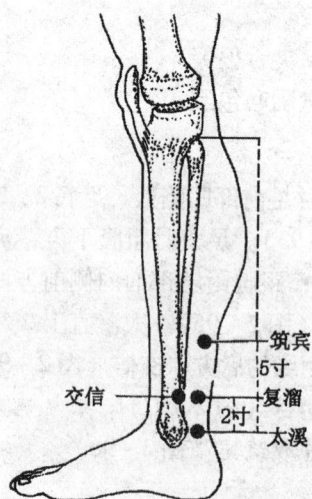

筑宾
5寸
交信　　复溜
2寸
太溪

图 2-96　足少阴肾经穴（四）

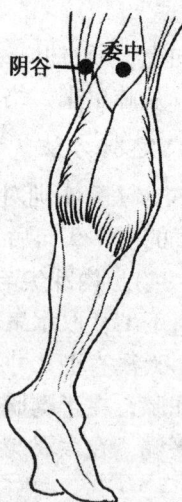

阴谷　委中

图 2-97　足少阴肾经穴（五）

　　实训对象平躺或直立，在耻骨联合上缘，前正中线旁开 0.5 寸处取**横骨**；直上 1 寸取**大赫**；直上 2 寸取**气穴**；直上 3 寸取**四满**；直上 4 寸取**中注**；脐旁开 0.5 寸取**肓俞**

（图 2 - 98）。肓俞直上 2 寸取**商曲**；直上 3 寸取**石关**；直上 4 寸取**阴都**；直上 5 寸取**腹通谷**；直上 6 寸取**幽门**（图 2 - 99）。前正中线旁开 2 寸，第五肋间隙取**步廊**；第四肋间隙取**神封**；第三肋间隙取**灵墟**；第二肋间隙取**神藏**；第一肋间隙取**彧中**；锁骨下缘取**俞府**（图 2 - 100）。

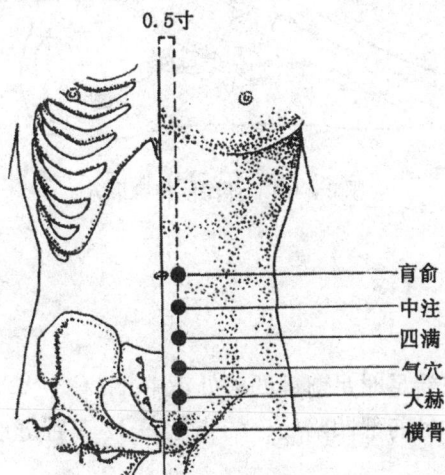

图 2 - 98　足少阴肾经穴（六）

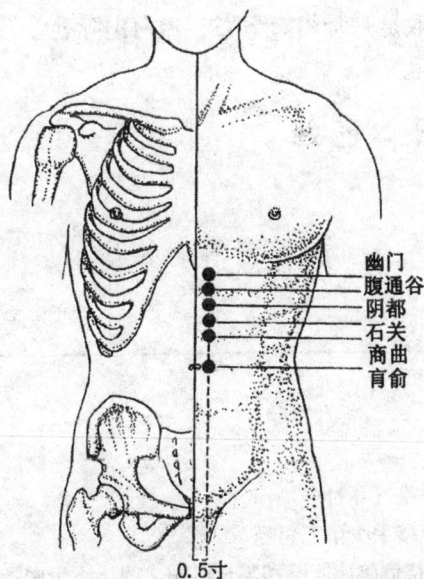

图 2 - 99　足少阴肾经穴（七）

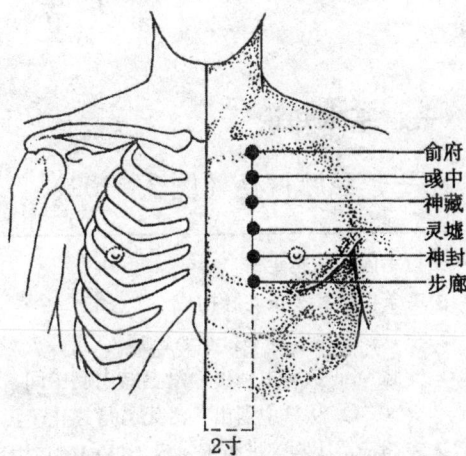

图 2 - 100　足少阴肾经穴（八）

2. 其他取穴方法

照海　由内踝高点向下推至内踝下缘凹陷处（图 2 - 101）。

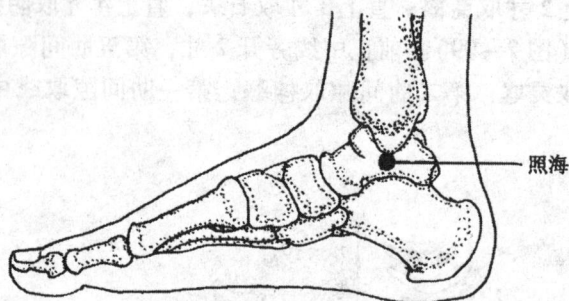

图2-101　照海的特殊取穴

三、常见的错误取穴现象

1. 涌泉

错误取穴方法　易取在卷足时足前部凹陷处正中。

正确取穴方法　卷足时足前部凹陷处，约当足底2、3趾缝纹头端与足跟连线的前1/3与后2/3交点上。

2. 然谷

错误取穴方法　易取在内侧楔骨前下方。

正确取穴方法　找准足舟骨和舟骨粗隆定位，取足舟骨粗隆下方，赤白肉际处。

第九节　手厥阴心包经

一、基本知识

（一）经脉概要（图2-102）

- 循行走向：从胸走手
- 由1条主脉和2条支脉构成
  - 主脉：起始于胸中，止于三焦
  - 支脉：①从胸中别出，沿上肢内侧中间，止于中指末端（中冲）
    ②从掌中别出，沿无名指终止于无名指末端，接手少阳三焦经
- 体表循行：从胸部抵腋下，沿上肢内侧正中下行，行于桡侧腕屈肌腱和掌长肌腱之间，止于中指端。支脉从掌中至无名指尺侧端
- 经脉联系的脏腑、组织、器官：心包，三焦

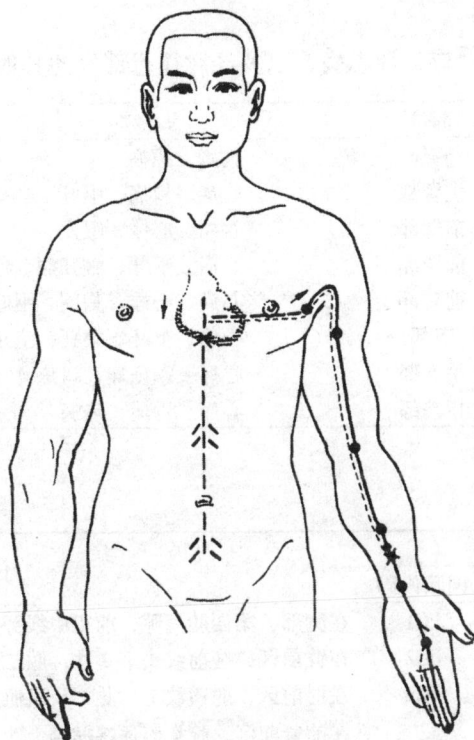

图 2－102　手厥阴经脉循行示意图

（二）腧穴概要

- 经穴总数：9 个
- 起始穴：天池
- 终止穴：中冲
- 五输穴：
  - 井穴：中冲
  - 荥穴：劳宫
  - 输穴：大陵
  - 经穴：间使
  - 合穴：曲泽
- 原穴
  - 大陵

- 络穴
  - 内关
- 郄穴
  - 郄门
- 八脉交会穴
  - 内关，通于阴维脉
- 八会穴
  - 膻中（气会）
- 背俞穴
  - 厥阴俞
- 募穴
  - 膻中（属任脉）

本经重点穴

天池、曲泽、郄门、间使、内关、大陵、劳宫、中冲

（三）主治概要

本经腧穴主治心、胸、胃、神志病，以及经脉循行部位的其他病证。

穴名	部位	主治特点
天池	胸部	胸闷、瘰疬
曲泽	上臂部	心痛、胃痛、呕吐、热病
郄门	前臂部	心痛、心悸、呕血
间使	前臂部	心痛、呕吐、癫狂痫、疟疾
内关	前臂部	心痛、心悸、胸闷、呕吐、癫痫、热病
大陵	腕部	心痛、呕吐、癫狂、疮疡
劳宫	手掌部	心痛、癫狂痫、口疮
中冲	指端部	心痛、昏迷、热病

（四）腧穴定位

标准化穴名			定　位
中文	拼音	国际代码	
天池	Tiānchí	PC1	在胸部，第四肋间隙，前正中线旁开5寸
天泉	Tiānquán	PC2	在臂前区，腋前纹头下2寸，肱二头肌的长、短头之间
曲泽	Qūzé	PC3	在肘前区，肘横纹上，肱二头肌肌腱的尺侧缘凹陷中
郄门	Xìmén	PC4	在前臂前区，腕掌侧远端横纹上5寸，掌长肌腱与桡侧腕屈肌腱之间
间使	Jiānshǐ	PC5	在前臂前区，腕掌侧远端横纹上3寸，掌长肌腱与桡侧腕屈肌腱之间
内关	Nèiguān	PC6	在前臂前区，腕掌侧远端横纹上2寸，掌长肌腱与桡侧腕屈肌腱之间
大陵	Dàlíng	PC7	在腕前区，腕掌侧远端横纹中，掌长肌腱与桡侧腕屈肌腱之间
劳宫	Láogōng	PC8	在掌区，横平第三掌指关节近端，第二、三掌骨之间偏于第三掌骨
中冲	Zhōngchōng	PC9	在手指，中指末端最高点

二、基本技能

（一）应掌握的解剖标志与骨度分寸

1. 体表解剖标志

（1）胸部　乳头、第四肋间隙等。

（2）上臂部　腋前纹头、肱二头肌、肱二头肌肌腱、肘横纹等。

（3）前臂部　掌长肌腱、桡侧腕屈肌腱、腕掌横纹等。

（4）手部　第二、三掌骨，中指端等。

【注释】

［1］掌长肌腱：起自肱骨内上髁，向下以长腱止于掌腱膜。

［2］桡侧腕屈肌腱：起自肱骨内上髁，止于第二掌骨底前面。

2. 体表骨度分寸 腋前纹头至肘横纹为9寸；肘横纹至腕横纹为12寸。

（二）经络画线方法

实训对象体位和姿势：正坐位，脱去上衣，露出胸部及上肢。先两手叉腰，后上肢向前伸并仰掌，肘部微屈曲。

1. 内行线 从胸中开始，浅出属于心包，向上至胸上部和胸外上方，向下穿过膈肌到上腹和下腹，从胸至腹，联络上、中、下三焦。

2. 外行线

（1）实训者先定出第四肋间隙（胸骨角水平平行处肋骨或锁骨下可触及的肋骨为第二肋，向下可摸至第四肋间隙；男性乳头水平处，即第四肋间隙），前正中线旁开5寸，即乳头旁开1寸平齐处（天池）为手厥阴心包经外行线的起始点。

（2）右上肢向前伸并仰掌，肘部微屈曲。实训者左手托起实训对象的右手开始画线，从天池移行到上臂前区，腋前纹头下，肱二头肌的长、短头之间（天泉）。再沿上臂肱二头肌上部到肘部肱二头肌肌腱尺侧缘（曲泽）。沿着前臂内侧、掌长肌腱与桡侧腕屈肌腱之间，到腕掌侧远端横纹中（大陵）。行至掌中，第二、三掌骨之间偏于第三掌骨，横平第三掌指关节近端处（劳宫）。沿着手中指掌面至中指末端最高点（中冲），此处为手厥阴心包经外行线的终止点。

（3）支脉：从掌中（劳宫）分出，沿着无名指内侧缘至无名指指甲根部，与手少阳三焦经相接。

（三）腧穴定取方法

1. 常规取穴方法 实训者先找到胸骨角水平平行处肋骨或锁骨下可触及的肋骨即第二肋，向下摸至第四肋间隙；或男性乳头水平处，摸至第四肋间隙，前正中线旁开5寸，即乳头旁开1寸平齐处取**天池**（图2－103）。

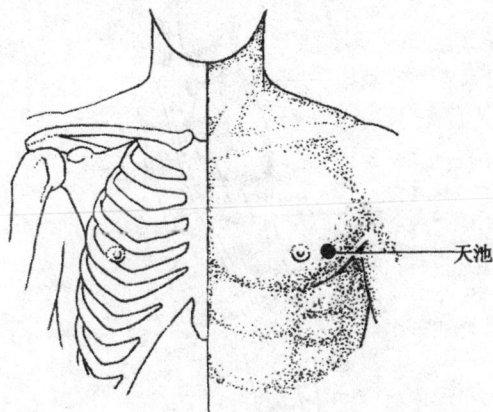

图2－103 手厥阴心包经穴（一）

　　实训对象仰掌，肘部微弯曲。于肘横纹至腋前纹头连线的上 1/3 与下 2/3 交点向上 1 寸，肱二头肌的长、短头之间，即于锁骨下窝外锁骨下方 1 横指外侧处取**天泉**（图 2 - 104）。

　　实训对象仰掌，肘部微弯曲。肘横纹中点有一粗而硬的肌腱（肱二头肌肌腱），在其尺侧缘取**曲泽**（图 2 - 105）。

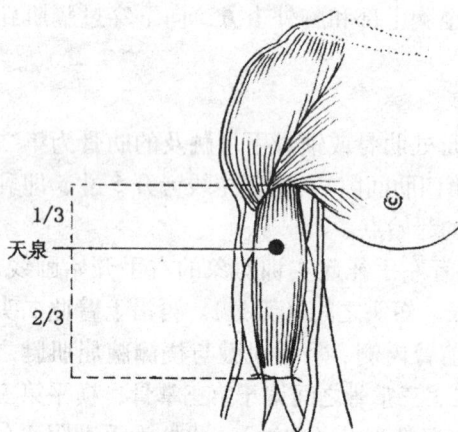

图 2 - 104　手厥阴心包经穴（二）　　　　　图 2 - 105　手厥阴心包经穴（三）

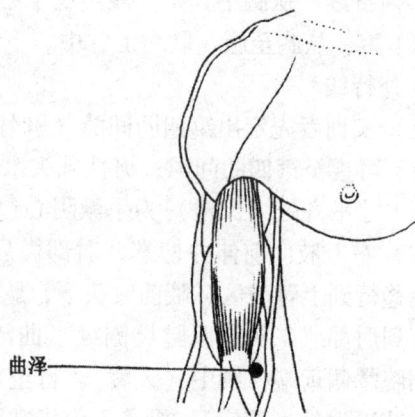

　　实训对象握拳，手外展，微屈腕时，可显现两肌腱，即掌长肌腱和桡侧腕屈肌腱。在掌长肌腱和桡侧腕屈肌腱之间，曲泽与腕掌侧远端横纹中点（大陵）连线的中点向下 1 寸处取**郄门**；在曲泽与腕掌侧远端横纹中点（大陵）连线的上 3/4 与下 1/4 交点处取**间使**；在曲泽与腕掌侧远端横纹中点（大陵）连线的上 5/6 与下 1/6 交点处取**内关**，与外关（TE5）相对（图 2 - 106）。在掌长肌腱和桡侧腕屈肌腱之间，腕掌侧远端横纹的中点处取**大陵**（图 2 - 106）。

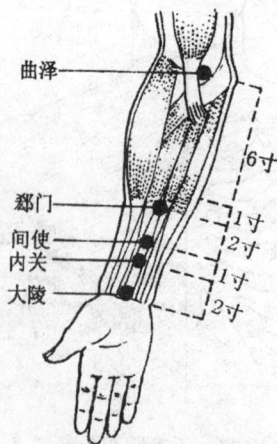

图 2 - 106　手厥阴心包经穴（四）

注：若两手的一侧或双侧摸不到掌长肌腱，则以桡侧腕屈肌腱尺侧定穴；若两手的一侧或双侧摸不到桡侧腕屈肌腱，则以掌长肌腱桡侧定穴。

实训对象握拳屈指时中指尖处，第三掌骨桡侧取**劳宫**（图2-107）。

实训对象半握拳，不屈指，中指末端最高点取**中冲**（图2-108）。

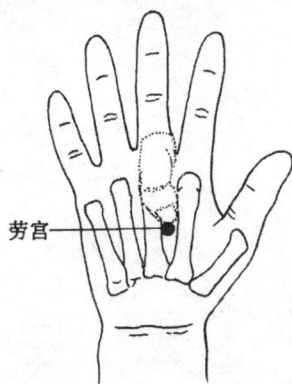

图2-107 手厥阴心包经穴（五）

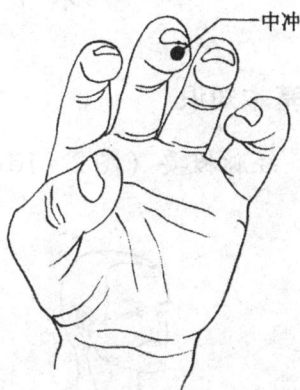

图2-108 手厥阴心包经穴（六）

2. 其他取穴方法

（1）曲泽 仰掌，屈肘45°，尺泽（LU5）尺侧肌腱旁。

（2）劳宫 半握拳，不屈指，摸至第三掌指关节近端，于第二、三掌骨之间偏于第三掌骨凹陷处。

三、常见的错误取穴现象

1. 郄门、间使、内关

错误取穴方法 由于手外展，微屈腕时，在前臂前区可显现1~3根（条）肌腱，分别是桡侧腕屈肌腱、掌长肌腱和指浅屈肌腱（位置稍深，靠近尺侧），故易出现肌腱的选择错位。

正确取穴方法 手外展，微屈腕时，显现两明显肌腱，即掌长肌腱和桡侧腕屈肌腱，沿掌长肌腱和桡侧腕屈肌腱之间取穴；若不明显，则以桡侧腕屈肌腱尺侧定穴，或以掌长肌腱桡侧定穴。

2. 大陵

错误取穴方法 由于掌侧腕横纹有多条，屈腕时，在腕掌侧出现2~3条横行的皮肤皱纹，分别称为近侧横纹、中间横纹（不恒定）和远侧横纹，故易出现腕横纹的选择错位。

正确取穴方法 应选择腕掌侧第一条横纹即腕掌侧远端横纹中，与豌豆骨上缘、桡骨茎突尖下连线相平的横纹。

3. 劳宫

错误取穴方法 在第二、三掌骨之中点取穴。

　　正确取穴方法　半握拳，不屈指。摸至第三掌指关节近端，于第二、三掌骨之间偏于第三掌骨凹陷处。

第十节　手少阳三焦经

一、基本知识

（一）经脉概要（图2－109）

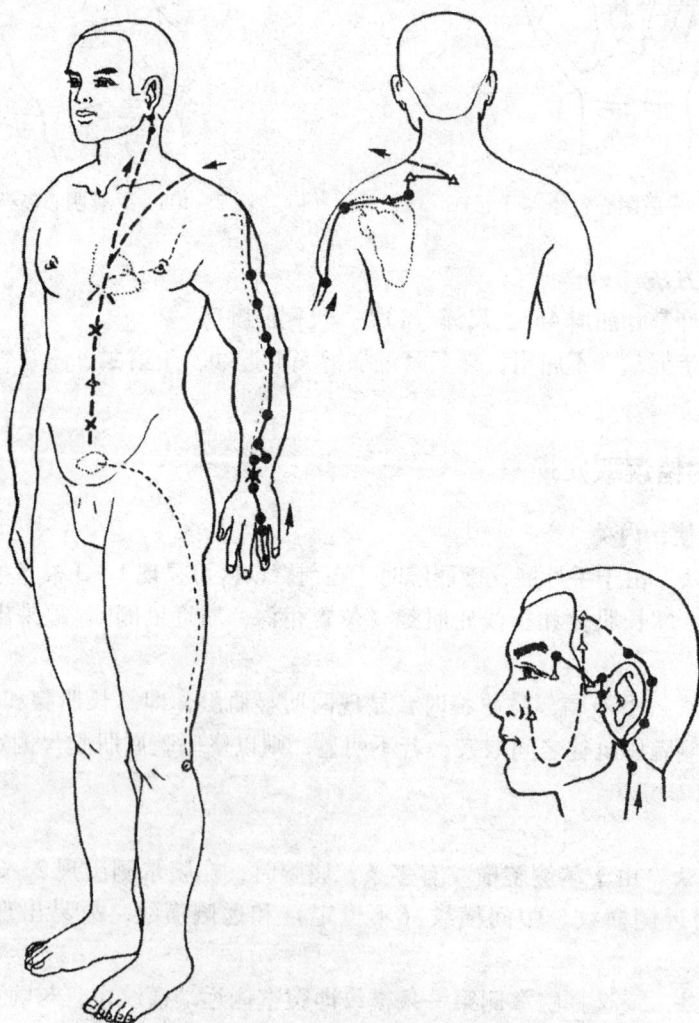

图2－109　手少阳经脉循行示意图

- 循行走向：从手走头
- 基本构成：由1条主脉和2条支脉构成
  - 主脉：起始于无名指末端（关冲），终止于三焦
  - 支脉：① 胸部支脉：从膻中上出缺盆，经项部、耳后直上，出耳上角，折行向下过面颊至眼眶下缘
    ② 耳部支脉：从耳后进入耳中，在耳前出来，经过颧弓上缘，至外眼角，接足少阳胆经
- 体表循行：起于无名指尺侧，循手背经手腕中部，沿上肢外侧尺、桡骨之间到肩部，经过缺盆，上行后项、耳后至外眼角
- 经脉联系的脏腑、组织、器官：三焦，心包，耳，眼

（二）腧穴概要

- 经穴总数：23个
- 起始穴：关冲
- 终止穴：丝竹空
- 五输穴：
  - 井穴：关冲
  - 荥穴：液门
  - 输穴：中渚
  - 经穴：支沟
  - 合穴：天井
- 原穴
  - 阳池
- 络穴
  - 外关
- 郄穴
  - 会宗
- 八脉交会穴
  - 外关，通于阳维脉
- 背俞穴
  - 三焦俞
- 募穴
  - 石门（属任脉）

本经重点穴
关冲、中渚、外关、支沟、肩髎、翳风、耳门、丝竹空

（三）主治概要

手太阳小肠经穴主要用于治疗头面五官病、神志病、热病、津液病、疮疡痈肿及经脉循行部位的其他病证。

穴名	部位	主治特点
关冲	手部	热病，昏厥，五官病
中渚	手部	五官病，热病，肘臂肩背痛，手指屈伸不利
外关	前臂部	上肢痿痹，头面五官病，胸胁痛
支沟	前臂部	热病，便秘，耳聋耳鸣
肩髎	肩背部	颈肩臂强痛
翳风	头面部	耳聋，耳鸣，聤耳，牙关紧闭
耳门	头面部	耳聋，耳鸣，聤耳
丝竹空	头面部	头痛，眼病，癫狂痫

（四）腧穴定位

标准化穴名			定　位
中文	拼音	国际代码	
关冲	Guānchōng	SJ1	在手环指末节尺侧，距指甲角0.1寸
液门	Yèmén	SJ2	在手背部，当第四、五掌骨间，指蹼缘后方赤白肉际处
中渚	Zhōngzhǔ	SJ3	在手背部，当环指本节（掌指关节）的后方，第四、五掌骨间凹陷处
阳池	Yángchí	SJ4	在腕背横纹中，当指伸肌腱的尺侧缘凹陷处
外关	Wàiguān	SJ5	在前臂背侧，当阳池与肘尖的连线上，腕背横纹上2寸，尺骨与桡骨之间
支沟	Zhīgōu	SJ6	在前臂背侧，当阳池与肘尖的连线上，腕背横纹上3寸，尺骨与桡骨之间
会宗	Huìzōng	SJ7	在前臂背侧，当腕背横纹上3寸，支沟尺侧，尺骨的桡侧缘
三阳络	Sānyángluò	SJ8	在前臂背侧，腕背横纹上4寸，尺骨与桡骨之间
四渎	Sìdú	SJ9	在前臂背侧，当阳池与肘尖的连线上，肘尖下5寸，尺骨与桡骨之间
天井	Tiānjǐng	SJ10	在臂外侧，屈肘时，当肘尖直上1寸处
清冷渊	Qīnglíngyuān	SJ11	在臂外侧，屈肘，当肘尖直上2寸，即天井上1寸
消泺	Xiāoluò	SJ12	在臂外侧，当清冷渊与臑会连线的中点处
臑会	Nàohuì	SJ13	在臂外侧，当肘尖与肩髎的连线上，肩髎下3寸，三角肌的后下缘
肩髎	Jiānliáo	SJ14	在肩部，肩髃后方，当臂外展时，于肩峰后下方呈现凹陷处
天髎	Tiānliáo	SJ15	在肩胛部，肩井与曲垣之间，当肩胛骨上角处
天牖	Tiānyǒu	SJ16	在颈侧部，当乳突的后方直下，平下颌角，胸锁乳突肌的后缘
翳风	Yìfēng	SJ17	在耳垂后方，当乳突与下颌角之间凹陷处
瘈脉	Chìmài	SJ18	在头部，耳后乳突中央，当角孙至翳风之间，沿耳轮连线的中、下1/3交点处
颅息	Lúxī	SJ19	在头部，当角孙至翳风之间，沿耳轮连线的上、中1/3交点处
角孙	Jiǎosūn	SJ20	在头部，折耳郭向前，当耳尖直上入发际处
耳门	Ěrmén	SJ21	在面部，当耳屏上切迹的前方，下颌骨髁状突后缘，张口有凹陷处
耳和髎	Ěrhéliáo	SJ22	在头侧部，当鬓发后缘，平耳郭根之前方，颞浅动脉的后缘
丝竹空	Sīzhúkōng	SJ23	在面部，当眉梢凹陷处

二、基本技能

（一）应掌握的解剖标志与骨度分寸

1. 体表解剖标志

（1）手部　指甲根角，第四、五掌指关节等。

（2）腕部　腕背横纹、指伸肌腱等。

（3）前臂部　腕背侧远端横纹、桡骨、尺骨等。

（4）上臂部　尺骨鹰嘴、肱骨内上髁、肱骨外上髁、三角肌等。

（5）肩部　肩峰、肱骨大结节、肩胛骨上角等。

（6）颈侧部　乳突、胸锁乳突肌、下颌角、下颌骨髁状突等。

（7）耳部　耳郭、耳根、耳尖、耳屏上切迹等。

（8）头侧部　鬓角发际后缘、颞浅动脉、眉梢等。

【注释】

[1] 腕背横纹：腕背屈，在腕背侧出现 2~3 条横行的皮肤皱纹，分别称为近侧横纹、中间横纹和远侧横纹。取穴时应以在腕关节上的腕背横纹为准。

[2] 指伸肌腱：起自肱骨外上髁，肌纤维向下分为 4 个腱，经伸肌支持带深面，分别止于第二至五指中节和远节指骨底。

[3] 桡骨：在前臂外侧部，分为一体两端，上端细小，下端粗大，上端有稍膨大的桡骨头。

[4] 尺骨：在前臂内侧部，分为一体两端，尺骨体呈三棱柱形，上端较为粗大，下端为尺骨头，尺骨头后内侧有向下的突起为尺骨茎突，常作为定取腧穴的骨性标志。

[5] 肱骨：在臂部，分为一体和两端，上端为半球形的肱骨头，中部外侧面有一粗糙呈 "V" 形的三角肌，下端当屈肘时可突出一高点为尺骨鹰嘴，外上侧和内上侧各有一个突起分别为肱骨外上髁和肱骨内上髁。

[6] 肩峰：肩关节部的最高点处。在肩胛冈的外侧端，向前外展时，在高耸的关节盂上方。

[7] 肱骨大结节：垂臂时所扪得之高骨。

[8] 肩胛骨：肩胛骨是一个三角形的扁骨，在背部外上方，介于第二至第七肋骨之间，其内侧缘上端称为肩胛骨上角，可作为体表标志。

[9] 下颌角：下颌体和下颌支会合处形成下颌角。

[10] 下颌骨髁状突：下颌体后端向上伸出的长方形骨板，其上缘有两个突起，后突称为髁状突。

[11] 胸锁乳突肌：斜列于颈部两侧，为颈部一对强有力的肌肉，起自胸骨柄前面和锁骨的胸骨端。

[12] 耳屏上切迹：耳屏与耳轮之间的凹陷处。

2. 体表骨度分寸　腋前、后纹头至肘横纹（平肘尖）为 9 寸；肘横纹（肘尖）至腕背横纹为 12 寸。

（二）经络画线方法

实训对象体位和姿势：正坐位，脱去上衣，露出颈部及上肢，上肢向前伸并俯掌。

1. 外行线

（1）实训对象右上肢向前伸并俯掌。实训者用左手托起实训对象的右手，右手点在关冲穴上，此处为手太阳经外行线的起始点。实训者开始画线。

（2）从关冲向心性移行经无名指背尺侧缘至第四、五掌指关节前赤白肉际处（液门），过第四、五掌指关节后（中渚），经第四、五掌骨之间继续上行至腕背横纹（阳池），沿上肢外侧尺、桡骨之间直上，穿过肘尖，继续向上经过三角肌后缘，达肩峰后（肩髎），经肩上（天髎），进入锁骨上窝（缺盆）。

（3）支脉：颈部支脉从缺盆沿侧颈部上行，经胸锁乳突肌的后缘，平下颌角处（天牖），至耳垂后（翳风），沿耳轮画线，经耳上角，再弯向下行于面颊，到达眼眶外下缘（颧髎）。

耳后部支脉从耳后分出进入耳中，出耳屏前（耳门），向上经过鬓发后缘、颞浅动脉的后缘平耳根处（耳和髎），至眉梢凹陷处（丝竹空）接足少阳胆经。

2. 内行线　从锁骨上窝（缺盆）进入胸内，分布于膻中，分散地联络心包，向下穿过横膈，遍及上、中、下三焦。

（三）腧穴定取方法

1. 常规取穴方法　实训对象取正坐位，俯掌，距无名指尺侧指甲角内上方（沿角平行线方向）0.1寸处取**关冲**（图2－110）。

实训对象正坐，微握拳，于第四、五掌指关节前凹陷中取**液门**（图2－111）；在第四、五掌指关节后凹陷中取**中渚**（图2－111）；沿第四、五掌骨之间直上，在腕背横纹中，当指伸肌腱的尺侧缘凹陷处取**阳池**（图2－112）。

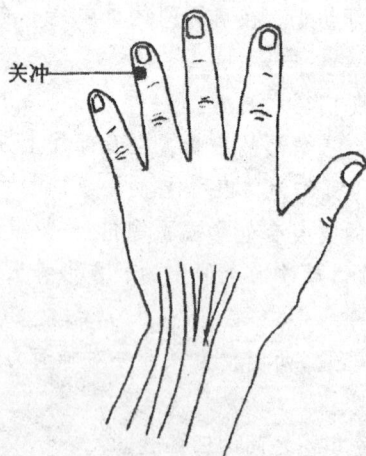

关冲

图2－110　手少阳三焦经穴（一）

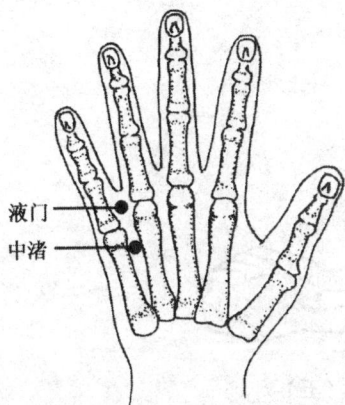

图2-111 手少阳三焦经穴（二）

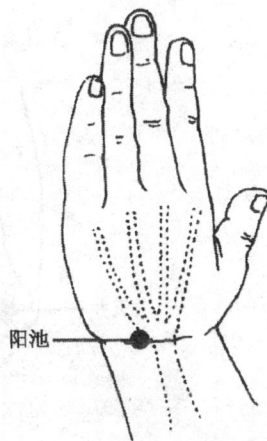

图2-112 手少阳三焦经穴（三）

实训对象正坐，侧腕，肘部弯曲，于腕背横纹至肘尖连线远端1/6处尺、桡骨之间取**外关**；于腕背横纹至肘尖连线远端1/4处尺、桡骨之间取**支沟**；支沟尺侧约0.5寸，尺骨的桡侧缘取**会宗**；于腕背横纹至肘尖连线远端1/3处尺、桡骨之间取**三阳络**；于腕背横纹至肘尖连线中点上1寸尺、桡骨之间取**四渎**（图2-113）。尺骨鹰嘴后上方1寸凹陷处取**天井**（图2-114）。在上臂外侧，屈肘时，当肘尖直上2寸，即天井上1寸处取**清冷渊**（图2-115）。

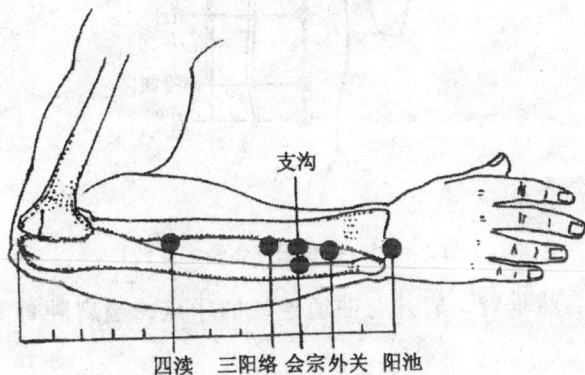

图2-113 手少阳三焦经穴（四）

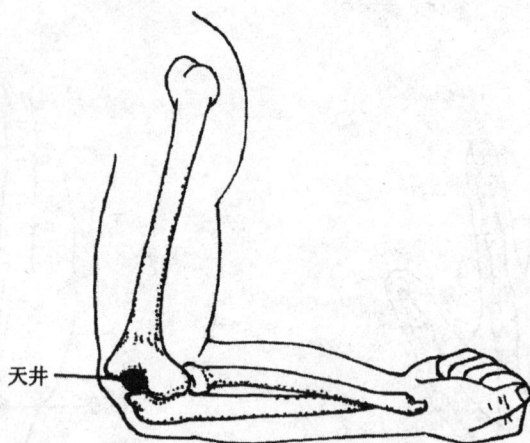

图2-114　手少阳三焦经穴（五）

　　实训对象正坐，上臂外展平举，在肩峰后下方，肩髃穴后约1寸处凹陷中先取**肩髎**；当肘尖与肩髎的连线上，肩髎下3寸，三角肌的后下缘处取**臑会**；在臂外侧，当清冷渊与臑会连线的中点处取**消泺**（图2-115）。

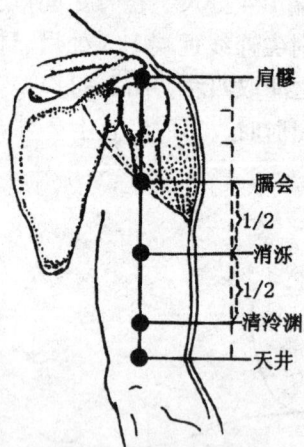

肩髎

臑会

1/2

消泺

1/2

清冷渊

天井

图2-115　手少阳三焦经穴（六）

　　实训对象正坐，自然垂臂，肩井与曲垣连线的中点，当肩胛骨上角端凹陷处取**天髎**（图2-116）。

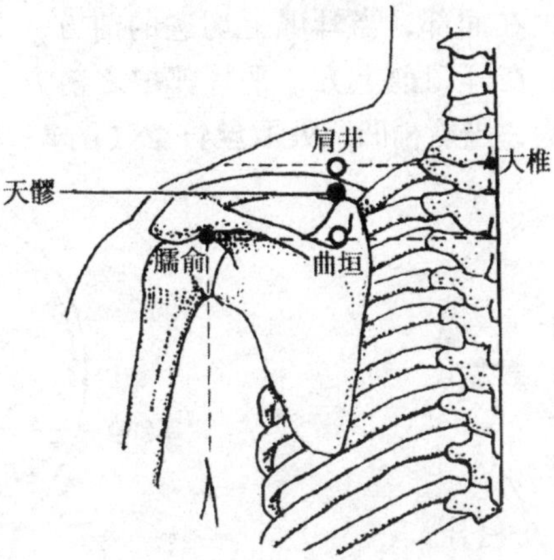

图 2 - 116　手少阳三焦经穴（七）

　　实训对象正坐，在颈侧部，当乳突的后方直下，平下颌角，胸锁乳突肌的后缘，天容与天柱之间取**天牖**（图 2 - 117）；耳垂下缘，当胸锁乳突肌与下颌角之间凹陷中取**翳风**（图 2 - 118）。折耳翼在耳尖端的发际处取**角孙**；耳后，在角孙至翳风之间，沿耳轮外缘做一连线，连线的中、下 1/3 交点处取**瘛脉**；连线的上、中 1/3 交点处取**颅息**（图 2 - 119）。

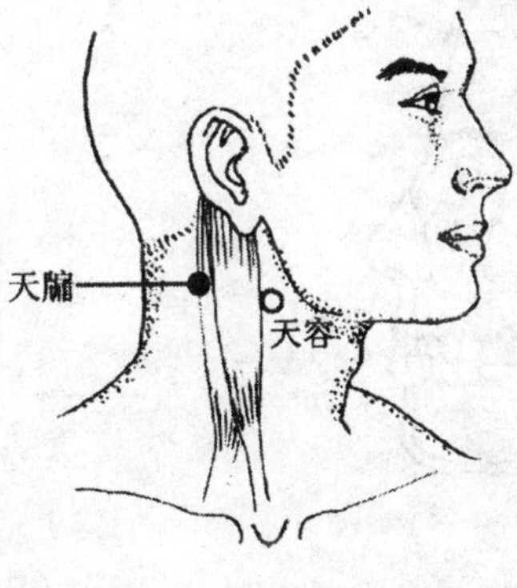

图 2 - 117　手少阳三焦经穴（八）

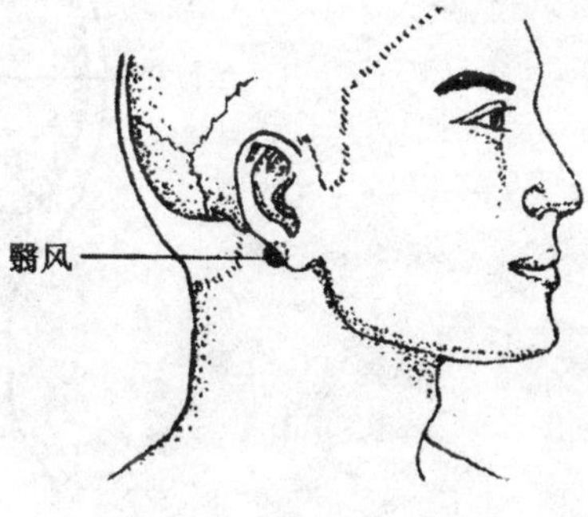

图 2 - 118　手少阳三焦经穴（九）

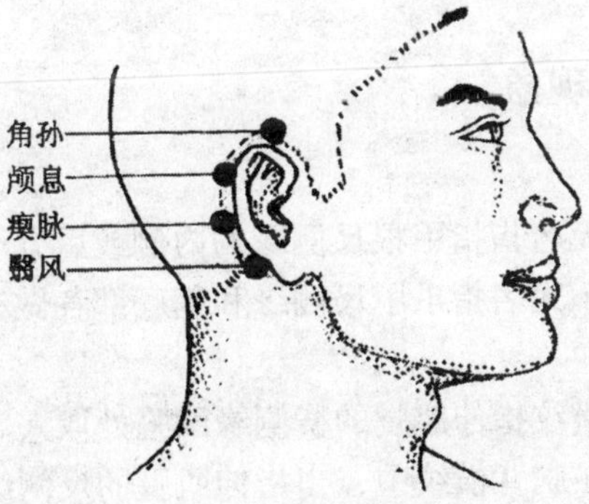

图 2 - 119　手少阳三焦经穴（十）

实训对象正坐，微张口，在面部，当耳屏上切迹的前方，下颌骨髁状突后缘，张口有凹陷处取**耳门**（图2-120）；在耳门前上方，平耳郭根之前方，颞浅动脉的后缘处取**耳和髎**（图2-121）；在眼眶外侧，当眉梢凹陷处取**丝竹空**（图2-122）。

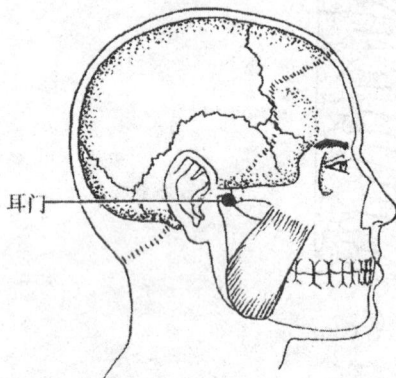

图2-120 手少阳三焦经穴（十一）

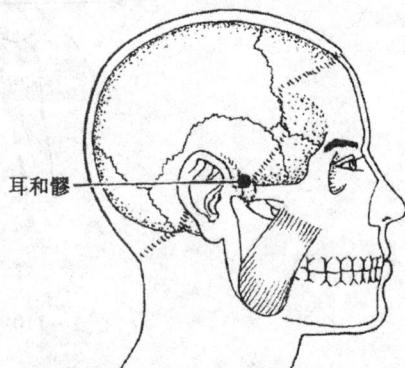

图2-121 手少阳三焦经穴（十二）

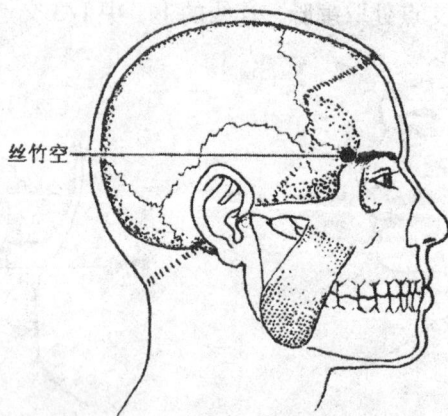

图2-122 手少阳三焦经穴（十三）

三、常见的错误取穴现象

1. 关冲

错误取穴方法 易取在无名指指甲根尺侧缘的内侧或后方。

正确取穴方法 俯掌，于无名指爪甲尺侧缘和基底部各做一直线，两线相交处取穴。

2. 阳池

错误取穴方法 在腕背横纹指伸肌腱的桡侧缘凹陷处取穴。

正确取穴方法 俯掌，在腕背横纹中，当指伸肌腱的尺侧缘凹陷处取穴。

第十一节　足少阳胆经

一、基本知识

（一）经脉概要（图2-123）

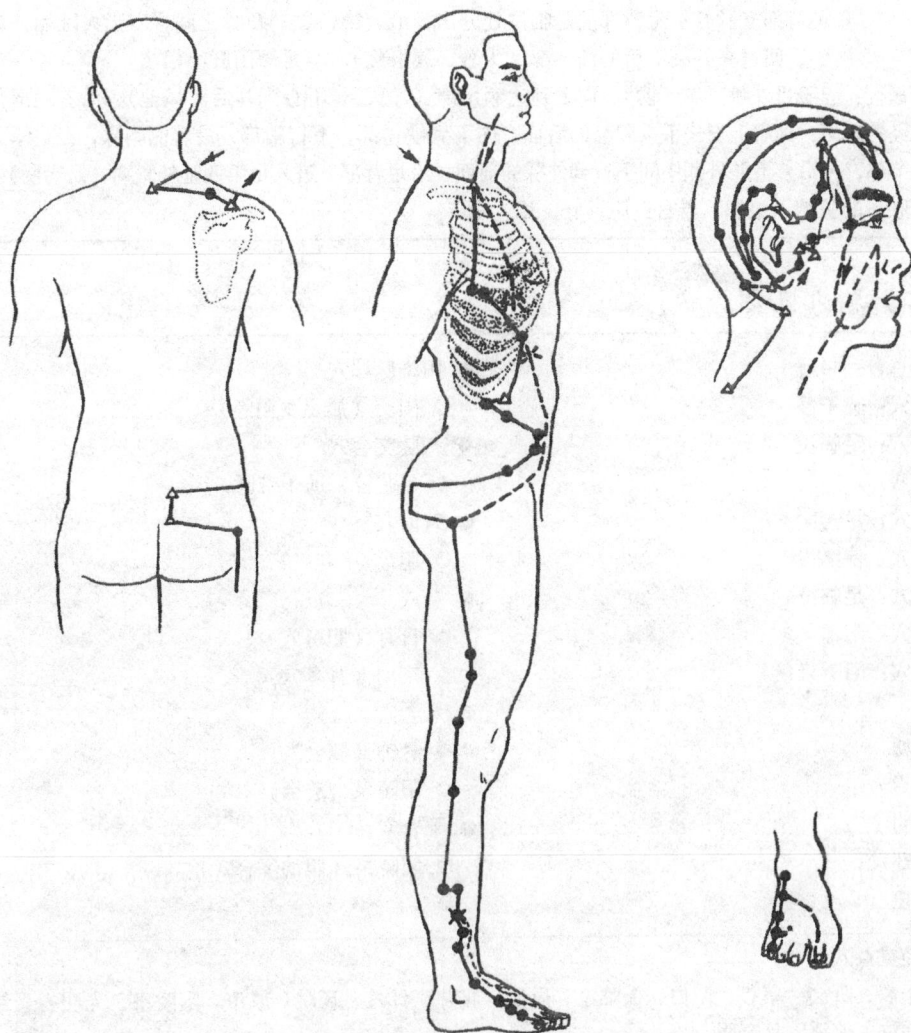

图2-123　足少阳经脉循行示意图

- 循行走向：从头走足
- 基本构成：由1条主脉和3条支脉构成
  - 主脉：起始于目外眦，循行于侧头部，经过侧胸部和胁肋部，沿下肢外侧下行，终止于第四趾的末端（足窍阴）
  - 支脉：① 耳部支脉：从耳后分出，进入耳中，出走耳前，到目外眦后方
    - ② 外眦部支脉：从目外眦处分出，下走大迎，会合于手少阳经到达目眶下，经颊车，下颈部，在缺盆与主脉会合，入胸中，通过横膈，联络肝脏，属于胆，沿着胁肋内，出于少腹两侧腹股沟动脉部，经过阴部毛际，横行入髋关节部（环跳），与躯干体表的主脉会合
    - ③ 足背部支脉：从足背部的足临泣处分出，沿着第一、二跖骨之间，出于大趾端，穿过趾甲，回过来到趾甲后的汗毛部（大敦，属肝经），与足厥阴肝经相接
- 体表循行：起于目外眦（瞳子髎），向上到达额角部（颔厌），下行到耳后（风池），沿着颈部行于手少阳经的前面，到肩上交出手少阳经的后面，向下到缺盆部，下行腋部，沿着侧胸部，经过季胁，到髋关节部，再沿着下肢外侧中间下行到外踝的前面，沿足背部，进入足第四趾外侧端（足窍阴）
- 经脉联系的脏腑、组织、器官：胆，肝，目，耳

（二）腧穴概要

- 经穴总数：44个
- 起始穴：瞳子髎
- 终止穴：足临泣
- 五输穴：
  - 井穴：足窍阴
  - 荥穴：侠溪
  - 输穴：足临泣
  - 经穴：阳辅
  - 合穴：阳陵泉
- 原穴
  - 丘墟
- 络穴
  - 光明
- 本经郄穴
  - 外丘

- 阳维脉郄穴
  - 阳交（属足少阳经）
- 八脉交会穴
  - 足临泣，通于带脉
- 背俞穴
  - 胆俞
- 募穴
  - 日月（胆募穴）
  - 京门（肾募穴）
- 八会穴
  - 悬钟（髓会）
  - 阳陵泉（筋会）
- 下合穴
  - 阳陵泉（胆的下合穴）

本经重点穴

瞳子髎、听会、率谷、阳白、头临泣、风池、肩井、日月、环跳、风市、阳陵泉、光明、悬钟、丘墟、足临泣、侠溪、足窍阴

（三）主治概要

足少阳胆经穴主要用于治疗目、耳、咽喉病，神志病，热病，以及侧头部和经脉循行部位的病痛。

穴名	部位	主治特点
瞳子髎	眼部	头痛，目疾
听会	耳部	耳疾，齿痛，口㖞
率谷	侧头部	偏头痛，眩晕，小儿急、慢性惊风
阳白	前额部	头痛，目眩，目痛，眼睑下垂
头临泣	前额部	头痛，目眩，目痛，流泪，鼻塞
风池	后项部	风证，头痛，目疾，鼻渊，鼻衄，耳鸣，耳聋，颈项强痛
肩井	肩部	头项强痛，肩背疼痛，上肢不遂，难产，乳痈，乳汁不下
日月	胸部	呕吐，吞酸，胁肋疼痛，呃逆，黄疸
环跳	臀部	腰髋疼痛，半身不遂，下肢痿痹
阳陵泉	小腿部	胁痛，口苦，呕吐，黄疸，小儿惊风，半身不遂，下肢痿痹
光明	小腿部	目痛，夜盲，近视，下肢痿痹，乳房胀痛
悬钟	小腿部	胸胁胀痛，下肢痿痹，半身不遂
丘墟	外踝部	目赤肿痛，颈项痛，胸胁胀痛，下肢痿痹，足跗肿痛
足临泣	足部	偏头痛，目赤肿痛，胁肋疼痛，月经不调，足跗肿痛
侠溪	足部	头痛，目眩，耳鸣，耳聋，目赤肿痛，热病，胁肋疼痛
足窍阴	足部	头痛，目赤肿痛，耳聋，咽喉肿痛，热病

（四）腧穴定位

中文	拼音	国际代码	定位
瞳子髎	Tóngzǐliáo	GB1	目外眦旁，当眶外侧缘凹陷处
听会	Tīnghuì	GB2	张口，在耳屏间切迹前，下颌骨髁状突后缘的凹陷处
上关	Shàngguān	GB3	下关穴直上，当颧弓上缘凹陷处
颔厌	Hànyàn	GB4	头维与曲鬓弧形连线的上1/4与下3/4交点处
悬颅	Xuánlú	GB5	头维与曲鬓弧形连线的中点处
悬厘	Xuánlí	GB6	头维与曲鬓弧形连线的上3/4与下1/4交点处
曲鬓	Qūbìn	GB7	耳前鬓角发际后缘的垂线与耳尖水平线交点处
率谷	Shuàigǔ	GB8	耳尖直上，入发际1.5寸处
天冲	Tiānchōng	GB9	耳根后缘直上，入发际2寸，率谷穴后0.5寸处
浮白	Fúbái	GB10	天冲与完骨弧形连线的上1/3与中1/3交点处
头窍阴	Tóuqiàoyīn	GB11	乳突后上方，当天冲与完骨弧形连线的中1/3与上2/3交点处
完骨	Wángǔ	GB12	耳后，乳突的后下方凹陷处
本神	Běnshén	GB13	前发际正中向上0.5寸（神庭）旁开3寸处
阳白	Yángbái	GB14	前额部，当瞳孔直上，眉上1寸处
头临泣	Tóulínqì	GB15	阳白穴直上，入前发际0.5寸处
目窗	Mùchuāng	GB16	头临泣穴后1寸处
正营	Zhèngyíng	GB17	目窗穴后1寸处
承灵	Chénglíng	GB18	正营穴后1.5寸处
脑空	Nǎokōng	GB19	风池穴直上1.5寸处
风池	Fēngchí	GB20	胸锁乳突肌与斜方肌上端之间凹陷中，与风府穴相平

续表

标准化穴名			定　位
中文	拼音	国际代码	
肩井	Jiānjǐng	GB21	肩上，大椎与肩峰连线中点处
渊腋	Yuānyè	GB22	举臂，在腋中线上，第四肋间隙中
辄筋	Zhéjīn	GB23	渊腋穴前1寸，第四肋间隙中
日月	Rìyuè	GB24	乳头直下，第七肋间隙中，前正中线旁开4寸处
京门	Jīngmén	GB25	第十二肋端下方，章门穴后1.8寸处
带脉	Dàimài	GB26	第十一肋端直下平脐处
五枢	Wǔshū	GB27	髂前上棘之前0.5寸，约平脐下3寸处
维道	Wéidào	GB28	髂前上棘前下方，当五枢穴下0.5寸处
居髎	Jūliáo	GB29	髂前上棘与股骨大转子高点连线的中点处
环跳	Huántiào	GB30	股骨大转子高点与骶管裂孔连线的外1/3与内2/3交界处
风市	Fēngshì	GB31	大腿外侧部的中线上，腘横纹上7寸处
中渎	Zhōngdú	GB32	大腿外侧，风市下2寸
膝阳关	Xīyángguān	GB33	膝外侧，阳陵泉上3寸，股骨外上髁上方的凹陷处
阳陵泉	Yánglíngquán	GB34	小腿外侧，腓骨小头前下方凹陷处
阳交	Yángjiāo	GB35	外踝尖上7寸，腓骨后缘处
外丘	Wàiqiū	GB36	外踝尖上7寸，腓骨前缘处
光明	Guāngmíng	GB37	外踝尖上5寸，腓骨前缘处
阳辅	Yángfǔ	GB38	外踝尖上4寸，腓骨前缘稍前处
悬钟	Xuánzhōng	GB39	外踝尖上3寸，腓骨前缘处
丘墟	Qiūxū	GB40	外踝前下方，趾长伸肌腱外侧凹陷中
足临泣	Zúlínqì	GB41	第四、五跖骨结合部前方，小趾伸肌腱外侧凹陷中
地五会	Dìwǔhuì	GB42	第四、五跖骨之间，小趾伸肌腱内缘处
侠溪	Xiáxī	GB43	足背第四、五趾间缝纹端处
足窍阴	Zúqiàoyīn	GB44	第四趾外侧端，趾甲角旁0.1寸处

二、基本技能

（一）应掌握的解剖标志与骨度分寸

1. 体表解剖标志

（1）头面部　目外眦、屏间切迹、下颌骨髁状突、颧弓、鬓角发际后缘、耳尖、耳根后缘、乳突、枕外隆凸等。

（2）颈项肩部　胸锁乳突肌、斜方肌、第七颈椎棘突、肩峰等。

（3）胸腹部　腋中线，第四肋间隙，第七肋间隙，第十一、十二肋游离端，脐等。

（4）髋臀部　髂前上棘、股骨大转子、骶管裂孔。

（5）股膝部　股骨外上髁、腘横纹。

（6）小腿部　腓骨头，腓骨前、后缘。

（7）足踝部　外踝尖（外踝最突起处），趾长伸肌腱，第四、五跖骨结合部，第四、五跖趾关节，第五趾长伸肌腱，趾蹼缘，趾甲根角等。

【注释】

[1] 屏间切迹：耳屏与对耳屏之间的切迹。

[2] 耳尖：将耳郭向前折时耳郭的最高点。

[3] 枕外隆凸：后枕部的骨性隆起。

[4] 第四肋间隙：男性乳头位于第四肋间隙中。

[5] 骶管裂孔：取尾骨上方左右的骶角，与两骶角平齐的后正中线上。

2. 体表骨度分寸 股骨大转子至腘横纹为 19 寸；臀横纹（臀沟）至腘横纹为 14 寸；腘横纹至外踝尖为 16 寸。

（二）经络画线方法

实训对象体位和姿势：站立位，暴露侧胸部、胁肋部及下肢外侧。

1. 内行线 从缺盆进入胸中，向下通过横膈，联络肝脏，属于胆，沿着胁肋内，出于少腹两侧腹股沟动脉部。

2. 外行线

（1）起于目外眦（瞳子髎），向上到达额角部（颔厌），下行到耳后（风池），沿着颈部行于手少阳经的前面，到肩上交出手少阳经的后面，向下进入缺盆部，下行腋部，沿着侧胸部，经过季胁，向下到达髋关节部与内行线会合，再向下沿着大腿的外侧，出于膝外侧，下行经腓骨前面，直下腓骨下段，再到外踝的前面，沿足背部，进入足第四趾外侧端（足窍阴）。

（2）耳部的支脉：从耳后分出，进入耳中，出走耳前，到目外眦后方。

（3）外眦部的支脉：从目外眦处分出，下走大迎，会合于手少阳经到达目眶下，下行经颊车部，由颈部向下到缺盆与主脉会合，然后向下进入胸中（内行线）。

（4）足背部的支脉：从足背处（足临泣）分出，沿着第一、二跖骨之间，出于大趾端，穿过趾甲，回过来到趾甲后的汗毛部（大敦，属肝经），与足厥阴肝经相接。

（三）腧穴定取方法

1. 常规取穴方法 实训对象取正坐位。于目外眦旁触及目眶外侧缘，稍向后移动，在眶骨外缘后方的凹陷中取**瞳子髎**（图 2 - 124）。于耳屏间切迹前触及下颌骨髁状突后缘，令实训对象张口，在凹陷处取**听会**（图 2 - 125）。颧骨与耳屏之间可触及颧弓，在下关穴直上颧弓上缘中央的凹陷中取**上关**（图 2 - 126）。

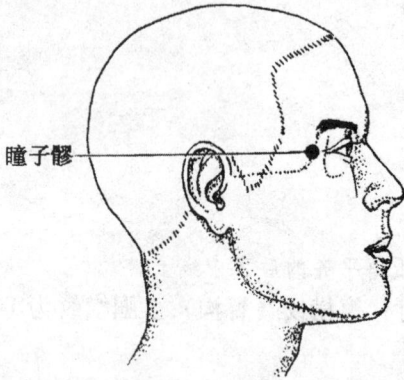

图 2-124 足少阳胆经穴（一）

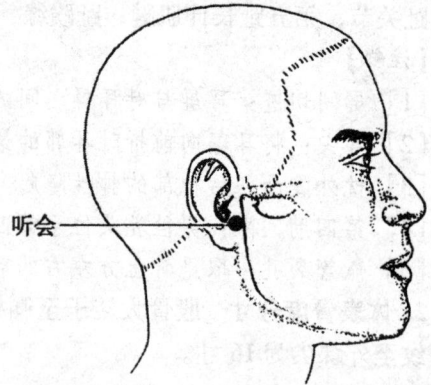

图 2-125 足少阳胆经穴（二）

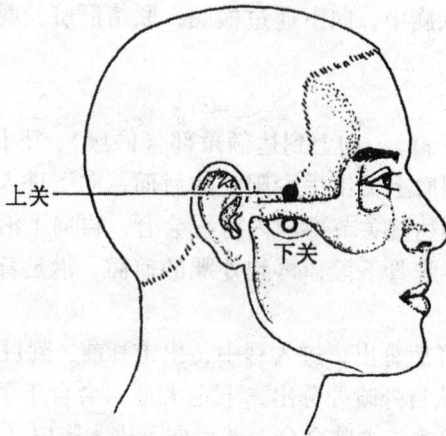

图 2-126 足少阳胆经穴（三）

将耳郭向耳屏对折，在耳郭上端形成耳尖。在耳尖直上入发际 1.5 寸处取**率谷**（图 2-127），咀嚼时以手按之有肌肉鼓动。

在耳尖处做一水平线，该线与耳前鬓角发际后缘垂线的交点处取**曲鬓**；再于额角发际直上 0.5 寸处取**头维**（足阳明胃经），从头维至曲鬓做一弧形连线，其弧度与头侧面的鬓发弧度相应，将此弧线分为 4 等份，由上至下，于上 1/4 与下 3/4 交点处取**颔厌**，中点处取**悬颅**，上 3/4 与下 1/4 交点处取**悬厘**（图 2-128）。

沿耳郭根后缘直上，自发际向上 2 寸处取**天冲**；耳后一骨性突起为乳突，在乳突的后下方凹陷中取**完骨**；从天冲至完骨做一弧形连线，其弧度与耳郭弧度相应，将此弧线分为 3 等份，在上 1/3 与下 2/3 交点处取**浮白**，上 2/3 与下 1/3 交点处取**头窍阴**（图 2-129）。

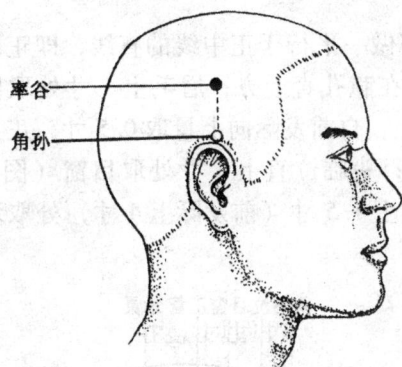

图 2 - 127　足少阳胆经穴（四）

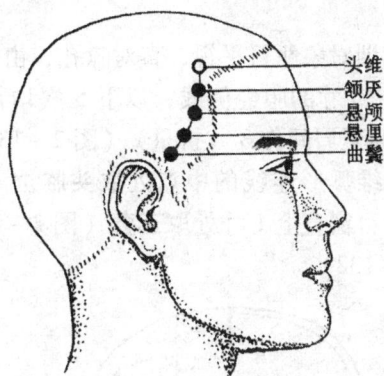

图 2 - 128　足少阳胆经穴（五）

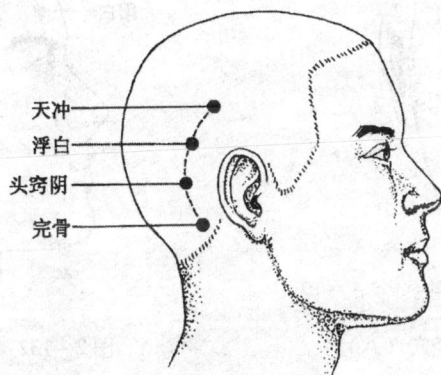

图 2 - 129　足少阳胆经穴（六）

　　实训对象仰卧或正坐，先定前发际正中直上 0.5 寸（神庭，督脉）与额角发际直上 0.5 寸处（头维，足阳明胃经），将两点之间做一弧形连线（其弧度与前发际弧度相应），在此弧线的内 2/3 与外 1/3 交点处（头正中线旁开 3 寸）取**本神**（图 2 - 130）。

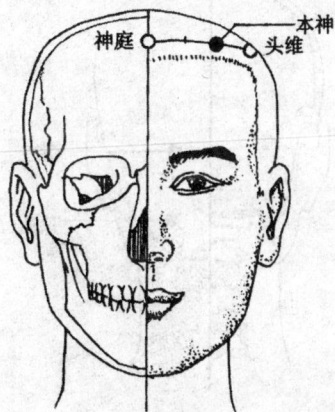

图 2 - 130　足少阳胆经穴（七）

　　实训对象两目平视，直对瞳孔，由前向后在头部做一平行于正中线的直线，即正中线旁开2.25寸的胆经侧线，以下5穴均在此侧线上。在瞳孔直上方，眉毛上1寸处取**阳白**（前发际至眉间作3寸折量）（图2-131）；阳白直上，自前发际向上量取0.5寸，正当神庭至头维弧形连线的中点处取**头临泣**（图2-132）；头临泣直上1寸处取**目窗**（图2-132）；目窗直上1寸处取**正营**（图2-132）；正营直上1.5寸（前发际上4寸）处取**承灵**（图2-132）。

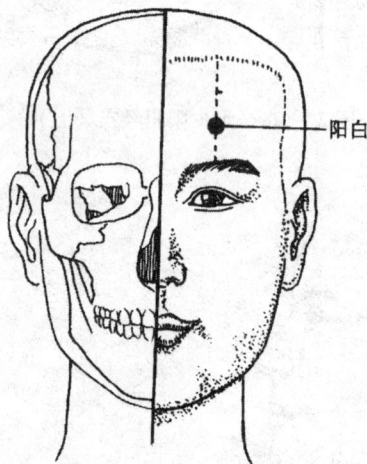

图2-131　足少阳胆经穴（八）　　　　图2-132　足少阳胆经穴（九）

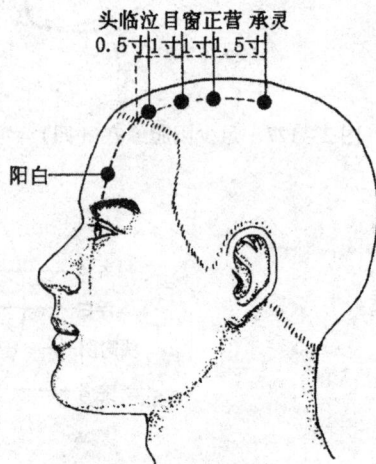

　　实训对象将头摆正。在胸锁乳突肌与斜方肌上端之间凹陷中与风府穴相平处取**风池**（图2-133）。风池穴直上，与枕外隆凸的上缘相平处取**脑空**（图2-133）。

　　实训对象低头，以显露第七颈椎棘突。第七颈椎棘突下是大椎，于肩端触及肩峰，在大椎与肩峰连线中点处取**肩井**（图2-134）。

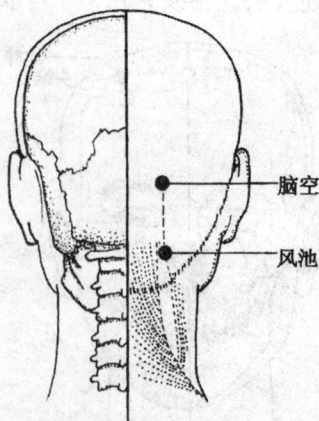

图2-133　足少阳胆经穴（十）

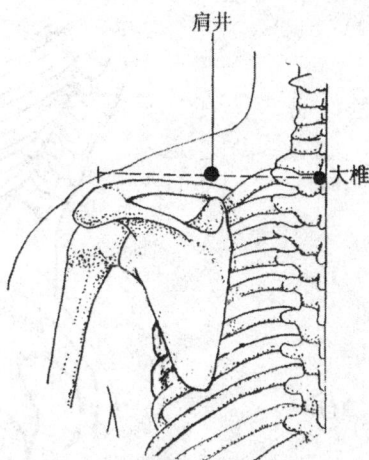

图 2 – 134　足少阳胆经穴（十一）

　　实训对象侧卧或仰卧，展臂，沿乳头所在第四肋间隙向腋下寻摸，与腋中线的相交点处取**渊腋**。向渊腋穴前量 1 寸，第四肋间隙中取**辄筋**（图 2 – 135）；在乳头（第四肋间隙）直下，向下寻摸 3 个肋间，即为第七肋间，此处取**日月**，女性在锁骨中线与第七肋间隙交点处（图 2 – 136）。

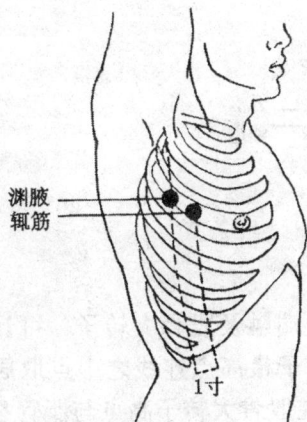

图 2 – 135　足少阳胆经穴（十二）

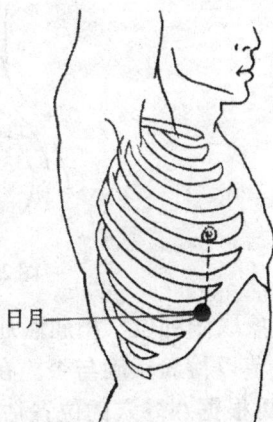

图 2 – 136　足少阳胆经穴（十三）

　　实训对象取侧卧位，从腋后线的肋弓软骨缘下方，向后触及第十二肋骨游离端，在其下方取**京门**（图 2 – 137）；尽量收腹，显露肋弓软骨缘，沿边缘推至侧腹部近腋中线处可触及第十一肋骨游离端，在第十一肋骨游离端垂线与脐水平线的交点处取**带脉**（图 2 – 138）；髂前上棘内侧，与脐下 3 寸（关元）横平处取**五枢**（图 2 – 139）；五枢穴内下 0.5 寸处取**维道**（图 2 – 139）。

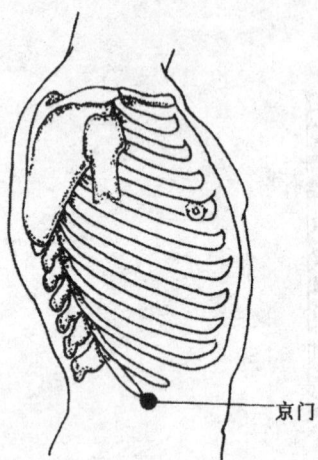

图 2 - 137　足少阳胆经穴（十四）

京门

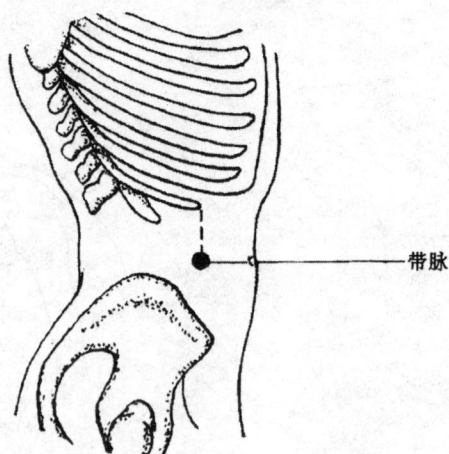

带脉

图 2 - 138　足少阳胆经穴（十五）

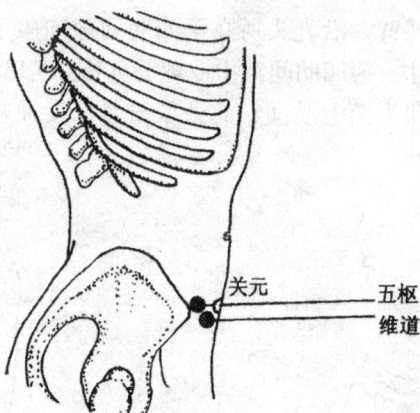

关元

五枢
维道

图 2 - 139　足少阳胆经穴（十六）

　　实训对象取侧卧位，稍屈髋屈膝。先于髋部股骨上端触及股骨大转子，可让实训对象屈伸髋关节以检验正确与否。在髂前上棘与股骨大转子最高点连线之中点取**居髎**（图 2 - 140）；再根据八髎穴的位置估摸骶管裂孔的位置，在股骨大转子高点与骶管裂孔连线的外 1/3 与内 2/3 交界处取**环跳**（图 2 - 141）。在大腿外侧部的中线上，腘横纹上 7 寸处取**风市**（图 2 - 142）。臀横纹至腘横纹的中点（腘横纹上 7 寸），髂胫束后缘处取**中渎**（图 2 - 142）。在小腿上部外侧触及腓骨小头，向前下移动，在腓骨小头前下方凹陷处取**阳陵泉**（图 2 - 143）。伸膝，在阳陵泉穴直上，股骨外上髁上方凹陷中取**膝阳关**（图 2 - 143），约平膝盖上缘处，若屈膝，该穴在股骨外上髁上缘与股二头肌腱之间的凹陷中。在外踝尖上 5 寸，腓骨前缘处取**光明**（图 2 - 144）；外踝尖上 3 寸，腓骨前缘处取**悬钟**（图 2 - 144）。

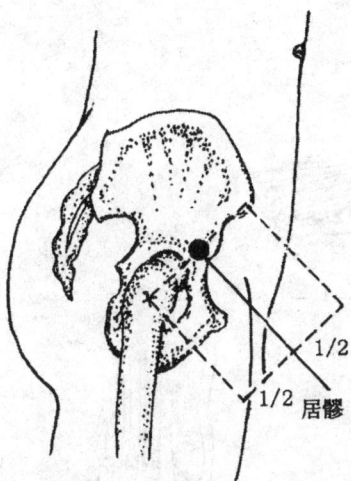

图 2-140 足少阳胆经穴（十七）

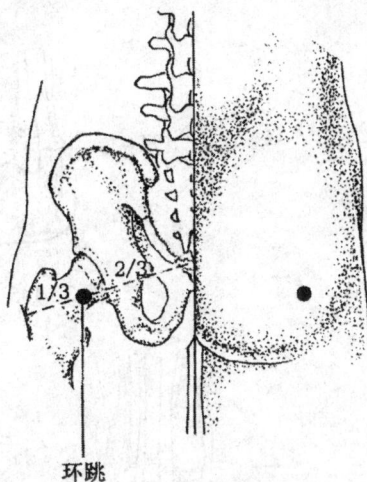

图 2-141 足少阳胆经穴（十八）

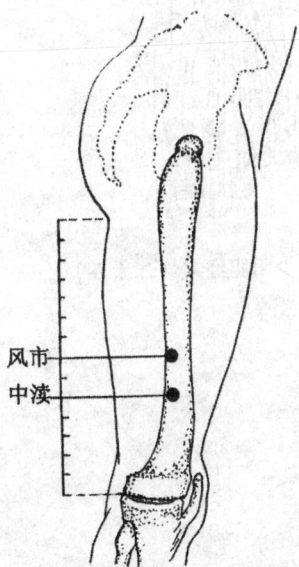

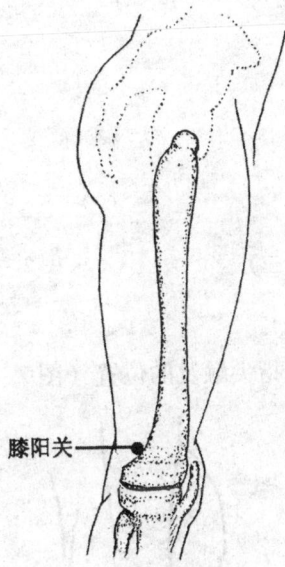

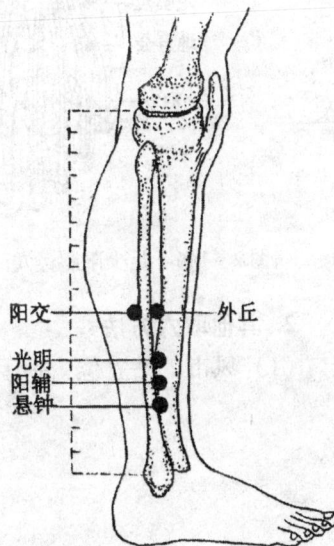

图 2-142 足少阳胆经穴（十九） 图 2-143 足少阳胆经穴（二十） 图 2-144 足少阳胆经穴（二十一）

　　实训对象背伸足踝及足趾，以便触及趾长伸肌腱。在外踝前下方，趾长伸肌腱外侧凹陷中取**丘墟**（图 2-145）。在小趾伸肌腱外侧，第四、五跖骨结合部前方凹陷处取**足临泣**（图 2-146）。在第四、五跖骨间，第五趾长伸肌腱的内侧，第四跖趾关节的近端凹陷处取**地五会**（图 2-146）；足趾分开，在第四、五足趾间趾蹼缘后方赤白肉际处取**侠溪**（图 2-146）。在第四趾外侧端，趾甲角旁 0.1 寸处取**足窍阴**（图 2-147）。

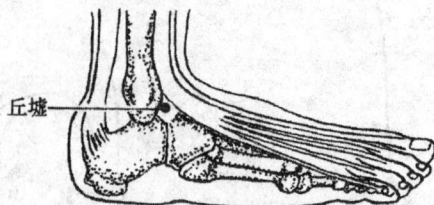

图 2 - 145　足少阳胆经穴（二十二）

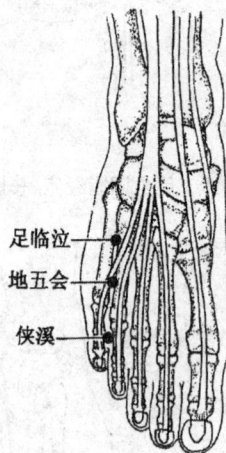

图 2 - 146　足少阳胆经穴（二十三）

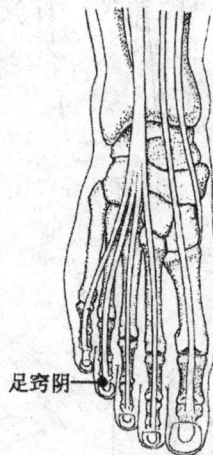

图 2 - 147　足少阳胆经穴（二十四）

2. 其他取穴方法

（1）风市　站立位，垂手时中指尖触及的位置（图 2 - 148）。

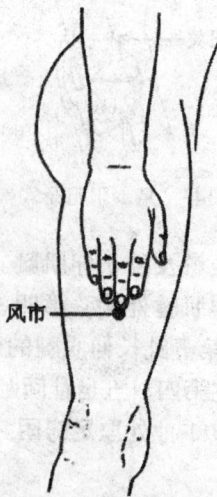

图 2 - 148　风市的特殊取穴

（2）肩井　以手搭在对侧肩上，中指尖触及的位置。

三、常见的错误取穴现象

阳陵泉

错误取穴方法　将胫骨外侧髁误认为腓骨小头。

正确取穴方法　先在小腿外侧触及腓骨，沿腓骨向上移动，在腓骨上端的突起即是腓骨小头。在腓骨小头前下方凹陷处取阳陵泉。

第十二节　足厥阴肝经

一、基本知识

（一）经脉概要（图 2 - 149）

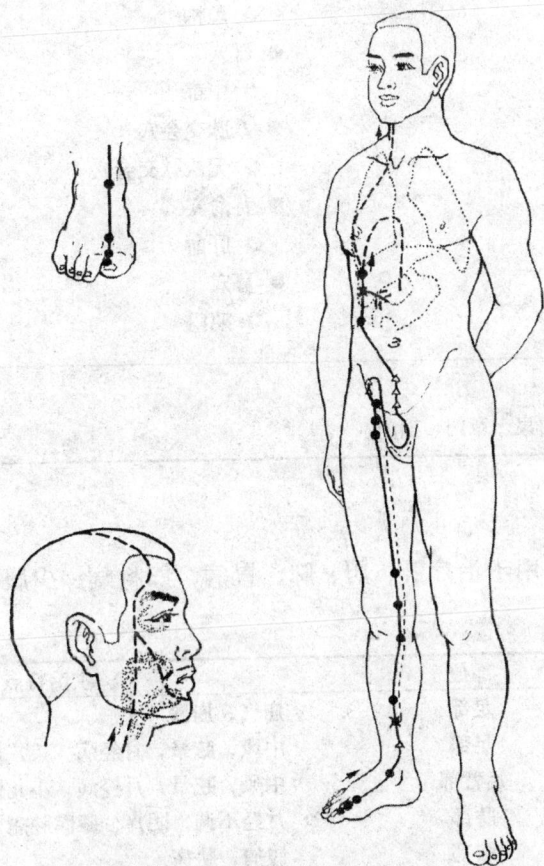

图 2 - 149　足厥阴经脉循行示意图

- 循行走向：从足走腹胸
- 基本构成：由 1 条主脉和 2 条支脉构成
  - ◎ 主脉：起始于大趾（大敦穴），终止于颠顶
  - ◎ 支脉：① 目部支脉：从"目系"下向颊里，环绕口唇内
    ② 肝部支脉：从肝分出，通过膈肌，向上流注于肺，接手太阴肺经
- 体表循行：起于大趾外侧，内踝上 8 寸前行于下肢内侧前缘，内踝上 8 寸后行于下肢内侧正中，止于胸胁部
- 经脉联系的脏腑、组织、器官：肝，胆，胃，肺，大脑，喉咙，鼻咽，口唇，外生殖器，眼

（二）腧穴概要

- 经穴总数：14 个
- 起始穴：大敦
- 终止穴：期门
- 五输穴：
  - ◎ 井穴：大敦
  - ◎ 荥穴：行间
  - ◎ 输穴：太冲
  - ◎ 经穴：中封
  - ◎ 合穴：曲泉
- 原穴
  - ◎ 太冲
- 八会穴
  - ◎ 脏会：章门
- 络穴
  - ◎ 蠡沟
- 郄穴
  - ◎ 中都
- 八脉交会穴
  - ◎ 无八脉交会穴
- 背俞穴
  - ◎ 肝俞
- 募穴
  - ◎ 期门

本经重点穴

大敦、行间、太冲、曲泉、章门、期门

（三）主治概要

足厥阴肝经穴主要用于治疗肝、胆、脾、胃病，妇科病，少腹、前阴病及下肢内侧病痛。

穴名	部位	主治特点
大敦	足部	疝气，崩漏
行间	足部	中风，眩晕，月经病
太冲	足背部	中风，眩晕，月经病，小儿惊风，胁痛
曲泉	膝部	月经不调，阴痒，膝髌肿痛
章门	胁部	腹痛，胁痛
期门	胁部	胁痛，吞酸

（四）腧穴定位

标准化穴名			定　位
中文	拼音	国际代码	
大敦	Dàdūn	LR1	足大趾末节外侧，趾甲根角侧后方0.1寸
行间	Xíngjiān	LR2	足背第1、2趾间，趾蹼缘后方赤白肉际处
太冲	Tàichōng	LR3	足背第1、2跖骨间，跖骨底结合部前方凹陷中，或触及动脉搏动
中封	Zhōngfēng	LR4	足内踝前，胫骨前肌肌腱的内侧凹陷中，商丘与解溪连线之中点
蠡沟	Lígōu	LR5	胫骨内侧面的中央，足内踝尖上5寸
中都	Zhōngdū	LR6	胫骨内侧面的中央，足内踝尖上7寸
膝关	Xīguān	LR7	胫骨内侧髁的下方，阴陵泉后1寸
曲泉	Qūquán	LR8	腘横纹内侧端，半腱肌肌腱内缘凹陷中
阴包	Yīnbāo	LR9	髌底上4寸股内肌与缝匠肌之间
足五里	Zúwǔlǐ	LR10	气冲穴直下3寸动脉搏动处
阴廉	Yīnlián	LR11	气冲穴直下2寸
急脉	Jímài	LR12	横平耻骨联合上缘，前正中线旁开2.5寸
章门	Zhāngmén	LR13	第十一肋游离端的下缘
期门	Qīmén	LR14	第六肋间隙，前正中线旁开4寸

二、基本技能

（一）应掌握的解剖标志与骨度分寸

1. 体表解剖标志

（1）足踝部　趾甲根角，第一、二趾间趾蹼缘后方赤白肉际，第一、二跖骨间，胫骨前肌腱等。

（2）小腿部　胫骨内侧面、胫骨内侧髁。

（3）膝部　股骨内侧髁、半腱肌、半膜肌等。

（4）大腿、腹股沟部　股内肌、缝匠肌、腹股沟股动脉搏动处等。

（5）胸腹部　第十一肋游离端、第六肋间隙。

【注释】

[1] 胫骨前肌腱：起自胫骨体和小腿骨间膜，止于内侧楔骨和第一跖骨底。

[2] 股骨内侧髁：位于大腿部，股骨上端有球形的股骨头，下端有两个膨大，在内侧的是股骨内侧髁。

[3] 半腱肌：位于股二头肌的内侧，肌腱起自坐骨结节，止于胫骨上端的内侧。

[4] 半膜肌：位于半腱肌的深部，起自坐骨结节，止于胫骨内侧髁的后面。

[5] 缝匠肌：起自髂前上棘，经大腿前面，转向内下端，止于胫骨上端的内侧面。

2. 体表骨度分寸　内踝尖至胫骨内侧髁下缘为13寸；股骨内侧髁上缘至耻骨联合上缘为18寸。

（二）经络画线方法

实训对象体位和姿势：仰卧位，脱去长裤及解开上衣，露出下肢及胸腹部。

1. 内行线　从腹部入体腔，联系于胃，属肝，络胆，向上通过横膈，分布胁肋部，向上入鼻咽部，连接目系，上行出于额部，与督脉会于颠顶。

2. 外行线

（1）实训对象仰卧屈膝，实训者按于足大趾末节外侧趾甲角旁约 0.1 寸处（大敦），此为足厥阴肝经的起始点。

（2）实训者左手按住实训对象右踝关节开始画线，从大敦移行至第一、二趾间赤白肉际处（行间），经过第一、二跖骨结合部之前凹陷处（太冲），沿内踝前胫骨前肌腱内缘（中封），向上经过胫骨内侧面中央（蠡沟、中都），稍向后经过胫骨内上髁后下方（膝关），移行至膝关节内侧横纹头上方，半腱肌、半膜肌止端前缘（曲泉），向上经过缝匠肌后缘（阴包）、大腿根部、耻骨结节下方（足五里、阴廉）、腹股沟处（急脉），再向上经过腹部第十一肋游离端的下际（章门），移行至乳头直下（锁骨中线），第六肋间隙（期门），此处为足厥阴经外行线的终止点。

（3）支脉：

① 眼部支脉：从"目系"下向颊里，环绕口唇内。

② 肝部支脉：从肝分出，通过膈肌，向上流注于肺，接手太阴肺经。

（三）腧穴定取方法

1. 常规取穴方法　实训对象取仰卧位，于足大趾末节外侧趾甲角旁约 0.1 寸处取**大敦**（图 2 - 150）；第一、二趾间趾蹼缘的后方纹头处取**行间**（图 2 - 151）；第一、二跖骨结合部之前凹陷处取**太冲**（图 2 - 151）；在踝关节前面内侧可触及胫骨前肌腱在其内缘，内踝前 1 寸取**中封**（图 2 - 152）；胫骨内侧面中央，内踝尖上 5 寸取**蠡沟**（图 2 - 153），内踝尖上 7 寸取**中都**（图 2 - 153）；在胫骨内侧髁下方为阴陵泉，其后方 1 寸取**膝关**（图 2 - 154）。

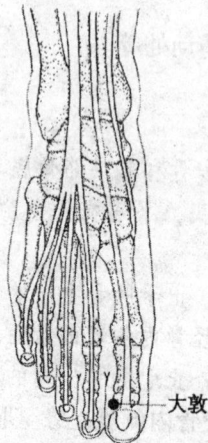

图 2 - 150　足厥阴肝经穴（一）

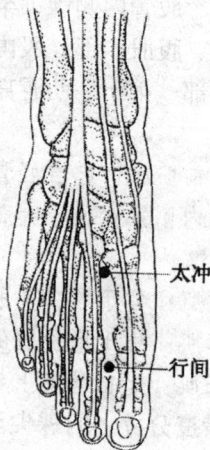

图 2 - 151　足厥阴肝经穴（二）

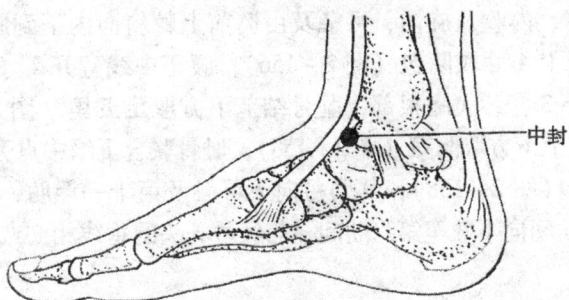

图 2 - 152 足厥阴肝经穴（三）

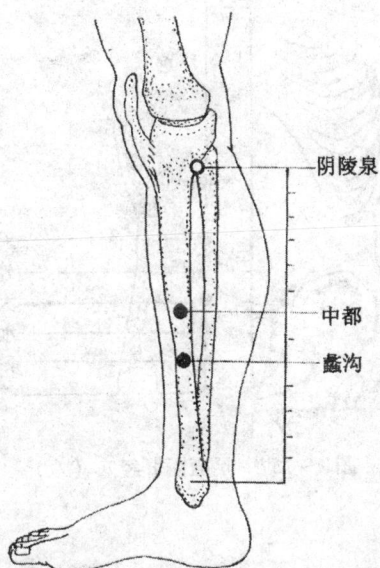

图 2 - 153 足厥阴肝经穴（四）

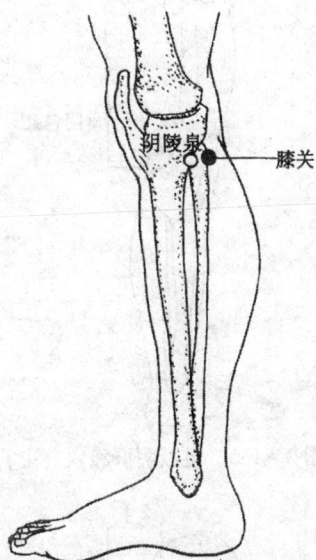

图 2 - 154 足厥阴肝经穴（五）

实训对象屈膝，在腘窝上界内侧壁触及半腱肌腱和半膜肌腱，肌腱上方触及半腱肌和半膜肌的止端，其前缘取**曲泉**（图 2 - 155）。

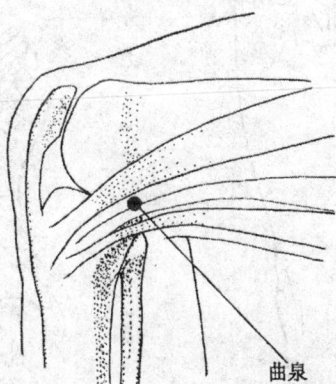

图 2 - 155 足厥阴肝经穴（六）

实训对象大腿前屈、内收及旋内，可触及由髂前上棘斜向内下到胫骨内侧髁的缝匠肌，在其后缘、股骨内上髁上4寸取**阴包**（图2-156）；腹正中线旁开2寸、脐中下5寸取**气冲**（图2-157）；气冲直下3寸，大腿根部，耻骨结节下方取**足五里**（图2-158）；气冲直下2寸，大腿根部，耻骨结节下方取**阴廉**（图2-158）；耻骨联合下缘中点旁开2.5寸，当气冲穴外下方腹股沟处取**急脉**（图2-158）；从肋弓向下可触及第十一浮肋，在其下端取**章门**（图2-159）；从乳头第四肋间向下数至第六肋间，与经过乳头的垂线相交点取**期门**（图2-160）。

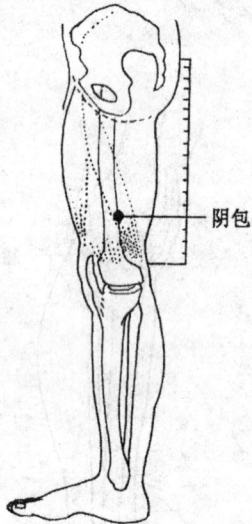

图2-156　足厥阴肝经穴（七）

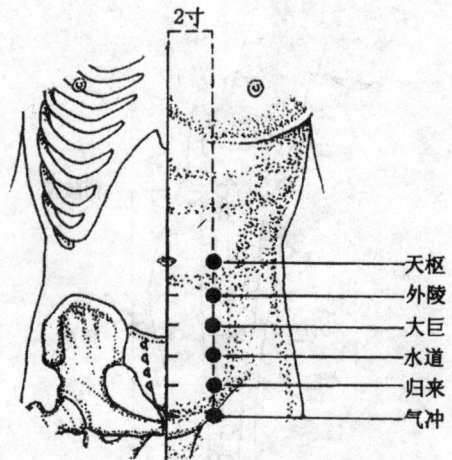

图2-157　足厥阴肝经穴（八）

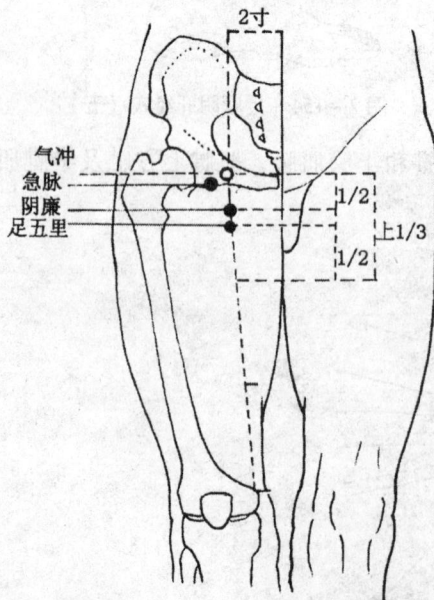

图2-158　足厥阴肝经穴（九）

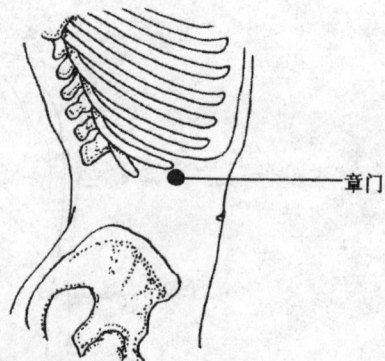

图2-159　足厥阴肝经穴（十）

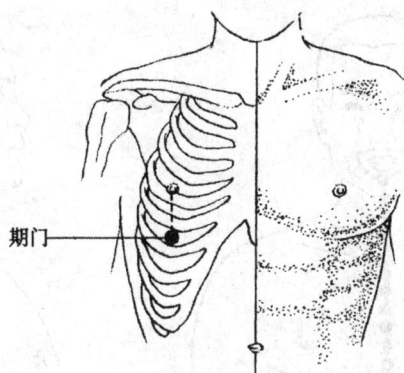

图 2-160 足厥阴肝经穴（十一）

2. 其他取穴方法

章门 侧卧位，屈肘合腋时，正当肘尖处。

三、常见的错误取穴现象

1. 大敦

错误取穴方法 易取在足大趾趾甲根外侧缘的内侧或后方。

正确取穴方法 在足大趾趾甲外侧缘和基底部各做一直线，两线相交处取穴。

2. 曲泉

错误取穴方法 易取在膝内侧横纹头，半腱肌腱、半膜肌腱前方。

正确取穴方法 屈膝，在膝内侧横纹头上方，股骨内侧髁后缘，半膜肌肌纤维止点前缘，缝匠肌后缘凹陷取穴。

第十三节 任 脉

一、基本知识

（一）经脉概要（图 2-161）

- 循行走向：从腹走头面
- 基本构成：由 1 条主脉构成
  - ◎ 主脉：起始于胞中，终止于颏唇沟正中凹陷处（承浆），接督脉
- 体表循行：起于会阴部，沿前正中线上行至颏唇沟的正中凹陷处
- 经脉联系的脏腑、组织、器官：胞宫，会阴，咽喉，唇，口，目

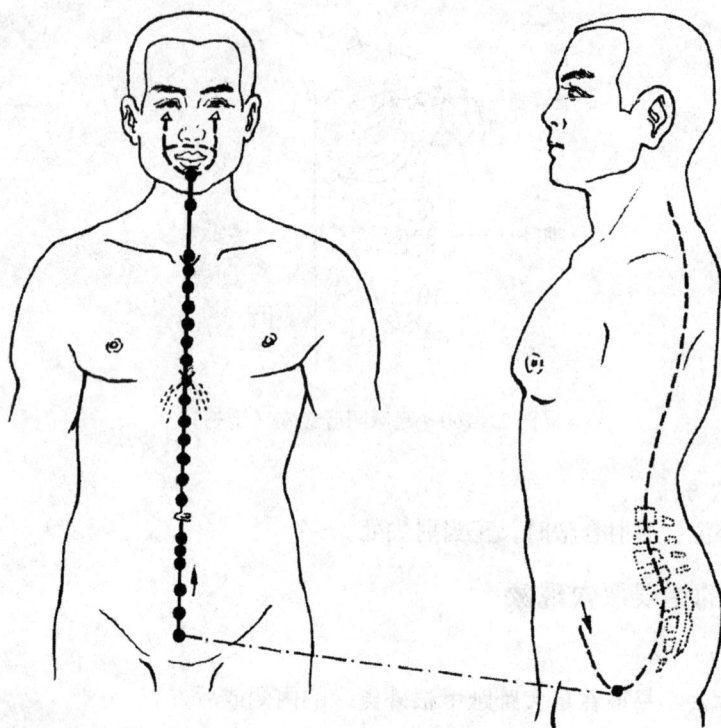

图 2 – 161　任脉循行示意图

（二）腧穴概要

● 经穴总数：24 个

● 起始穴：会阴

● 终止穴：承浆

● 络穴

　◎ 鸠尾（任脉络穴）

● 八会穴

　◎ 膻中（气会）

　◎ 中脘（腑会）

● 募穴

　◎ 中极（膀胱募穴）

　◎ 关元（小肠募穴）

　◎ 石门（三焦募穴）

　◎ 中脘（胃募穴）

　◎ 巨阙（心募穴）

　◎ 膻中（心包募穴）

本经重点穴

中极、关元、气海、神阙、下脘、建里、中脘、上脘、膻中、天突、廉泉、承浆

（三）主治概要

任脉经穴主要用于治疗腹、胸、颈、头面的局部病证及相应内脏器官病证，部分腧穴有保健作用，少数腧穴可治疗神志病。

穴名	部位	主治特点
中极	腹部	阳痿，月经不调，带下，疝气，癃闭，遗尿
关元	腹部	阳痿，遗精，腹痛，泄泻
气海	腹部	泄泻，遗尿，痛经，带下，中风脱证
神阙	腹部	虚脱，腹痛，久泻，脱肛
下脘	腹部	腹痛，腹胀，食谷不化，消瘦
建里	腹部	胃痛，腹胀，肠鸣，呕吐，水肿
中脘	腹部	胃痛，呕吐，食不化，咳喘痰多，失眠
上脘	腹部	胃痛，呕吐，腹胀，食不化，吐血，癫痫
膻中	胸部	胸闷，胸痛，心悸，咳嗽，乳汁少，乳痈，呕逆
天突	胸部	咳嗽，哮喘，梅核气，噎膈
廉泉	胸部	舌强不语，吞咽困难，咽喉肿痛
承浆	胸部	口喎，唇紧，流涎，癫痫

（四）腧穴定位

中文	拼音	国际代码	定位
	标准化穴名		
会阴	Huìyīn	CV1	在会阴部，男性当阴囊根部与肛门连线的中点，女性当大阴唇后联合与肛门连线的中点
曲骨	Qūgǔ	CV2	在前正中线上，耻骨联合上缘的中点处
中极	Zhōngjí	CV3	在下腹部，前正中线上，当脐中下4寸
关元	Guānyuán	CV4	在下腹部，前正中线上，当脐中下3寸
石门	Shímén	CV5	在下腹部，前正中线上，当脐中下2寸
气海	Qìhǎi	CV6	在下腹部，前正中线上，当脐中下1.5寸
阴交	Yīnjiāo	CV7	在下腹部，前正中线上，当脐中下1寸
神阙	Shénquè	CV8	在腹中部，脐中央
水分	Shuǐfēn	CV9	在上腹部，前正中线上，当脐中上1寸
下脘	Xiàwǎn	CV10	在上腹部，前正中线上，当脐中上2寸
建里	Jiànlǐ	CV11	在上腹部，前正中线上，当脐中上3寸
中脘	Zhōngwǎn	CV12	在上腹部，前正中线上，当脐中上4寸
上脘	Shàngwǎn	CV13	在上腹部，前正中线上，当脐中上5寸
巨阙	Jùquè	CV14	在上腹部，前正中线上，当脐中上6寸
鸠尾	Jiūwěi	CV15	在上腹部，前正中线上，当胸剑结合部下1寸
中庭	Zhōngtíng	CV16	在胸部，前正中线上，平第五肋间，即胸剑结合部
膻中	Dànzhōng	CV17	在胸部，前正中线上，平第四肋间，两乳头连线的中点
玉堂	Yùtáng	CV18	在胸部，前正中线上，平第三肋间

续表

标准化穴名			定　位
中文	拼音	国际代码	
紫宫	Zǐgōng	CV19	在胸部，前正中线上，平第二肋间
华盖	Huágài	CV20	在胸部，前正中线上，平第一肋间
璇玑	Xuánjī	CV21	在胸部，当前正中线上，胸骨上窝中央下1寸
天突	Tiāntū	CV22	仰靠坐位，在颈部，当前正中线上，胸骨上窝中央
廉泉	Liánquán	CV23	仰靠坐位，在颈部，当前正中线上，喉结上方，舌骨上缘凹陷处
承浆	Chéngjiāng	CV24	仰靠坐位，在面部，当颏唇沟的正中凹陷处

二、基本技能

（一）应掌握的解剖标志与骨度分寸

1. 体表解剖标志

（1）腹部　耻骨联合、脐等。

（2）胸部　胸剑联合、胸骨角、胸骨柄、胸骨上窝、第一至第五肋间隙、乳头等。

（3）颈部　喉结、舌骨体等。

（4）面部　颏唇沟。

【注释】

［1］胸骨角：胸骨柄与胸骨体的结合处，所形成的微向前方突出的角。

［2］胸骨上窝：为胸骨柄上方的凹陷部，正常气管位于其后。

［3］颏唇沟：是指下唇和下颏之间的沟。

2. 体表骨度分寸　天突至歧骨（胸剑联合）为9寸；歧骨至脐中为8寸；脐中至耻骨联合上缘为5寸；两乳头平第四肋间隙。

（二）经络画线方法

实训对象体位和姿势：直立位，脱去上衣，露出胸腹部。

1. 内行线　从胞中，循腹里，至咽喉。

2. 外行线　实训对象直立。下腹部，前正中线上，当脐中下4寸（中极），上1寸（关元），再上1寸（气海），脐中点处（神阙），脐正中直上2寸（下脘），脐中上3寸（建里），脐中上4寸（中脘），脐中上5寸（上脘），平第四肋间，两乳头连线的中点（膻中），胸骨上窝中央（天突），喉结上方，舌骨上缘凹陷处（廉泉），颏唇沟的正中凹陷处（承浆）。

（三）腧穴定取实训方法

1. 常规取穴方法　实训对象直立，在耻骨联合上缘的中点处取**曲骨**；脐中央取**神阙**；脐正中直下1寸取**阴交**；直下2寸取**石门**；直下3寸取**关元**；脐与关元中点取**气海**；脐直下4寸取**中极**（图2-162）。胸剑结合部取**中庭**；脐与中庭中点取**中脘**；脐与中脘中点取

下脘；脐与下脘中点取**水分**；下脘与中脘中点取**建里**；中脘与中庭中点取**巨阙**；中脘与巨阙中点取**上脘**；中庭与巨阙中点取**鸠尾**（图2-163）。前正中线上两乳头中点取**膻中**；膻中直上，平第三肋间处取**玉堂**；平第二肋间处取**紫宫**；平第一肋间处取**华盖**；胸骨上窝中央取**天突**；天突下1寸取**璇玑**（图2-164）。

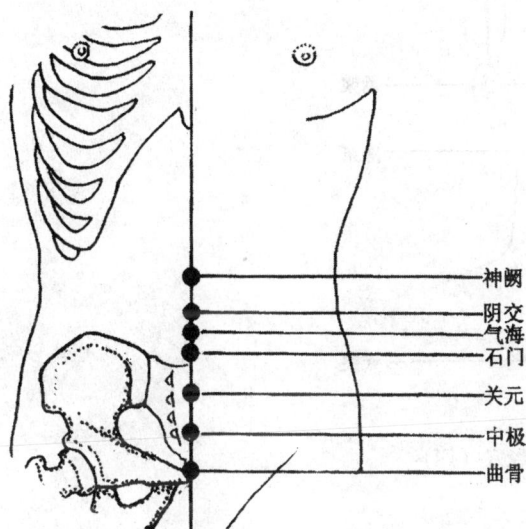

图2-162 任脉经穴（一）

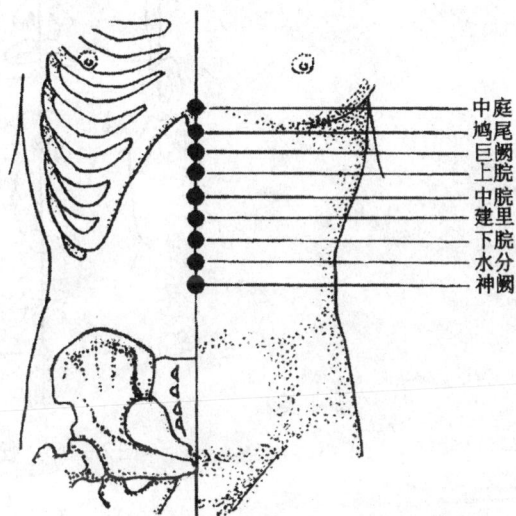

图2-163 任脉经穴（二）

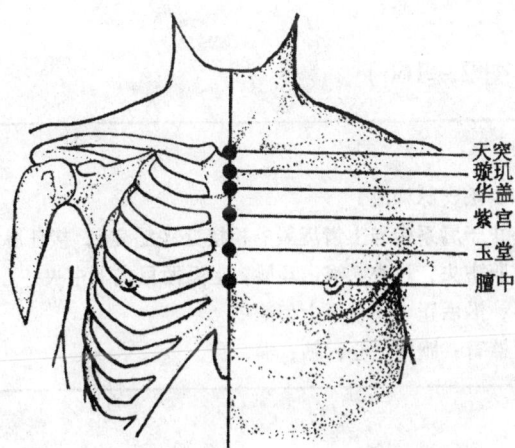

图2-164 任脉经穴（三）

实训对象取仰靠坐位，当前正中线上，喉结上方，舌骨上缘凹陷处取**廉泉**；颏唇沟的正中凹陷处取**承浆**（图2-165）。

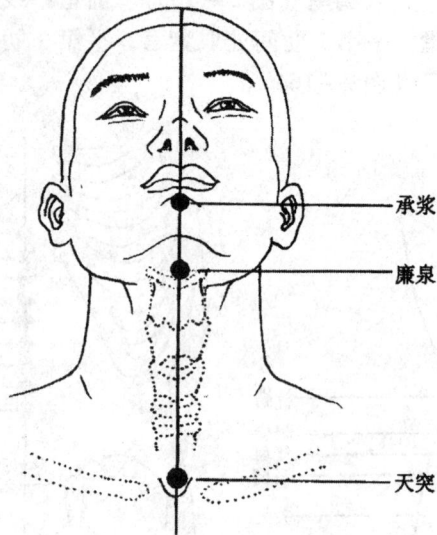

图 2-165　任脉经穴（四）

第十四节　督　脉

一、基本知识

（一）经脉概要（图 2-166）

- 循行走向：从腹走头面
- 基本构成：由 1 条主脉和 1 条支脉构成
  - ◎ 主脉：起始于胞中，终止于唇系带与上齿齿龈的相接处（龈交），接任脉
  - ◎ 支脉：从少腹直上，贯脐中央，过心、喉，环唇，上系两目之下中央
- 体表循行：起于尾骨端下，沿后正中线行至上齿龈中
- 经脉联系的脏腑、组织、器官：胞中，心，脑，喉，目

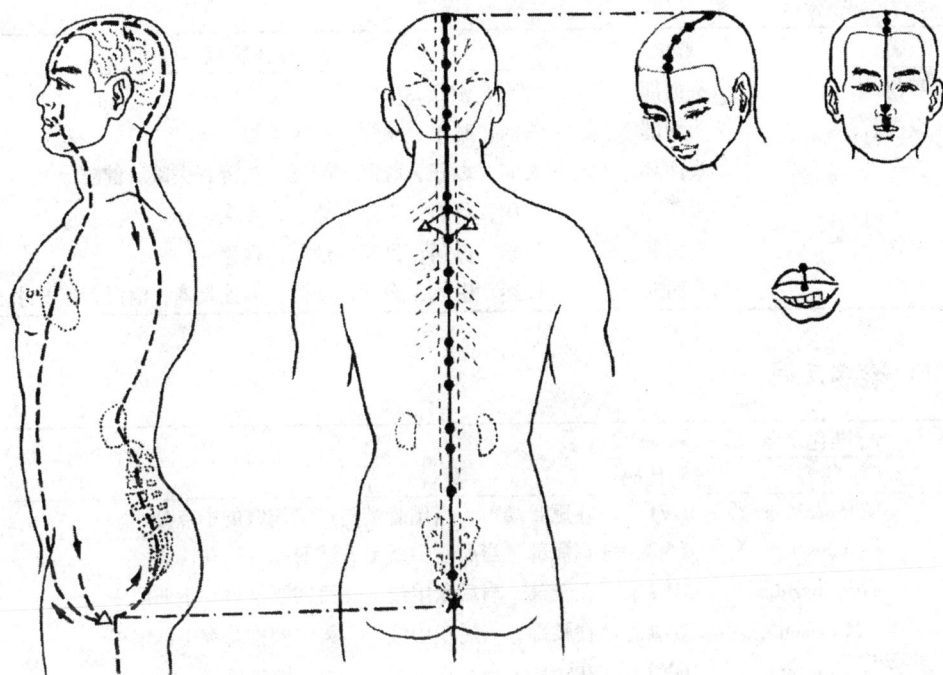

图 2-166 督脉循行示意图

（二）腧穴概要

● 经穴总数：28 个	● 络穴
● 起始穴：长强	◎ 长强
● 终止穴：龈交	

本经重点穴
长强、腰阳关、命门、至阳、身柱、大椎、哑门、风府、百会、上星、素髎、水沟

（三）主治概要

督脉经穴主要用于治疗神志病，热病，腰骶、背项、头部病证及相应的内脏疾病。

穴名	部位	主治特点
长强	背腰部	痔疾，脱肛，泄泻，便秘，癫狂，腰痛
腰阳关	背腰部	腰骶痛，下肢痿痹，月经不调，阳痿
命门	背腰部	腰痛，下肢痿痹，遗精，阳痿，早泄
至阳	背腰部	黄疸，胸胁胀痛，身热，咳嗽，脊背强痛
身柱	背腰部	咳嗽，气喘，身热，脊背强痛
大椎	背腰部	高烧不退，疟疾，感冒

续表

穴名	部位	主治特点
哑门	头面部	聋哑，癫狂，项强
风府	头面部	头痛，眩晕，项强，中风不语
百会	头面部	头痛，癫狂，脱肛，阴挺，久泻，失眠，健忘
上星	头面部	鼻渊，目痛，头痛，热病，疟疾
素髎	头面部	鼻塞，鼻渊，目痛，惊厥，昏迷
水沟	头面部	昏迷，中风，癫狂，抽搐，闪挫腰痛，消渴，遍身水肿

（四）腧穴定位

标准化穴名			定　位
中文	拼音	国际代码	
长强	Chángqiáng	GV1	在尾骨端下，当尾骨端与肛门连线的中点处
腰俞	Yāoshū	GV2	在骶部，当后正中线上，适对骶管裂孔
腰阳关	Yāoyángguān	GV3	在腰部，当后正中线上，第四腰椎棘突下凹陷中
命门	Mìngmén	GV4	在腰部，当后正中线上，第二腰椎棘突下凹陷中
悬枢	Xuánshū	GV5	在腰部，当后正中线上，第一腰椎棘突下凹陷中
脊中	Jǐzhōng	GV6	在背部，当后正中线上，第十一胸椎棘突下凹陷中
中枢	Zhōngshū	GV7	在背部，当后正中线上，第十胸椎棘突下凹陷中
筋缩	Jīnsuō	GV8	在背部，当后正中线上，第九胸椎棘突下凹陷中
至阳	Zhìyáng	GV9	在背部，当后正中线上，第七胸椎棘突下凹陷中
灵台	Língtái	GV10	在背部，当后正中线上，第六胸椎棘突下凹陷中
神道	Shéndào	GV11	在背部，当后正中线上，第五胸椎棘突下凹陷中
身柱	Shēnzhù	GV12	在背部，当后正中线上，第三胸椎棘突下凹陷中
陶道	Táodào	GV13	在背部，当后正中线上，第一胸椎棘突下凹陷中
大椎	Dàzhuī	GV14	在后正中线上，第七颈椎棘突下凹陷中
哑门	Yǎmén	GV15	在项部，当后发际正中直上0.5寸，第二颈椎棘突上际凹陷中
风府	Fēngfǔ	GV16	在项部，当后发际正中直上1寸，枕外隆凸直下，两侧斜方肌之间凹陷中
脑户	Nǎohù	GV17	在头部，后发际正中直上2.5寸，风府上1.5寸，枕外隆凸的上缘凹陷处
强间	Qiángjiān	GV18	在头部，当后发际正中直上4寸
后顶	Hòudǐng	GV19	在头部，当后发际正中直上5.5寸
百会	Bǎihuì	GV20	在头部，当前发际正中直上5寸
前顶	Qiándǐng	GV21	在头部，当前发际正中直上3.5寸（百会前1.5寸）
囟会	Xìnhuì	GV22	在头部，当前发际正中直上2寸（百会前3寸）

续表

| 标准化穴名 | | | 定　位 |
中文	拼音	国际代码	
上星	Shàngxīng	GV23	在头部，当前发际正中直上 1 寸
神庭	Shéntíng	GV24	在头部，当前发际正中直上 0.5 寸
素髎	Sùliáo	GV25	在面部，当鼻尖的正中央
水沟	Shuǐgōu	GV26	在面部，当人中沟的上 1/3 与中 1/3 交点处
兑端	Duìduān	GV27	在面部，当上唇的尖端，人中沟下端的皮肤与唇移行部
龈交	Yínjiāo	GV28	在上唇内，唇系带与上齿龈相接处
印堂	Yìntáng	GV29	两眉毛内侧端中间凹陷中

二、基本技能

（一）应掌握的解剖标志与骨度分寸

1. 体表解剖标志

（1）腰背骶部　尾骨尖、骶管裂孔、髂嵴、各脊椎棘突、肩胛骨下角、肩胛冈等。

（2）头项部　枕外隆凸、后发际、前发际等。

（3）面部　人中沟、上唇系带等。

【注释】

［1］髂嵴：髂骨翼的上缘肥厚且呈弓形向上凸弯，叫髂嵴。两侧髂嵴最高点的连线约平齐第四腰椎棘突，是计数椎骨的标志。

［2］肩胛骨下角：肩胛骨的下端，为背部重要骨性标志之一。在两手自然下垂时，肩胛角下角平第七肋的高度，两侧下角的连线经过第七胸椎棘突，可作为背部计数肋骨和棘突的标志。

［3］枕外隆凸：颅后枕骨上方的突起。

2. 体表骨度分寸　大椎以下至尾骶共 21 椎，其中两肩胛冈内侧缘连线平第三胸椎，两肩胛骨下角连线平第七胸椎，两髂嵴连线平第四腰椎；前发际正中至后发际正中为 12 寸。

（二）经络画线方法

实训对象体位和姿势：直立位，脱去上衣，露出腰背部。

1. 内行线　从胞中上行，入属脑。

2. 外行线　实训对象直立。后正中线上，尾骨端下，当尾骨端与肛门连线的中点处（长强），第四腰椎棘突下凹陷中（腰阳关），第二腰椎棘突下凹陷中（命门），第七胸椎棘突下凹陷中（至阳），第三胸椎棘突下凹陷中（身柱），第七颈椎棘突下凹陷中（大椎），当后发际正中直上 0.5 寸（哑门），当后发际正中直上 1 寸，枕外隆凸直下，两侧斜方肌之间凹陷中（风府），当前发际正中直上 5 寸（百会），前发际正中直上 1 寸（上星），鼻尖的正中央（素髎），人中沟的上 1/3 与中 1/3 交点处（水沟）。

（三）腧穴定取实训方法

1. 常规取穴方法　实训对象直立，在后正中线上，尾骨端下，当尾骨端与肛门连线的中点处取**长强**（图 2 - 167）。

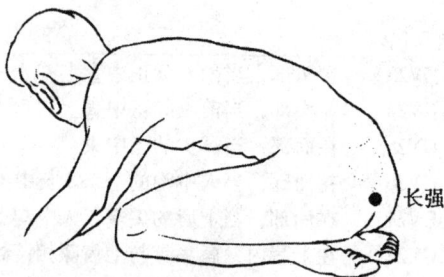

图 2 - 167   督脉经穴（一）

实训对象直立，在后正中线上，适对骶管裂孔处取**腰俞**；两髂嵴最高点连线中点下方凹陷中取**腰阳关**；向上两椎棘突下凹陷中取**命门**；向上三椎棘突下凹陷中取**悬枢**；两肩胛骨下角连线的中点处取**至阳**；向下两椎棘突下凹陷中取**筋缩**；向下三椎棘突下凹陷中取**中枢**；向下四椎棘突下凹陷中取**脊中**；向上一椎棘突下凹陷中取**灵台**；向上两椎棘突下凹陷中取**神道**；两肩胛骨内角连线中点处取**身柱**（图 2 - 168）。

实训对象低头，在颈椎最高点下凹陷中取**大椎**；向下一椎棘突下凹陷中取**陶道**（图 2 - 168）。

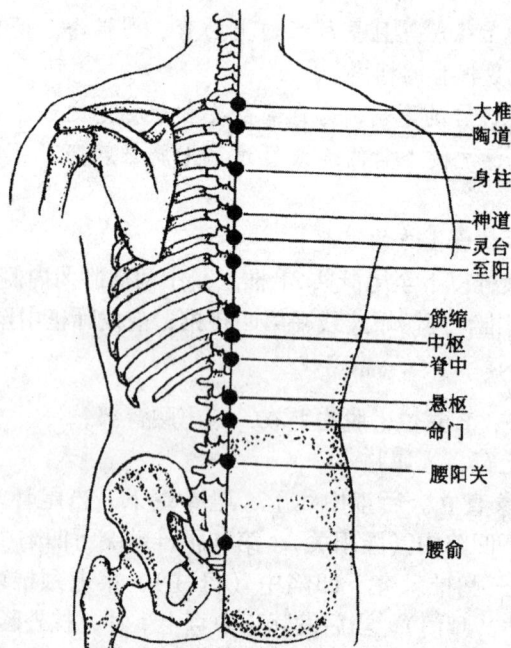

图 2 - 168   督脉经穴（二）

实训对象正坐，头稍仰，后发际正中直上 0.5 寸取**哑门**（图 2 - 169）；后发际正中直上 1 寸取**风府**（图 2 - 169）；前后发际中点后 0.5 寸取**后顶**（图 2 - 169）；前后发际中点前 1

寸取**百会**（图2-170）。此中点与后发际正中连线再取中点，往后0.5寸取**脑户**（图2-170）；往前1寸取**强间**（图2-170）。前后发际正中连线中点与前发际正中连线再取中点，往后0.5寸取**前顶**（图2-170）；往前1寸取**囟会**（图2-170）。前发际正中直上1寸取**上星**（图2-170）；直上0.5寸取**神庭**（图2-170）。两眉毛内侧端中间凹陷即左右攒竹连线中点取**印堂**（图2-171）；鼻尖正中央取**素髎**（图2-171）；人中沟的上1/3与中1/3交点处取**水沟**（图2-171）；当上唇的尖端取**兑端**（图2-171）；唇系带与上齿龈的相接处取**龈交**（图2-172）。

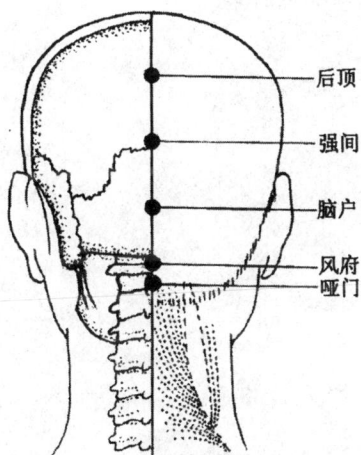

图2-169　督脉经穴（三）

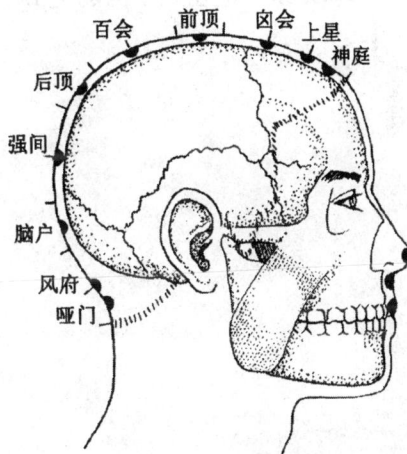

图2-170　督脉经穴（四）

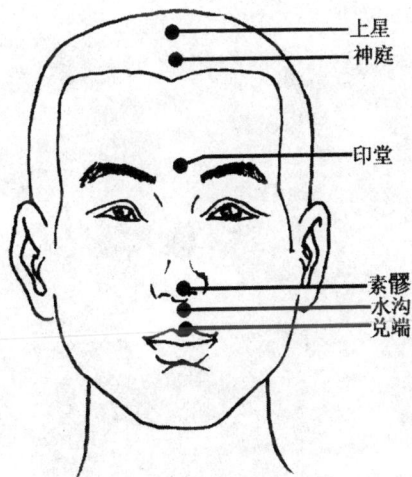

图2-171　督脉经穴（五）

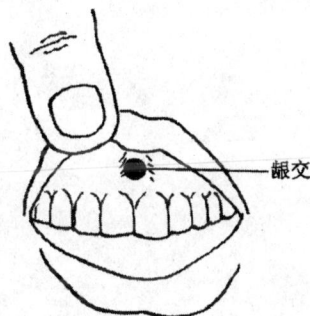

图2-172　督脉经穴（六）

三、常见的错误取穴现象

1. 百会

错误取穴方法　两耳尖连线中点处取穴。

正确取穴方法　应在前后发际正中连线中点向前 1 寸处取穴。

2. 水沟

错误取穴方法　人中沟正中处取穴。

正确取穴方法　应在人中沟的上 1/3 与中 1/3 交点处取穴。

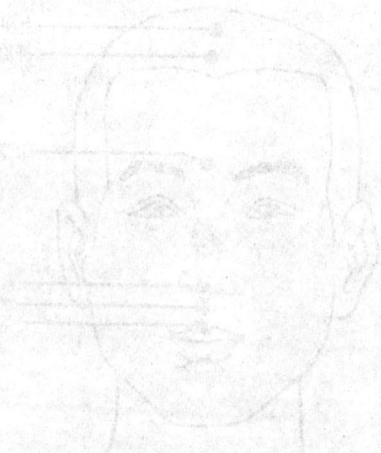

第三章
腧穴分部定位

【实训目的与要求】
掌握不同经脉腧穴的分布规律与取穴方法。

【实训内容与方法】
按照不同部位穴位分布情况，学生2人一组，一人作为实训对象，一人作为操作者，边叙述腧穴部位边用笔标出其准确位置。

第一节　上肢部

一、手、腕部腧穴

（一）手、腕部掌侧腧穴

1. 十宣、中冲
【体位】掌心向上，指尖自然弯曲。
【取法】
（1）十指尖端，距指甲游离缘0.1寸，左右共10穴，为经外奇穴的十宣穴（图3-1）。
（2）中指的尖端为心包经的中冲穴（图3-1）。

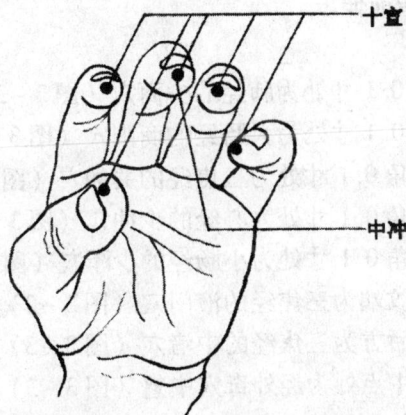

图3-1　上肢腧穴（一）

2. 劳宫、少府、四缝

【体位】掌心向上，手指伸直。

【取法】

（1）在中指掌指关节至腕横纹中点之间做一手掌横平分线，第三掌骨桡侧缘与手掌横平分线的交点处为心包经的劳宫穴（图3-2）。第四、五掌骨之间与手掌横平分线的交点处为心经的少府穴（图3-2）。

（2）第二至五指掌面的近侧端指关节中央为经外奇穴的四缝穴（一侧四穴）（图3-2）。

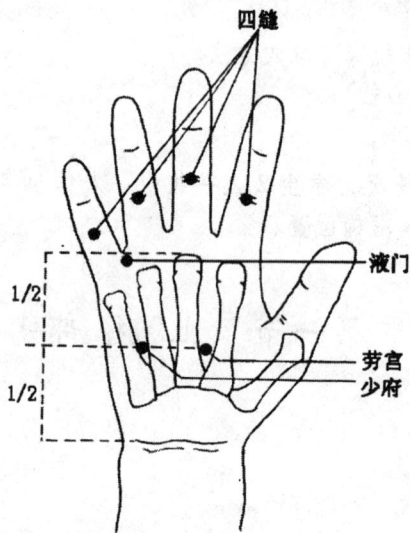

图3-2　上肢腧穴（二）

（二）手、腕部背侧腧穴

1. 少商、商阳、关冲、液门、中渚、少冲、少泽、中魁、大骨空、小骨空、八邪、外劳宫、腰痛

【体位】手背向上，手指前伸。

【取法】

（1）拇指桡侧距指甲角0.1寸处为肺经的少商穴（图3-3）。

（2）食指桡侧距指甲角0.1寸处为大肠经的商阳穴（图3-3）。

（3）无名指尺侧距指甲角0.1寸处为三焦经的关冲穴（图3-3）。

（4）手小指桡侧距指甲角0.1寸处为心经的少冲穴（图3-3）。

（5）手小指尺侧距指甲角0.1寸处为小肠经的少泽穴（图3-3）。

（6）第四、五指之间缝纹端为三焦经的液门穴（图3-2）。

（7）第四、五掌指关节后方为三焦经的中渚穴（图3-3）。

（8）中指近端指关节的中点处为经外奇穴中魁（图3-3）。

（9）大拇指关节的中点处为经外奇穴大骨空（图3-3）。

（10）小指近端指关节的中点处为经外奇穴小骨空（图3-3）。

（11）第一至第五指蹼缘后方为经外奇穴八邪，一侧四穴（图 3 - 3）。

（12）第二、三掌骨之间，掌指关节后 0.5 寸处为经外奇穴外劳宫，又称落枕穴（图 3 - 3）。

（13）在贴近第二、三掌骨基底部和第四、五掌骨基底部前方的缝隙中为经外奇穴腰痛穴，一侧 2 穴（图 3 - 3）。

（14）在腕背横纹上，腕背横纹桡侧，手拇指向上翘起时，当拇短伸肌腱与拇长伸肌腱之间的凹陷中为大肠经的阳溪穴（图 3 - 4）。

（15）在腕背横纹上，指总伸肌腱的尺侧缘为三焦经的阳池穴（图 3 - 5）。

（16）在腕背横纹上，腕背横纹尺侧，尺骨茎突与三角骨之间的凹陷处为小肠经的阳谷穴（图 3 - 6）。

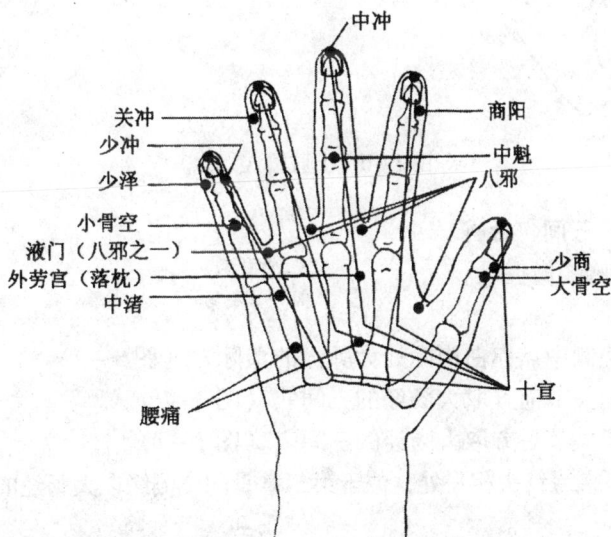

图 3 - 3　上肢腧穴（三）

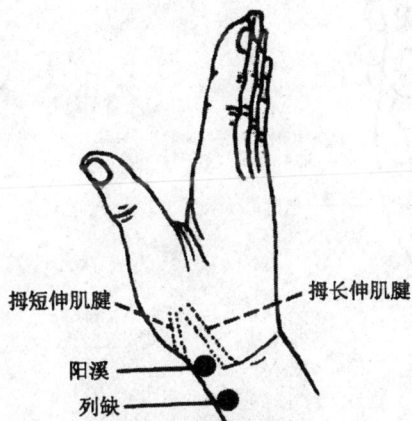

图 3 - 4　上肢腧穴（四）

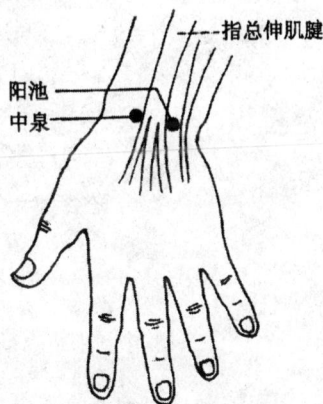

图 3 - 5　上肢腧穴（五）

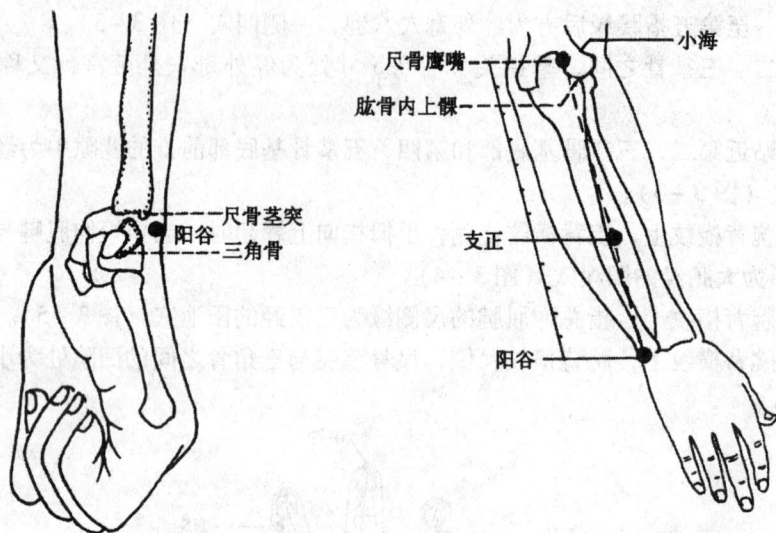

图 3-6　上肢腧穴（六）

2. 鱼际、二间、三间、合谷

【体位】手掌向胸，微握拳。

【取法】

（1）第一掌骨桡侧中点赤白肉际处为肺经的鱼际穴（图 3-7）。

（2）在第二掌指关节前方取大肠经的二间穴（图 3-7）。

（3）在第二掌指关节后方取大肠经的三间穴（图 3-7）。

（4）第一、二指蹼缘纹头相平处，位于第二掌骨的桡侧缘取大肠经的合谷穴（图 3-7）。

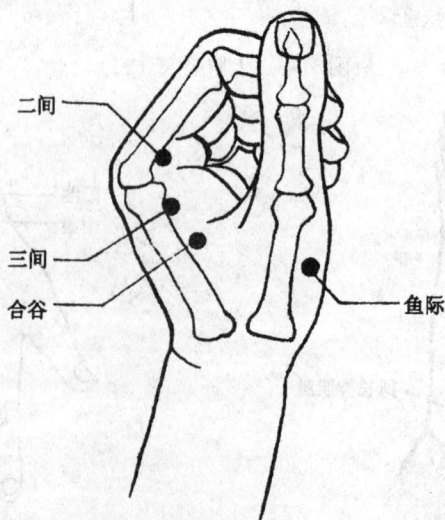

图 3-7　上肢腧穴（七）

3. 前谷、后溪、腕骨

【体位】手臂自然前伸，手掌向上，微握拳外旋。

【取法】

（1）在第五掌指关节前，赤白肉际处为小肠经的前谷穴（图3－8）。

（2）在第五掌指关节后，平掌横纹头处为小肠经的后溪穴（图3－8）。

（3）在第五掌骨基底的赤白肉际处为小肠经的腕骨穴（图3－8）。

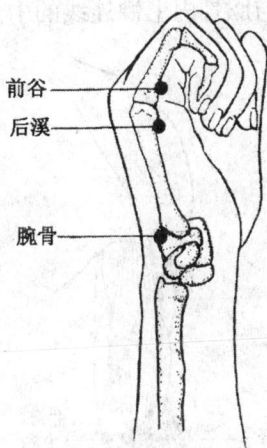

图3－8　上肢腧穴（八）

二、前臂腧穴

（一）前臂掌侧面腧穴

太渊、大陵、神门、经渠、孔最、尺泽、内关、间使、二白、郄门、曲泽、阴郄、通里、灵道、少海

【体位】前臂掌侧面向上（腕横纹至肘横纹为12寸）。

【取法】

（1）在掌后第一道腕横纹上，腕横纹桡侧，桡动脉的桡侧为肺经的太渊穴（图3－9）。

（2）腕横纹中，掌长肌腱与桡侧腕屈肌腱之间为心包经的大陵穴（图3－9）。

（3）腕横纹尺侧，尺侧腕屈肌腱的桡侧为心经的神门穴（图3－9）。

（4）在太渊穴上1寸，桡动脉的桡侧为肺经的经渠穴（图3－9）。

（5）在太渊与尺泽的连线上，太渊穴上7寸处为肺经的孔最穴（图3－9）。

（6）微屈肘，在肘横纹上，肱二头肌腱的桡侧缘处为肺经的尺泽穴（图3－9）。

（7）在掌长肌腱与桡侧腕屈肌腱之间，腕横纹上2寸处为心包经的内关穴（图3－9）。

（8）在掌长肌腱与桡侧腕屈肌腱之间，腕横纹上3寸处为心包经的间使穴（图3－9）。

（9）腕横纹上4寸，桡侧腕屈肌腱的两侧缘处为经外奇穴二白穴，一侧两穴（图3－9）。

（10）在掌长肌腱与桡侧腕屈肌腱之间，腕横纹上 5 寸处为心包经的郄门穴（图 3 - 9）。

（11）微屈肘，在肘横纹上肱二头肌腱尺侧缘处为心包经的曲泽穴（图 3 - 9）。

（12）在尺侧腕屈肌腱的桡侧，腕横纹上 0.5 寸为心经的阴郄穴（图 3 - 9）。

（13）在尺侧腕屈肌腱的桡侧，腕横纹上 1 寸为心经的通里穴（图 3 - 9）。

（14）在尺侧腕屈肌腱的桡侧，腕横纹上 1.5 寸为心经的灵道穴（图 3 - 9）。

（15）屈肘，在肘横纹内侧端与肱骨内上髁连线的中点为心经的少海穴（图 3 - 9）。

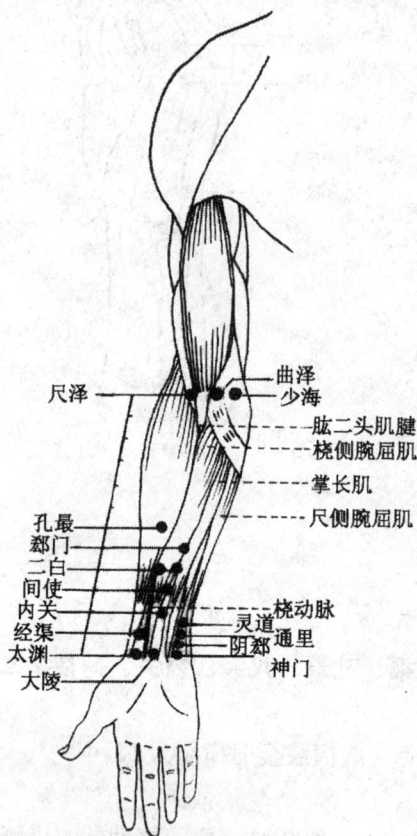

图 3 - 9　上肢腧穴（九）

（二）前臂背侧面腧穴

中泉、外关、支沟、会宗、三阳络、四渎、肘尖、养老

【体位】屈肘，掌心向面（腕背横纹至肘尖为 12 寸）。

【取法】

（1）在腕背横纹上，指总伸肌腱的桡侧缘为经外奇穴的中泉穴（图 3 - 10）。

（2）在尺、桡骨之间，腕背横纹上 2 寸为三焦经的外关穴（图 3 - 11）。

（3）在尺、桡骨之间，腕背横纹上 3 寸为三焦经的支沟穴（图 3 - 11）。

（4）在尺、桡骨之间，腕背横纹上3寸，紧靠尺骨的桡侧缘为三焦经的会宗穴（图3－11）。

（5）在尺、桡骨之间，腕背横纹上4寸为三焦经的三阳络穴（图3－11）。

（6）在尺、桡骨之间，肘尖下5寸为三焦经的四渎穴（图3－11）。

（7）屈肘，在尺骨鹰嘴尖端为经外奇穴肘尖穴（图3－11）。

（8）以手向胸，在平尺骨小头最高点桡侧缘的缝隙中为小肠经的养老穴（图3－12）。

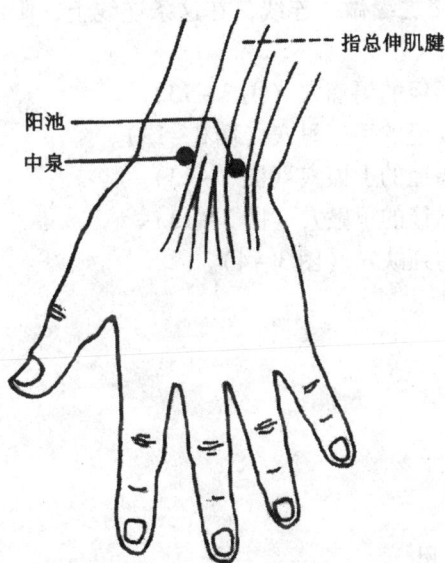

图3－10　上肢腧穴（十）

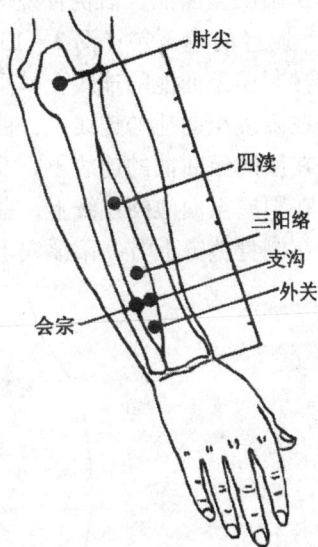

图3－11　上肢腧穴（十一）

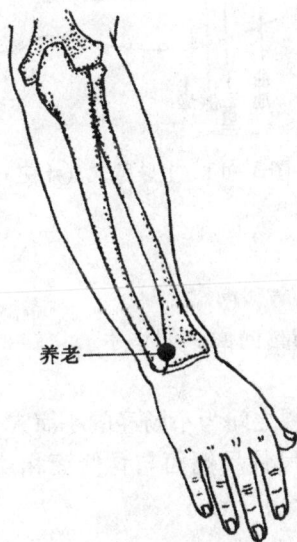

图3－12　上肢腧穴（十二）

（三）前臂桡侧面腧穴

曲池、偏历、温溜、手三里、上廉、下廉、列缺

【体位】屈肘横臂，掌心向面。

【取法】

（1）肘横纹外侧端与肱骨外上髁连线中点为大肠经的曲池穴（图3－13）。

（2）从阳溪至曲池，沿桡骨桡侧面与后侧面相交之缘做一连线，在这条连线上，阳溪上2寸为大肠经的偏历穴（图3－13）。

（3）在阳溪至曲池的连线上，阳溪上3寸为大肠经的温溜穴（图3－13）。

（4）在阳溪至曲池的连线上，曲池下2寸为大肠经的手三里穴（图3－13）。

（5）在阳溪至曲池的连线上，曲池下3寸为大肠经的上廉穴（图3－13）。

（6）在阳溪至曲池的连线上，曲池下4寸为大肠经的下廉穴（图3－13）。

（7）在桡骨茎突上方，阳溪穴上1.5寸为肺经的列缺穴（图3－4）。

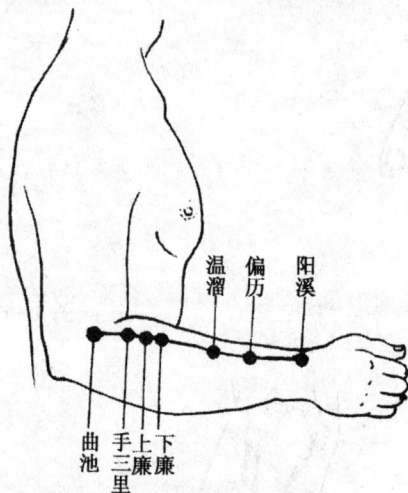

图3－13　上肢腧穴（十三）

（四）前臂尺侧面腧穴

小海、支正

【体位】前臂与大臂垂直，拇指向面，似举手。

【取法】

（1）在尺骨鹰嘴与肱骨内上髁之间为小肠经的小海穴（图3－6）。

（2）在阳谷与小海之间，沿尺骨尺侧面与背侧面相交之缘做一连线，在这条连线上，阳谷上5寸为小肠经的支正穴（图3－6）。

三、上臂腧穴

（一）上臂前面腧穴

极泉、青灵、天泉、天府、侠白

【体位】上肢略前伸，掌心向上（大臂前侧面，从腋前纹头至肘横纹为9寸）。

【取法】

（1）举臂开腋，在腋窝顶点，腋动脉的前方为心经的极泉穴（图3-14）。

（2）少海上3寸，肘二头肌的内侧沟中为心经的青灵穴（图3-14）。

（3）在腋纹头下2寸，肱二头肌长短头之间为心包经的天泉穴（图3-15）。

（4）在肱二头肌的桡侧缘，腋前纹头下3寸为肺经的天府穴（图3-16）。

（5）在肱二头肌的桡侧缘，腋前纹头下4寸为肺经的侠白穴（图3-16）。

（二）上臂外、后面腧穴

1. 肩髃、肩髎

【体位】上肢外展平伸。

【取法】

（1）臂外展平伸，肩峰前下方的凹陷处为大肠经的肩髃穴（图3-17）。

（2）臂外展平伸，肩峰后下方的凹陷处为三焦经的肩髎穴（图3-18）。

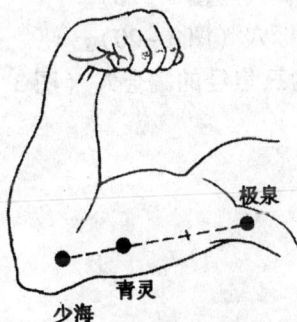

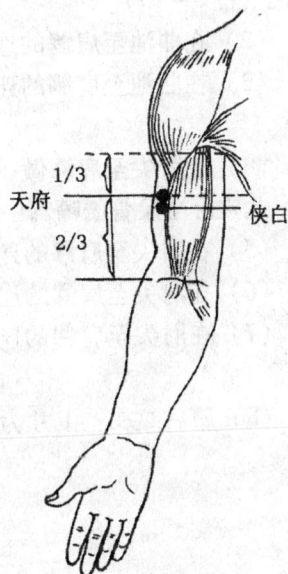

图3-14　上肢腧穴（十四）　　　图3-15　上肢腧穴（十五）　　　图3-16　上肢腧穴（十六）

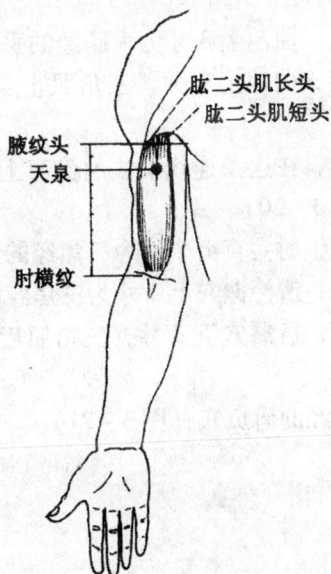

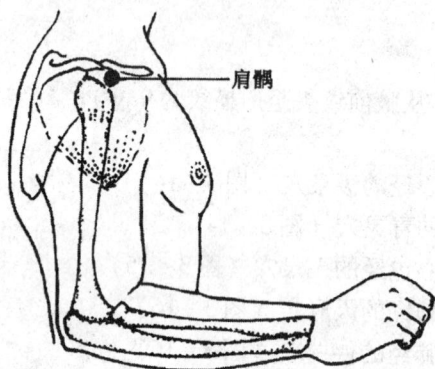

图 3 - 17   上肢腧穴（十七）

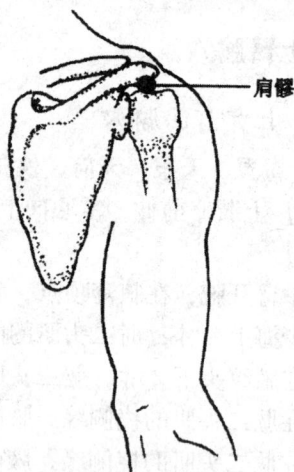

图 3 - 18   上肢腧穴（十八）

2. 肘髎、手五里、臂臑、天井、清泠渊、消泺、臑会、肩贞

【体位】上肢自然下垂。

【取法】

（1）从曲池至肩髃做一连线，在这条连线上，曲池外上 1 寸，肱骨边缘为大肠经的肘髎穴（图 3 - 19）。

（2）在曲池至肩髃的连线上，曲池上 3 寸为大肠经的手五里穴（图 3 - 19）。

（3）在曲池至肩髃的连线上，曲池上 7 寸，三角肌止点处为大肠经的臂臑穴（图 3 - 19）。

（4）从肘尖至肩髎做一连线，在这条连线上，肘尖直上 1 寸的凹陷处为三焦经的天井穴，此穴恰当尺骨鹰嘴窝中（图 3 - 20）。

（5）在肘尖至肩髎的连线上，肘尖直上 2 寸为三焦经的清泠渊穴（图 3 - 20）。

（6）在肘尖至肩髎的连线上，清泠渊穴上 3 寸为三焦经的消泺穴（图 3 - 20）。

（7）在肘尖至肩髎的连线上，肩髎穴下 3 寸，三角肌后缘为三焦经的臑会穴（图 3 - 20）。

（8）腋后纹头上 1 寸为小肠经的肩贞穴（图 3 - 21）。

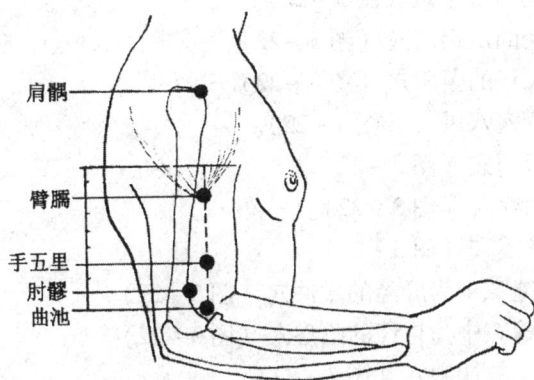

图 3-19　上肢腧穴（十九）

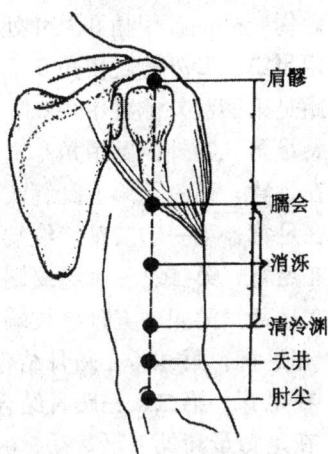

图 3-20　上肢腧穴（二十）

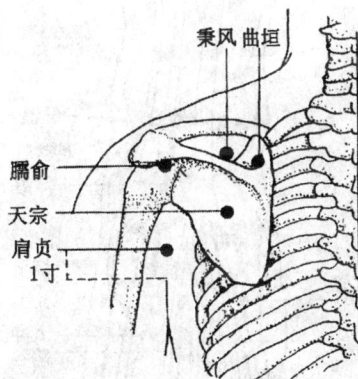

图 3-21　上肢腧穴（二十一）

第二节　下　肢　部

一、足部腧穴

（一）足背部腧穴

隐白、大敦、厉兑、足窍阴、至阴、八风、行间、内庭、侠溪、太冲、陷谷、冲阳、地五会、足临泣

【体位】足掌着地。

【取法】

（1）距拇趾内侧趾甲角0.1寸处为脾经的隐白穴（图3-22）。

（2）距拇趾外侧趾甲角 0.1 寸处为肝经的大敦穴（图 3 - 22）。

（3）距足第二趾外侧趾甲角 0.1 寸处为胃经的厉兑穴（图 3 - 22）。

（4）距足第四趾外侧趾甲角 0.1 寸处为胆经的足窍阴穴（图 3 - 22）。

（5）距足第五趾外侧趾甲角 0.1 寸处为膀胱经的至阴穴（图 3 - 22）。

（6）在足背，第一至第五趾缝纹端为经外奇穴八风穴（图 3 - 22）。

（7）在足背，第一、二趾缝纹端为肝经的行间穴（图 3 - 22）。

（8）在足背，第二、三趾缝纹端为胃经的内庭穴（图 3 - 22）。

（9）在足背，第四、五趾缝纹端为胆经的侠溪穴（图 3 - 22）。

（10）在足背，第一、二跖骨结合部前方的缝隙中为肝经的太冲穴（图 3 - 22）。

（11）在足背，第二、三跖骨结合部前方的缝隙中为胃经的陷谷穴（图 3 - 22）。

（12）在足背最高处，足背动脉的外侧为胃经的冲阳穴（图 3 - 22）。

（13）在足背第四、五跖骨之间，小趾伸肌腱的内侧为胆经的地五会穴（图 3 - 22）。

（14）在足背第四、五跖骨之间，小趾伸肌腱的外侧为胆经的足临泣穴（图 3 - 22）。

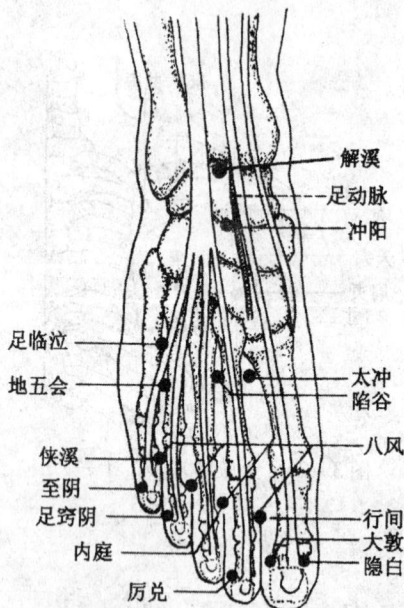

图 3 - 22　下肢腧穴（一）

（二）足底部腧穴

涌泉、独阴、气端

【体位】足背屈曲，足掌上仰。

【取法】

（1）足趾屈曲时，足前部凹陷处，约当足底 2、3 趾缝纹头端与足跟连线的前 1/3 与中 1/3 交点处为肾经的涌泉穴（图 3 - 23）。

（2）在足第二趾的跖侧，趾关节的中点为经外奇穴独阴穴（图 3 - 23）。

（3）十趾端中央，距趾甲游离缘 0.1 寸为经外奇穴的气端穴，左右共 10 穴（图 3-24）。

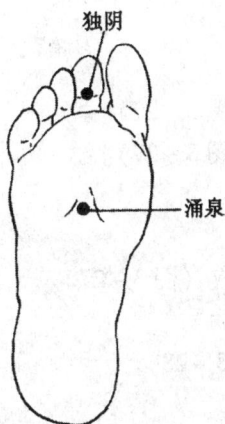

图 3-23　下肢腧穴（二）

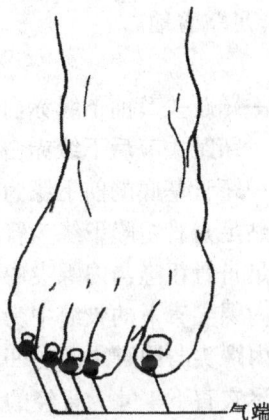

图 3-24　下肢腧穴（三）

（三）足外侧、踝部腧穴

足通谷、束骨、京骨、金门、申脉、丘墟、外踝尖、昆仑、仆参

【体位】足掌着地。

【取法】

（1）在第五跖趾关节前缘赤白肉际处为膀胱经的足通谷穴（图 3-25）。

（2）在第五跖趾关节后缘赤白肉际处为膀胱经的束骨穴（图 3-25）。

（3）在第五跖骨粗隆下方赤白肉际处为膀胱经的京骨穴（图 3-25）。

（4）在骰骨下缘处为膀胱经的金门穴（图 3-25）。

（5）在外踝尖直下方的骨缝凹陷中为膀胱经的申脉穴（图 3-25）。

（6）在外踝尖最高处为经外奇穴的外踝尖穴（图 3-25）。

（7）在外踝前下方趾长伸肌腱的外侧为胆经的丘墟穴（图 3-25）。

（8）在外踝尖与跟腱之间的凹陷中为膀胱经的昆仑穴（图 3-26）。

（9）昆仑直下赤白肉际处为膀胱经的仆参穴（图 3-26）。

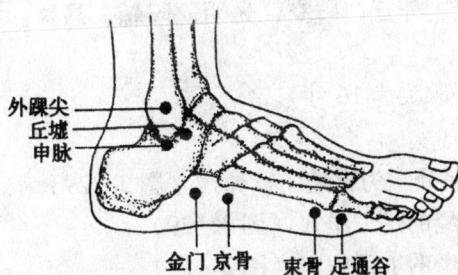

图 3-25　下肢腧穴（四）

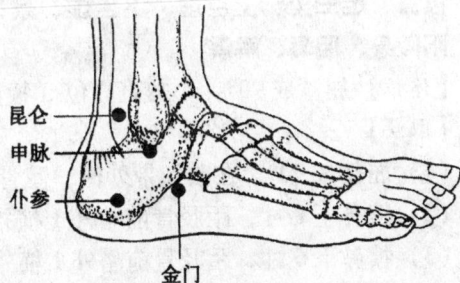

图 3-26　下肢腧穴（五）

（四）足内侧、踝部腧穴

大都、太白、公孙、然谷、商丘、照海、太溪、水泉、大钟、内踝尖

【体位】足掌着地。

【取法】

（1）第一跖趾关节前下缘赤白肉际处为脾经的大都穴（图3－27）。

（2）第一跖趾关节后下缘赤白肉际处为脾经的太白穴（图3－27）。

（3）第一跖骨基底的前下缘为脾经的公孙穴（图3－27）。

（4）紧贴足舟骨粗隆下缘为肾经的然谷穴（图3－27）。

（5）在足舟骨粗隆与内踝尖中间的缝隙中为脾经的商丘穴（图3－27）。

（6）在内踝尖直下的骨缝中为肾经的照海穴（图3－28）。

（7）在内踝尖与跟腱之间的凹陷中为肾经的太溪穴（图3－28）。

（8）太溪穴直下1寸为肾经的水泉穴（图3－28）。

（9）在跟腱前缘，平太溪与水泉之间为肾经的大钟穴（图3－28）。

（10）内踝尖最高处为经外奇穴内踝尖（图3－28）。

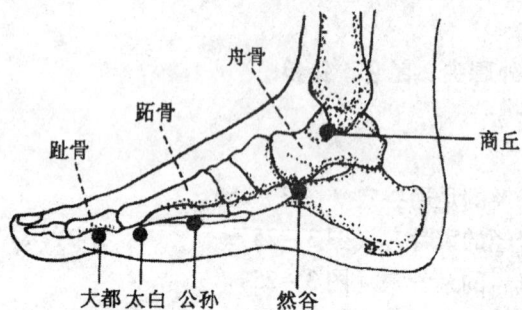

图3－27　下肢腧穴（六）

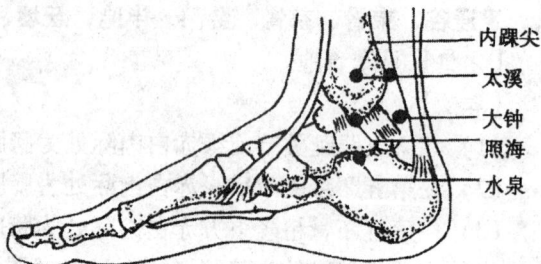

图3－28　下肢腧穴（七）

二、小腿部腧穴

（一）小腿外侧面（含膝关节和踝关节）腧穴

犊鼻、足三里、上巨虚、下巨虚、条口、丰隆、外丘、阳交、光明、阳辅、悬钟、阑尾、阳陵泉、胆囊、解溪

【体位】屈膝成90°，小腿直立位（犊鼻穴至外踝尖为16寸）。

【取法】

（1）屈膝成90°，在髌韧带外侧，髌骨下缘凹陷处，为胃经的犊鼻穴（图3－29）。

（2）犊鼻下3寸，距胫骨前嵴外1横指处为胃经的足三里穴（图3－29）。

（3）犊鼻下6寸，距胫骨前嵴外1横指处为胃经的上巨虚穴（图3－29）。

（4）犊鼻下9寸，距胫骨前嵴外1横指处为胃经的下巨虚穴（图3－29）。

（5）犊鼻下8寸，距胫骨前嵴外1横指处为胃经的条口穴（图3－29）。

（6）条口外侧，距胫骨前缘外2横指处为胃经的丰隆穴（图3-29）。

（7）在外踝尖上7寸，腓骨前缘处为胆经的外丘穴（图3-30）。

（8）在外踝尖上7寸，与外丘穴相平，腓骨后缘处为胆经的阳交穴（图3-31）。

（9）在外踝尖上5寸，腓骨前缘处为胆经的光明穴（图3-31）。

（10）在外踝尖上4寸，腓骨前缘稍前处为胆经的阳辅穴（图3-31）。

（11）在外踝尖上3寸，腓骨前缘处为胆经的悬钟穴（图3-31）。

（12）犊鼻下5寸，距胫骨前嵴外1横指处为经外奇穴阑尾穴（图3-29）。

（13）腓骨小头前下方凹陷处为胆经的阳陵泉穴（图3-30）。

（14）阳陵泉直下2寸处为经外奇穴胆囊穴（图3-30）。

（15）小腿伸直，在足背横纹中央凹陷中，拇长伸肌腱与趾长伸肌腱之间为胃经的解溪穴（图3-29）。

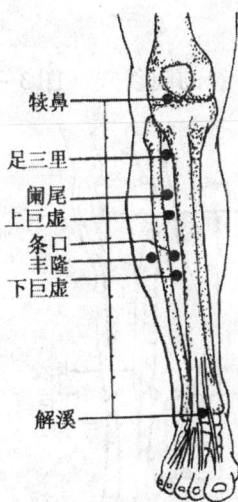

图3-29　下肢腧穴（八）

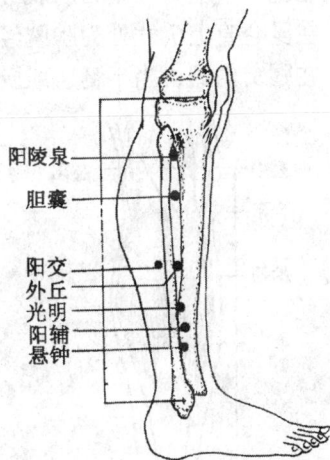

图3-30　下肢腧穴（九）

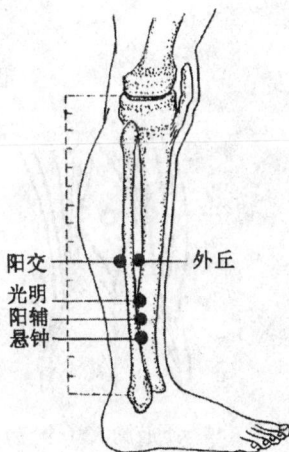

图3-31　下肢腧穴（十）

（二）小腿后侧面腧穴

委中、委阳、合阳、承筋、承山、跗阳、飞扬、阴谷

【体位】下肢站立位（委中至外踝尖为 16 寸）。

【取法】

（1）腘横纹正中央处为膀胱经的委中穴（图 3－32）。

（2）腘横纹外侧端股二头肌肌腱内侧缘处为膀胱经的委阳穴（图 3－32）。

（3）委中下 2 寸为膀胱经的合阳穴（图 3－32）。

（4）委中下 5 寸为膀胱经的承筋穴（图 3－32）。

（5）在委中与昆仑之间，当伸直小腿或上提足跟时腓肠肌肌腹下出现的凹陷处为承山穴（图 3－32）。

（6）在昆仑直上 3 寸处为膀胱经的跗阳穴（图 3－33）。

（7）在昆仑直上 7 寸处为膀胱经的飞扬穴（图 3－33）。

（8）在腘窝内侧，当半腱肌肌腱与半膜肌肌腱之间为肾经的阴谷穴（图 3－34）。

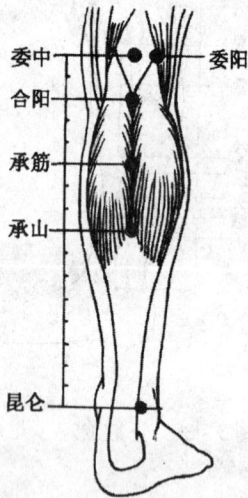

图 3－32　下肢腧穴（十一）

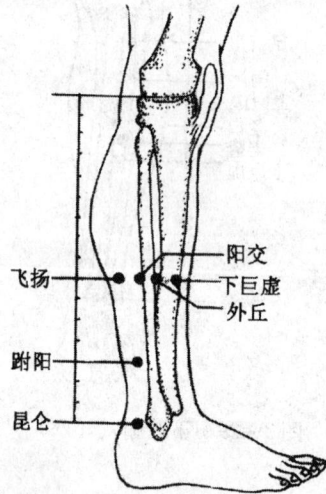

图 3－33　下肢腧穴（十二）

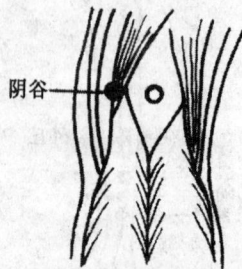

图 3－34　下肢腧穴（十三）

（三）小腿内侧面腧穴

复溜、交信、筑宾、三阴交、漏谷、阴陵泉、地机、膝关、中封、中都、蠡沟、内膝眼

【体位】下肢站立位（胫骨内侧髁下缘至内踝尖为13寸）。

【取法】

（1）太溪穴直上2寸，跟腱前缘为肾经的复溜穴（图3-35）。

（2）在复溜穴前0.5寸，胫骨内侧面后缘为肾经的交信穴（图3-35）。

（3）太溪穴直上5寸，腓肠肌内侧肌腹下缘为肾经的筑宾穴（图3-35）。

（4）内踝尖上3寸，胫骨内侧缘处为脾经的三阴交穴（图3-35）。

（5）内踝尖上6寸，胫骨内侧缘处为脾经的漏谷穴（图3-35）。

（6）胫骨内侧髁下方凹陷处为脾经的阴陵泉穴（图3-35）。

（7）阴陵泉下3寸，胫骨内侧缘处为脾经的地机穴（图3-35）。

（8）阴陵泉后1寸为肝经的膝关穴，正当腓肠肌内侧头的上部（图3-35）。

（9）在足背横纹的骨缝中，足背处最靠内侧的肌腱为胫骨前肌腱，此肌腱的内侧为肝经的中封穴（图3-36）。

（10）在胫骨内侧面的中央，内踝尖上5寸为肝经的中都穴（图3-37）。

（11）在胫骨内侧面的中央，内踝尖上7寸为肝经的蠡沟穴（图3-37）。

（12）屈膝成90°，在髌韧带内侧，髌骨下缘的凹陷中为经外奇穴内膝眼，与犊鼻合称为膝眼（图3-38）。

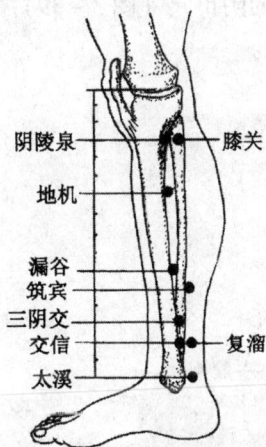

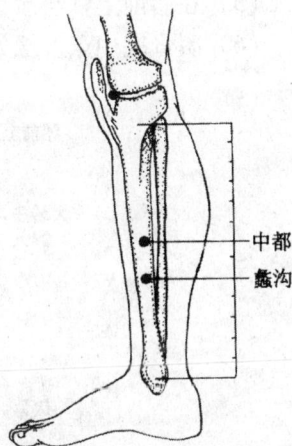

图3-35　下肢腧穴（十四）　　图3-36　下肢腧穴（十五）　　图3-37　下肢腧穴（十六）

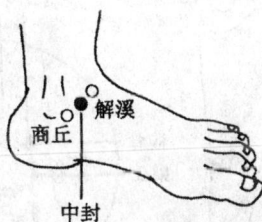

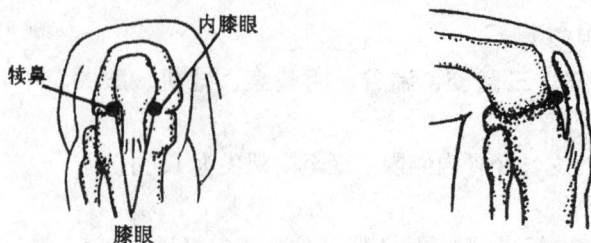

图 3-38   下肢腧穴（十七）

三、大腿部腧穴

（一）大腿前侧面腧穴

髀关、伏兔、梁丘、髋骨、阴市、鹤顶

【体位】大腿自然站立（髌骨下缘至股骨大转子高点为 18 寸）。

【取法】

（1）屈髋时平会阴，缝匠肌的外侧凹陷处为胃经的髀关穴（图 3-39）。

（2）在髂前上棘与髌骨底外缘之间做一连线，在这条连线上，髌底上 6 寸为胃经的伏兔穴（图 3-39）。

（3）在髂前上棘与髌骨底外缘的连线上，髌底上 2 寸为胃经的梁丘穴（图 3-39）。

（4）梁丘两旁各 1.5 寸为经外奇穴的髋骨穴（图 3-39）。

（5）在髂前上棘与髌骨底外缘的连线上，梁丘上 1 寸为胃经的阴市穴（图 3-39）。

（6）髌骨底中点上缘处的凹陷为经外奇穴鹤顶穴（图 3-39）。

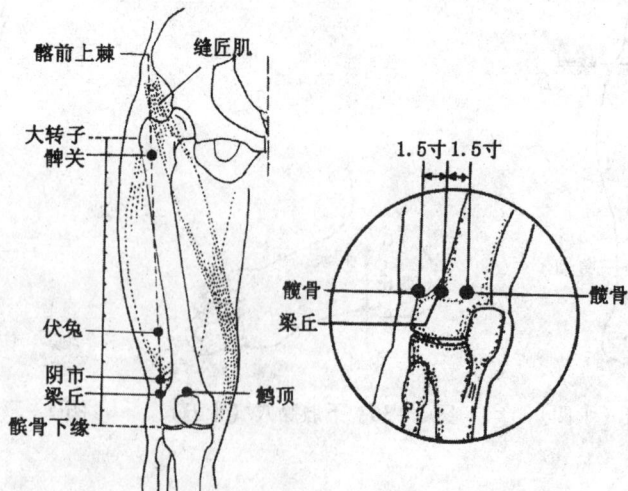

图 3-39   下肢腧穴（十八）

（二）大腿外侧面腧穴

风市、中渎、膝阳关

【体位】大腿自然站立（臀横纹至腘横纹为 14 寸）。

【取法】

（1）垂手直立时中指尖处，当大腿外侧的中线上，腘横纹上 7 寸为胃经的风市穴（图 3 – 40）。

（2）当大腿外侧的中线上，风市下 2 寸为胆经的中渎穴，正当股外侧肌与股二头肌之间（图 3 – 40）。

（3）股骨外上髁上缘凹陷中为胆经的膝阳关穴（图 3 – 40）。

（三）大腿后侧面腧穴

承扶、殷门、浮郄

【体位】大腿自然站立（臀横纹至腘横纹为 14 寸）。

【取法】

（1）臀横纹中点处为膀胱经的承扶穴（图 3 – 41）。

（2）在承扶与委中的连线上，承扶下 6 寸为膀胱经的殷门穴（图 3 – 41）。

（3）委阳穴直上 1 寸，当股二头肌肌腱的内缘为膀胱经的浮郄穴（图 3 – 41）。

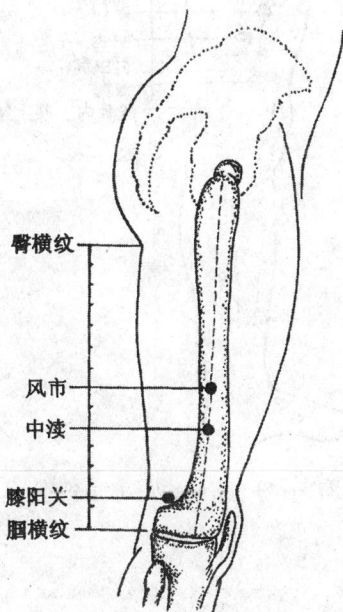

图 3 – 40　下肢腧穴（十九）

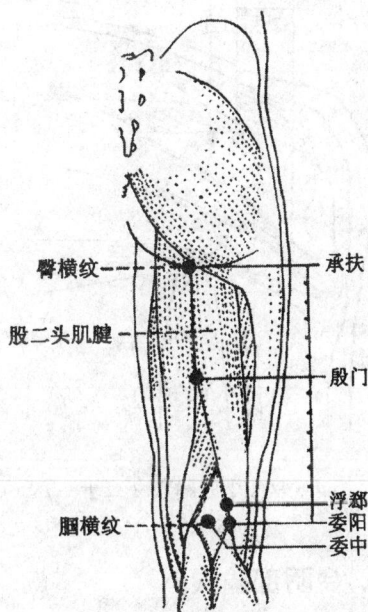

图 3 – 41　下肢腧穴（二十）

（四）大腿内侧面腧穴

血海、百虫窝、箕门、曲泉、足五里、阴包、阴廉

【体位】大腿自然站立（耻骨联合上缘至股骨内上髁上缘为 18 寸）。

【取法】

（1）髌底内侧端上2寸，当股四头肌内侧头的隆起处为脾经的血海穴（图3－42）。

（2）髌底内侧端上3寸，即血海上1寸为经外奇穴百虫窝（图3－42）。

（3）大腿内侧，在血海与冲门的连线上，血海上6寸为脾经的箕门穴（图3－43）。

（4）屈膝，当膝关节内侧面横纹内侧端，股骨内侧髁的后缘，半腱肌上端的前缘凹陷处为肝经的曲泉穴（图3－42）。

（5）当股骨内上髁下4寸，股内侧肌与缝匠肌之间为肝经的阴包穴（图3－43）。

（6）当气冲穴直下3寸，大腿根部，耻骨结节下方，长收肌的外缘为肝经的足五里穴（图3－43）。

（7）当气冲穴直下2寸，大腿根部，耻骨结节下方，长收肌的外缘为肝经的阴廉穴（图3－43）。

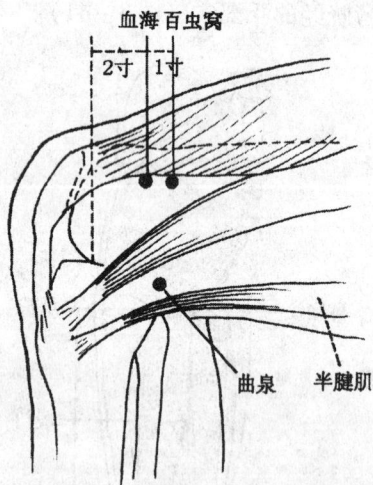

图3－42　下肢腧穴（二十一）

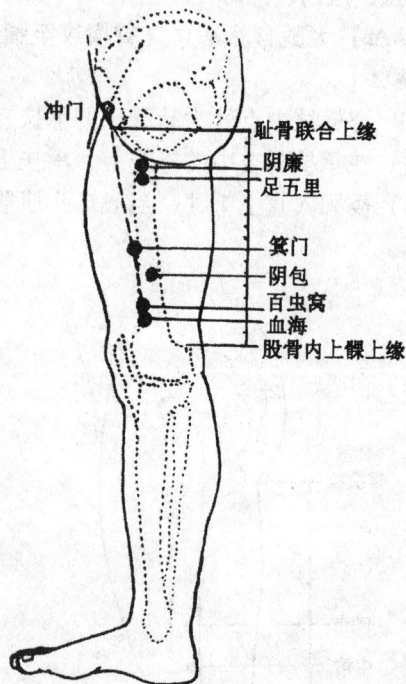

图3－43　下肢腧穴（二十二）

四、会阴部腧穴

长强、会阴

【体位】屈膝仰卧位。

【取法】

（1）尾骨端与肛门连线中点处为督脉的长强穴（图3－44）。

（2）会阴部的正中央为任脉的会阴穴（图3－45）。

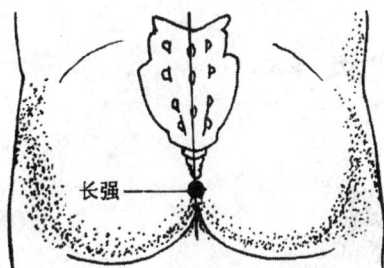

图 3-44　下肢腧穴（二十三）

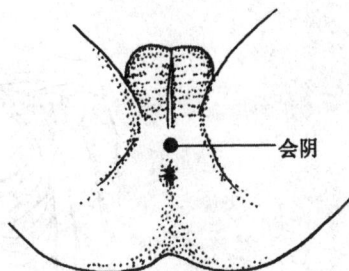

图 3-45　下肢腧穴（二十四）

第三节　肩颈部

一、肩部腧穴

肩井、巨骨、缺盆

【体位】上肢自然下垂。

【取法】

（1）大椎与肩峰端连线的中点处为胆经的肩井穴，与乳中在一条直线上（图3-46）。

（2）锁骨肩峰端与肩胛冈之间的凹陷处为大肠经的巨骨穴（图3-47）。

（3）锁骨上窝中央距前正中线4寸处为胃经的缺盆穴（图3-48）。

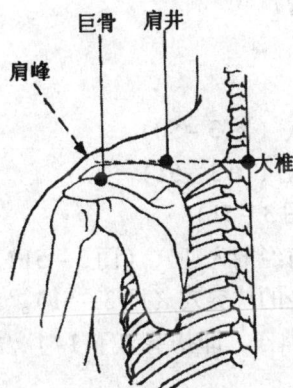

图 3-46　肩颈部腧穴（一）

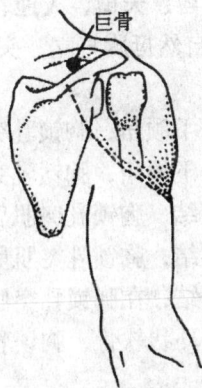

图 3-47　肩颈部腧穴（二）

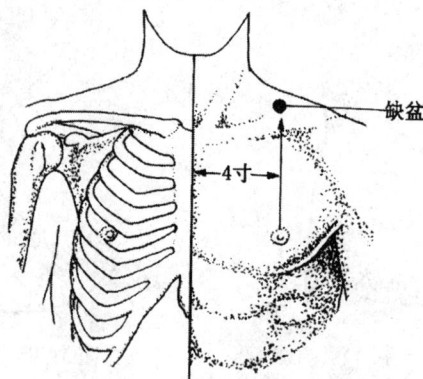

图 3 - 48　肩颈部腧穴（三）

二、颈项部腧穴

（一）颈前正中腧穴

天突、廉泉

【体位】颈前部，下颌稍向上仰。

【取法】

（1）在前正中线上，胸骨上窝中点处为任脉的天突穴（图 3 - 49）。

（2）在前正中线上，喉结上方，舌骨上缘凹陷处为任脉的廉泉穴（图 3 - 49）。

（二）颈外侧部腧穴

天牖、天容、天窗、人迎、扶突、天鼎、水突、气舍

【体位】自然挺胸直立，头略转向一侧。

【取法】

（1）横平下颌角，胸锁乳突肌后缘为三焦经的天牖穴（图 3 - 50）。

（2）横平下颌角，胸锁乳突肌前缘为小肠经的天容穴（图 3 - 51）。

（3）平喉结，胸锁乳突肌后缘为小肠经的天窗穴（图 3 - 51）。

（4）平喉结，胸锁乳突肌前缘，颈总动脉搏动处为胃经的人迎穴（图 3 - 51）。

（5）平喉结，在胸锁乳突肌的前、后缘之间为大肠经的扶突穴（图 3 - 51）。

（6）横平环状软骨，胸锁乳突肌后缘为大肠经的天鼎穴，即扶突直下 1 寸，横平水突（图 3 - 51）。

（7）横平环状软骨，胸锁乳突肌前缘为胃经的水突穴（图 3 - 51）。

（8）在锁骨内侧端上缘，胸锁乳突肌的胸骨头与锁骨头之间为胃经的气舍穴（图 3 - 51）。

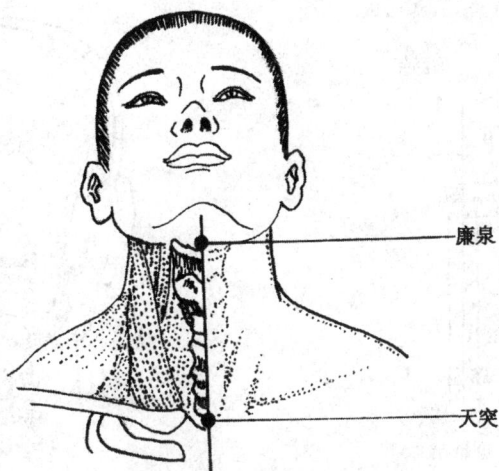

图 3-49　肩颈部腧穴（四）

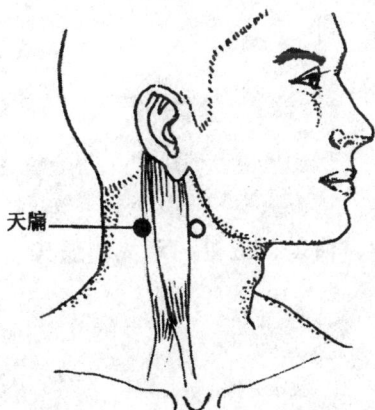

图 3-50　肩颈部腧穴（五）

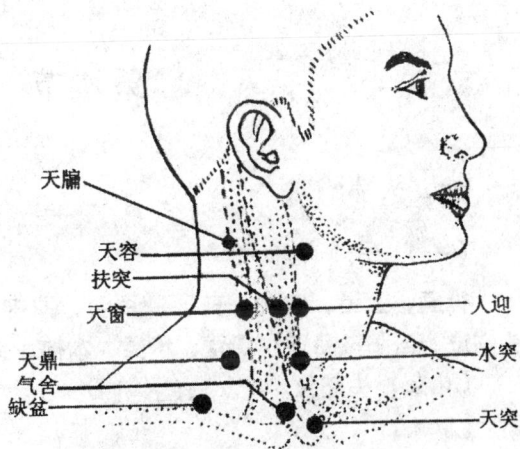

图 3-51　肩颈部腧穴（六）

（三）项部腧穴

大椎、定喘、颈百劳、天柱

【体位】头项正位。

【取法】

（1）在后正中线上，第七颈椎棘突下为督脉的大椎穴（图 3-52）。

（2）大椎旁开 0.5 寸为经外奇穴定喘（图 3-52）。

（3）大椎直上 2 寸，后正中线旁开 1 寸为经外奇穴颈百劳（图 3-52）。

（4）后发际正中直上 0.5 寸，旁开 1.3 寸，斜方肌外缘为膀胱经的天柱穴（图 3-52）。

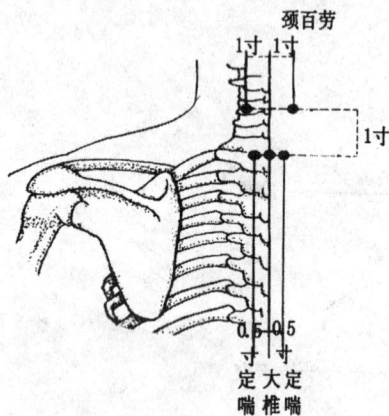

图 3－52　肩颈部腧穴（七）

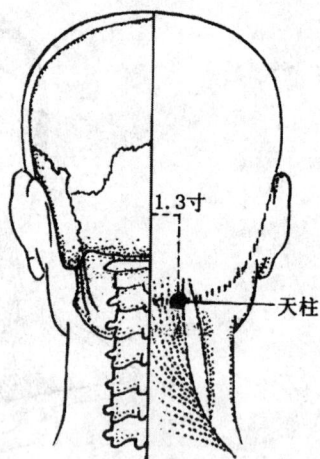

图 3－53　肩颈部腧穴（八）

第四节　头 面 部

一、头部腧穴

（一）头顶部腧穴

神庭、上星、囟会、前顶、百会、四神聪、眉冲、曲差、五处、承光、通天、络却、头临泣、当阳、目窗、正营、承灵、本神、头维

【体位】头正位。

【取法】

（1）前发际正中直上 0.5 寸为督脉的神庭穴（图 3－54）。

（2）前发际正中直上 1 寸为督脉的上星穴（图 3－54）。

（3）前发际正中直上 2 寸为督脉的囟会穴（图 3－54）。

（4）前发际正中直上 3.5 寸为督脉的前顶穴（图 3－54）。

（5）头顶中央，前发际正中直上 5 寸为督脉的百会穴（图 3－54）。

（6）百会穴前后左右各 1 寸为经外奇穴的四神聪穴（图 3－55）。

（7）额切迹直上入发际 0.5 寸为膀胱经的眉冲穴（图 3－56）。

（8）前发际正中直上 0.5 寸，旁开 1.5 寸为膀胱经的曲差穴（图 3－57）。

（9）前发际正中直上 1 寸，旁开 1.5 寸为膀胱经的五处穴（图 3－58）。

（10）前发际正中直上 2.5 寸，旁开 1.5 寸为膀胱经的承光穴（图 3－58）。

（11）前发际正中直上 4 寸，旁开 1.5 寸为膀胱经的通天穴（图 3－58）。

（12）前发际正中直上 5.5 寸，旁开 1.5 寸为膀胱经的络却穴（图 3－58）。

（13）瞳孔直上，前发际上 0.5 寸为胆经的头临泣穴（图 3－59）。

（14）瞳孔直上，前发际上1寸为经外奇穴当阳（图3－60）。

（15）前发际上1.5寸，瞳孔直上为胆经的目窗穴（图3－59）。

（16）前发际上2.5寸，瞳孔直上为胆经的正营穴（图3－59）。

（17）前发际上4寸，瞳孔直上为胆经的承灵穴（图3－59）。

（18）前发际上0.5寸，头正中线旁开3寸为胆经的本神穴（图3－61）。

（19）额角发际直上0.5寸，头正中线旁开4.5寸为胃经的头维穴（图3－61）。

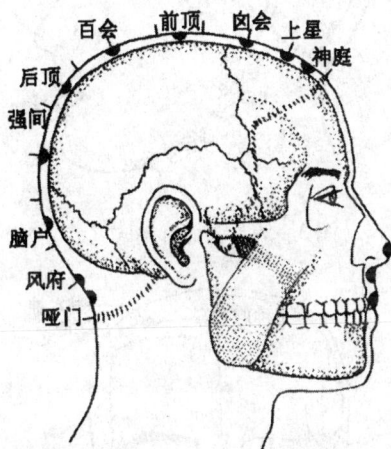

图3－54　头面部腧穴（一）

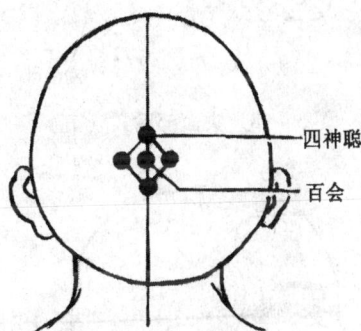

图3－55　头面部腧穴（二）

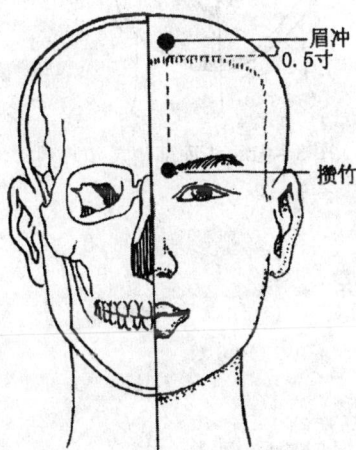

图3－56　头面部腧穴（三）

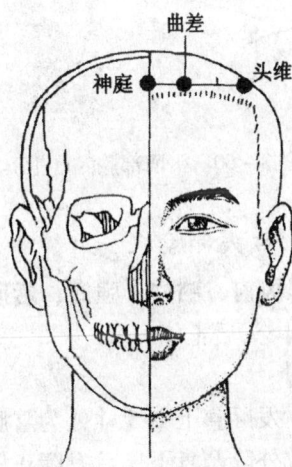

图3－57　头面部腧穴（四）

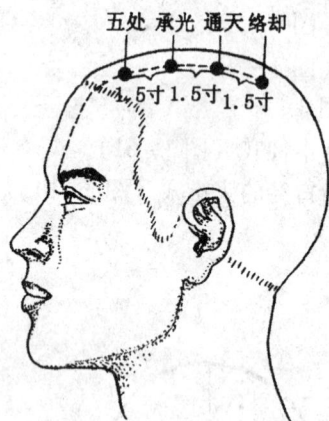

图 3-58　头面部腧穴（五）

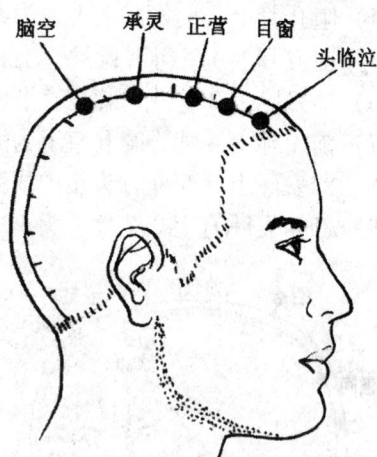

图 3-59　头面部腧穴（六）

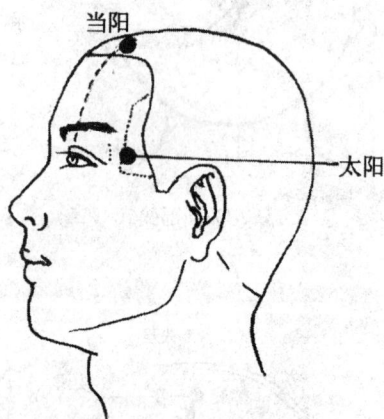

图 3-60　头面部腧穴（七）

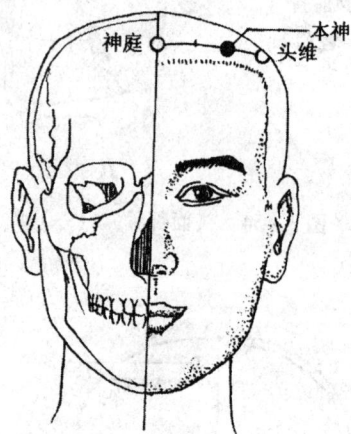

图 3-61　头面部腧穴（八）

（二）后头部腧穴

哑门、风府、脑户、强间、后顶、风池、玉枕、脑空

【体位】头后正位。

【取法】

（1）后发际直上 0.5 寸处为督脉的哑门穴（图 3-62）。

（2）枕外隆凸直下，后发际正中直上 1 寸为督脉的风府穴（图 3-62）。

（3）枕外隆凸上缘，后发际正中直上 2.5 寸为督脉的脑户穴（图 3-63）。

（4）后发际正中直上 4 寸为督脉的强间穴（图 3-63）。

（5）后发际正中直上 5.5 寸为督脉的后顶穴（图 3-63）。

（6）在枕骨之下，与风府相平，胸锁乳突肌与斜方肌上端之间的凹陷处为胆经的风池穴（图 3-64）。

（7）后发际正中直上2.5寸，旁开1.3寸，平枕外隆凸上缘为膀胱经的玉枕穴（图3－65）。

（8）枕外隆凸上缘，平脑户穴，风池穴直上为胆经的脑空穴（图3－65）。

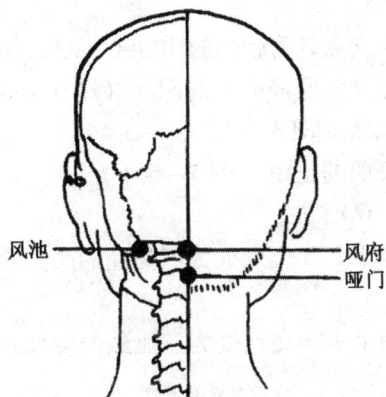

图3－62　头面部腧穴（九）

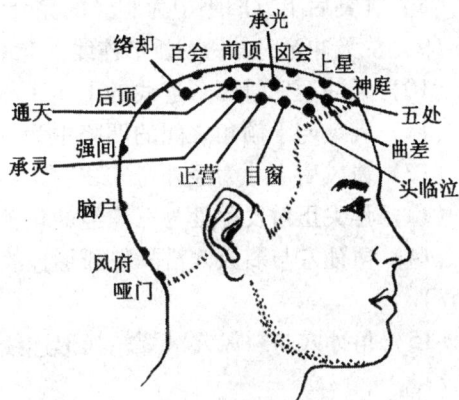

图3－63　头面部腧穴（十）

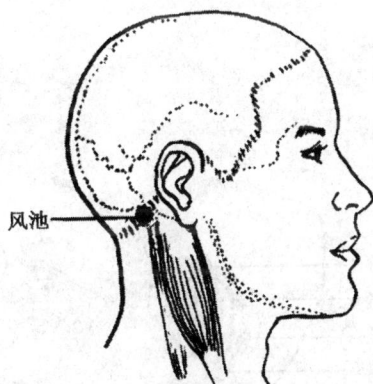

图3－64　头面部腧穴（十一）

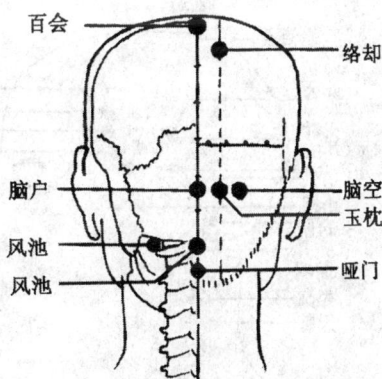

图3－65　头面部腧穴（十二）

（三）侧头部腧穴

曲鬓、颔厌、悬颅、悬厘、耳尖、率谷、天冲、完骨、浮白、头窍阴、翳风、翳明、瘈脉、颅息、角孙、耳和髎

【体位】头正侧位。

【取法】

（1）耳前鬓角发际后缘的垂线与耳尖水平线的交点处为胆经的曲鬓穴（图3－66）。

（2）从胃经的头维穴至曲鬓做一弧形连线，其上1/4与下3/4交点处为胆经的颔厌穴（图3－66）。

（3）头维至曲鬓弧形连线的中点为胆经的悬颅穴（图3－66）。

（4）头维至曲鬓弧形连线的上3/4与下1/4交点处为胆经的悬厘穴（图3－66）。

（5）向前折耳，耳郭上方的尖端处为经外奇穴耳尖（图 3 - 66）。

（6）耳尖直上 1.5 寸处为胆经的率谷穴（图 3 - 66）。

（7）率谷后 0.5 寸处为胆经的天冲穴（图 3 - 66）。

（8）乳突后下方凹陷中为胆经的完骨穴（图 3 - 66）。

（9）从天冲至完骨做一弧形连线，上 1/3 与下 2/3 交点处为胆经的浮白穴（图 3 - 66）。

（10）天冲至完骨弧形连线的上 2/3 与下 1/3 交点处为胆经的头窍阴穴（图 3 - 66）。

（11）乳突与下颌角之间的凹陷中为三焦经的翳风穴（图 3 - 66）。

（12）翳风后 1 寸为经外奇穴翳明，约当胸锁乳突肌的正中（图 3 - 66）。

（13）耳尖正对发际处为三焦经的角孙穴（图 3 - 67）。

（14）角孙穴与翳风穴沿耳轮弧形连线的上 1/3 与下 2/3 交点处为三焦经的颅息穴（图 3 - 67）。

（15）角孙穴与翳风穴沿耳轮弧形连线的上 2/3 与下 1/3 交点处为三焦经的瘛脉穴（图 3 - 67）。

（16）在鬓发后缘，平耳郭根之前方，颞浅动脉的后缘为三焦经的耳和髎穴（图 3 - 66）。

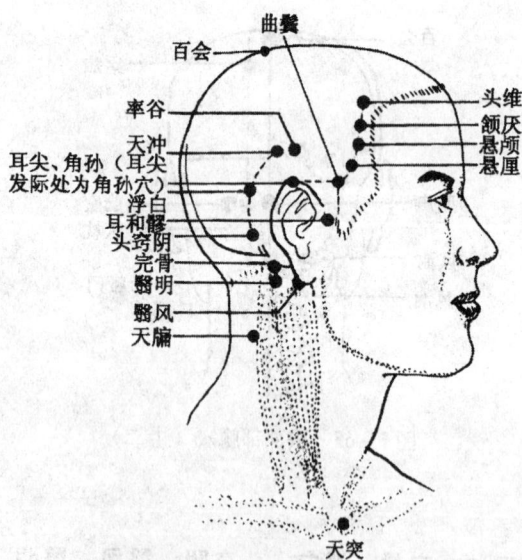

图 3 - 66　头面部腧穴（十三）

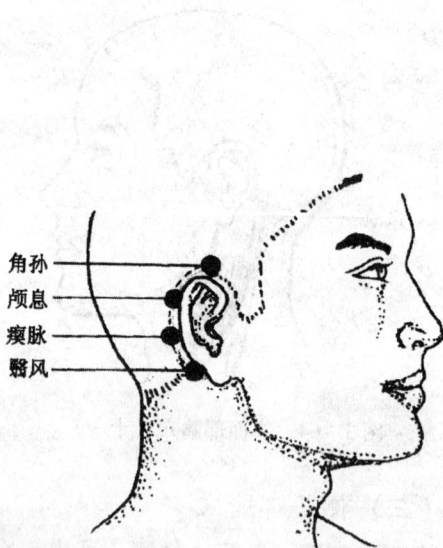

图 3 - 67　头面部腧穴（十四）

二、面部腧穴

印堂、阳白、睛明、攒竹、鱼腰、丝竹空、瞳子髎、球后、太阳、承泣、四白、巨髎、地仓、素髎、上迎香、迎香、口禾髎、水沟、兑端、承浆、颧髎、下关、上关、颊车、大迎、耳门、听宫、听会

【体位】头正位，目正视前方。

【取法】

(1) 在前正中线上，两眉头之间为督脉的印堂穴（图 3 - 68）。

(2) 目正视，瞳孔直上，眉上 1 寸为胆经的阳白穴（图 3 - 68）。

(3) 在目内眦内上方，眶内侧壁凹陷处为膀胱经的睛明穴（图 3 - 68）。

(4) 眉头凹陷中，额切迹处为膀胱经的攒竹穴（图 3 - 68）。

(5) 瞳孔直上，眉毛的正中为经外奇穴鱼腰（图 3 - 68）。

(6) 眉梢凹陷中为三焦经的丝竹空穴（图 3 - 68）。

(7) 目外眦外侧 0.5 寸凹陷中为胆经的瞳子髎穴（图 3 - 69）。

(8) 眶下缘外 1/4 与内 3/4 的交界处为经外奇穴球后（图 3 - 68）。

(9) 眉梢与目外眦之间，向后约 1 横指的凹陷处为经外奇穴太阳（图 3 - 69）。

(10) 瞳孔直下，眼球与眶下缘之间为胃经的承泣穴（图 3 - 68）。

(11) 瞳孔直下，眶下孔凹陷处为胃经的四白穴（图 3 - 68）。

(12) 瞳孔直下，平鼻翼下缘处为胃经的巨髎穴（图 3 - 68）。

(13) 瞳孔直下，口角旁开 0.4 寸为胃经的地仓穴（图 3 - 68）。

(14) 鼻尖正中央为督脉的素髎穴（图 3 - 68）。

(15) 在鼻翼软骨与鼻甲的交界处，近鼻翼沟上端处为经外奇穴上迎香（图 3 - 68）。

(16) 鼻翼外缘中点旁，鼻唇沟中为大肠经的迎香穴（图 3 - 68）。

(17) 鼻孔外缘直下，平水沟穴为大肠经的口禾髎穴（图 3 - 68）。

(18) 人中沟的上 1/3 与中 1/3 交点处为督脉的水沟穴（图 3 - 68）。

(19) 上唇结节中点为督脉的兑端穴（图 3 - 68）。

(20) 颏唇沟正中央凹陷处为任脉的承浆穴（图 3 - 68）。

(21) 目外眦直下，颧骨下缘凹陷中为小肠经的颧髎穴（图 3 - 70）。

(22) 在颧弓下缘中央与下颌切迹之间的凹陷中为胃经的下关穴（图 3 - 69）。

(23) 下关穴直上，颧弓上缘中央凹陷中为胆经的上关穴（图 3 - 69）。

(24) 下颌角前上方中指 1 横指处为胃经的颊车穴，即咀嚼时咬肌隆起处（图 3 - 69）。

(25) 下颌角前方，咬肌附着部的前缘，面动脉搏动处为胃经的大迎穴（图 3 - 70）。

(26) 下颌髁状突的后缘，平耳屏上切迹为三焦经的耳门穴，张口有孔（图 3 - 69）。

(27) 下颌髁状突的后缘，平耳屏中点为小肠经的听宫穴，张口有孔（图 3 - 69）。

(28) 下颌髁状突的后缘，平屏间切迹的下端为胆经的听会穴，张口有孔（图 3 - 69）。

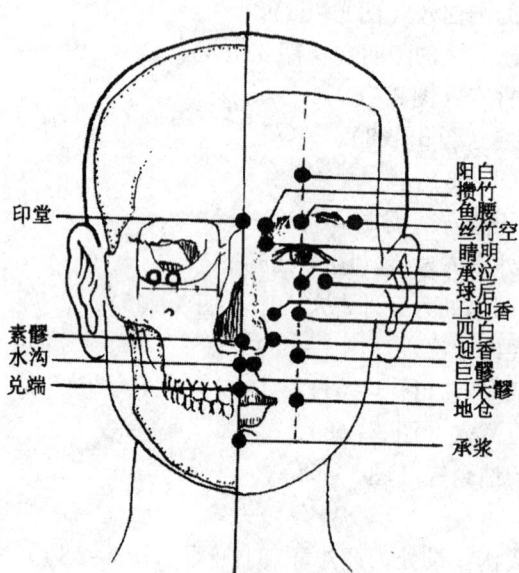

图 3-68　头面部腧穴（十五）

印堂

白竹腰
攒竹明
阳丝空
鱼睛后
丝承迎
睛上白迎香
承上香髎
四迎巨髎
口地巨髎
地仓

素髎
水沟
兑端

承浆

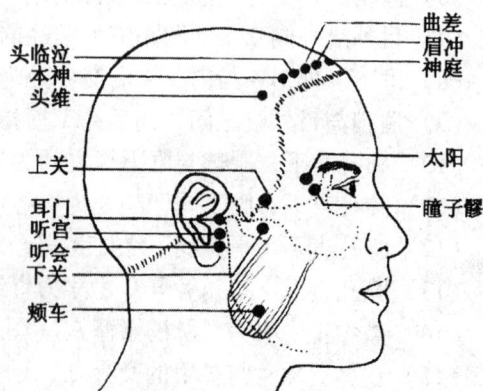

图 3-69　头面部腧穴（十六）

头临泣
本神
头维

上关

耳门
听宫
听会
下关

颊车

曲差
眉冲
神庭

太阳

瞳子髎

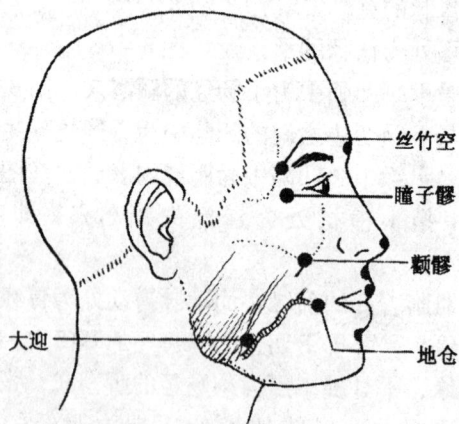

图 3-70　头面部腧穴（十七）

丝竹空

瞳子髎

颧髎

大迎

地仓

第五节 口 腔 内

口腔内腧穴

龈交、金津、玉液、海泉、聚泉

【体位】头正位,张口。

【取法】

(1) 在口腔上唇内,上唇系带与齿龈的交点处为督脉的龈交穴(图3-71)。

(2) 在口腔内,舌下系带左侧的静脉上为经外奇穴的金津穴(图3-72)。

(3) 在口腔内,舌下系带右侧的静脉上为经外奇穴的玉液穴(图3-72)。

(4) 在口腔内,舌下系带中点处为经外奇穴的海泉穴(图3-72)。

(5) 在口腔内,舌背上正中缝的中点处为经外奇穴的聚泉穴(图3-73)。

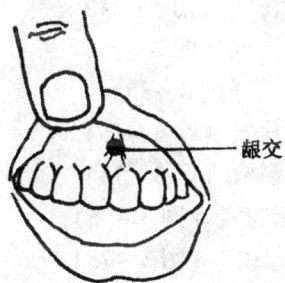

图3-71 口腔内腧穴(一)

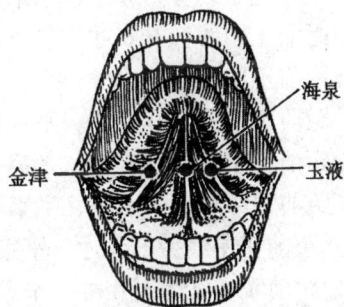

图3-72 口腔内腧穴(二)

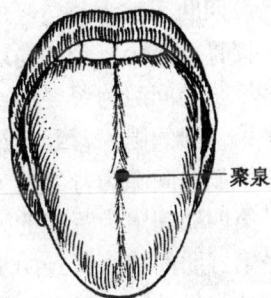

图3-73 口腔内腧穴(三)

第六节　躯　干　部

一、前胸部腧穴

云门、中府、周荣、胸乡、天溪、食窦、气户、库房、屋翳、膺窗、乳中、乳根、期门、天池、俞府、彧中、神藏、灵墟、神封、步廊、璇玑、华盖、紫宫、玉堂、膻中、中庭

【体位】胸前正位。

【取法】

（1）距前正中线旁开 6 寸，锁骨下窝凹陷处为肺经的云门穴（图 3 - 74）。

（2）距前正中线旁开 6 寸，云门下 1 寸，平第一肋间隙为肺经的中府穴（图 3 - 74）。

（3）距前正中线旁开 6 寸，平第二肋间隙为脾经的周荣穴（图 3 - 74）。

（4）距前正中线旁开 6 寸，平第三肋间隙为脾经的胸乡穴（图 3 - 74）。

（5）距前正中线旁开 6 寸，平第四肋间隙为脾经的天溪穴（图 3 - 74）。

（6）距前正中线旁开 6 寸，平第五肋间隙为脾经的食窦穴（图 3 - 74）。

（7）距前正中线旁开 4 寸，平锁骨下缘为胃经的气户穴（图 3 - 75）。

（8）距前正中线旁开 4 寸，平第一肋间隙为胃经的库房穴（图 3 - 75）。

（9）距前正中线旁开 4 寸，平第二肋间隙为胃经的屋翳穴（图 3 - 75）。

（10）距前正中线旁开 4 寸，平第三肋间隙为胃经的膺窗穴（图 3 - 75）。

（11）距前正中线旁开 4 寸，平第四肋间隙为胃经的乳中穴（图 3 - 75）。

（12）距前正中线旁开 4 寸，平第五肋间隙为胃经的乳根穴（图 3 - 75）。

（13）距前正中线旁开 4 寸，平第六肋间隙为肝经的期门穴（图 3 - 74）。

（14）距前正中线旁开 5 寸，平第四肋间隙为心包经的天池穴（图 3 - 76）。

（15）距前正中线旁开 2 寸，平锁骨下缘为肾经的俞府穴（图 3 - 74）。

（16）距前正中线旁开 2 寸，平第一肋间隙为肾经的彧中穴（图 3 - 74）。

（17）距前正中线旁开 2 寸，平第二肋间隙为肾经的神藏穴（图 3 - 74）。

（18）距前正中线旁开 2 寸，平第三肋间隙为肾经的灵墟穴（图 3 - 74）。

（19）距前正中线旁开 2 寸，平第四肋间隙为肾经的神封穴（图 3 - 74）。

（20）距前正中线旁开 2 寸，平第五肋间隙为肾经的步廊穴（图 3 - 74）。

（21）在前正中线上，天突下 1 寸为任脉的璇玑穴（图 3 - 74）。

（22）在前正中线上，横平第一肋间隙为任脉的华盖穴（图 3 - 74）。

（23）在前正中线上，横平第二肋间隙为任脉的紫宫穴（图 3 - 74）。

（24）在前正中线上，横平第三肋间隙为任脉的玉堂穴（图 3 - 74）。

（25）在前正中线上，横平第四肋间隙为任脉的膻中穴（图 3 - 74）。

（26）在前正中线上，横平第五肋间隙为任脉的中庭穴（图 3 - 74）。

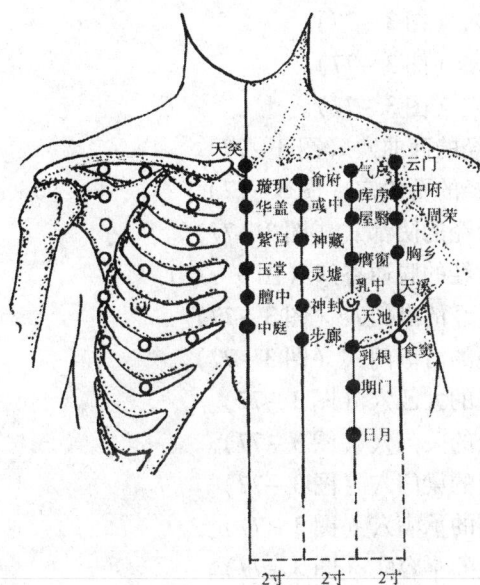

图 3-74 躯干部腧穴（一）

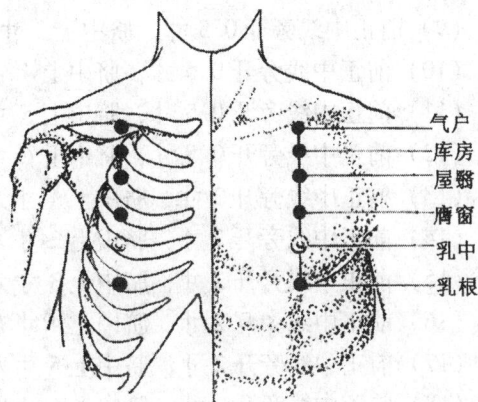

图 3-75 躯干部腧穴（二）

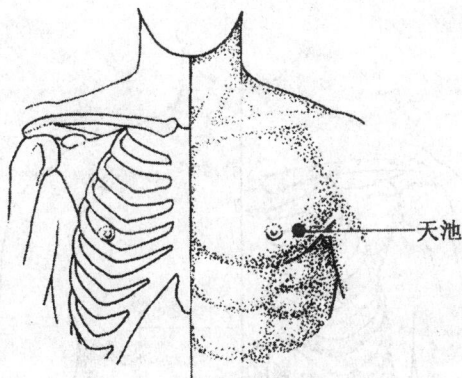

图 3-76 躯干部腧穴（三）

二、上腹部腧穴

水分、下脘、建里、中脘、上脘、巨阙、鸠尾、商曲、石关、阴都、腹通谷、幽门、滑肉门、太乙、关门、梁门、承满、不容、腹哀、日月

【体位】腹前正位。

【取法】

(1) 前正中线上，脐中上 1 寸为任脉的水分穴（图 3-77）。

(2) 前正中线上，脐中上 2 寸为任脉的下脘穴（图 3-77）。

(3) 前正中线上，脐中上 3 寸为任脉的建里穴（图 3-77）。

(4) 前正中线上，脐中上 4 寸为任脉的中脘穴（图 3-77）。

（5）前正中线上，脐中上5寸为任脉的上脘穴（图3-77）。

（6）前正中线上，脐中上6寸为任脉的巨阙穴（图3-77）。

（7）前正中线上，脐中上7寸为任脉的鸠尾穴（图3-77）。

（8）前正中线旁开0.5寸，脐中上2寸为肾经的商曲穴（图3-77）。

（9）前正中线旁开0.5寸，脐中上3寸为肾经的石关穴（图3-77）。

（10）前正中线旁开0.5寸，脐中上4寸为肾经的阴都穴（图3-77）。

（11）前正中线旁开0.5寸，脐中上5寸为肾经的腹通谷穴（图3-77）。

（12）前正中线旁开0.5寸，脐中上6寸为肾经的幽门穴（图3-77）。

（13）前正中线旁开2寸，脐中上1寸为胃经的滑肉门穴（图3-77）。

（14）前正中线旁开2寸，脐中上2寸为胃经的太乙穴（图3-77）。

（15）前正中线旁开2寸，脐中上3寸为胃经的关门穴（图3-77）。

（16）前正中线旁开2寸，脐中上4寸为胃经的梁门穴（图3-77）。

（17）前正中线旁开2寸，脐中上5寸为胃经的承满穴（图3-77）。

（18）前正中线旁开2寸，脐中上6寸为胃经的不容穴（图3-77）。

（19）前正中线旁开4寸，脐中上3寸为脾经的腹哀穴（图3-77）。

（20）前正中线旁开4寸，平第七肋间隙为胆经的日月穴（图3-77）。

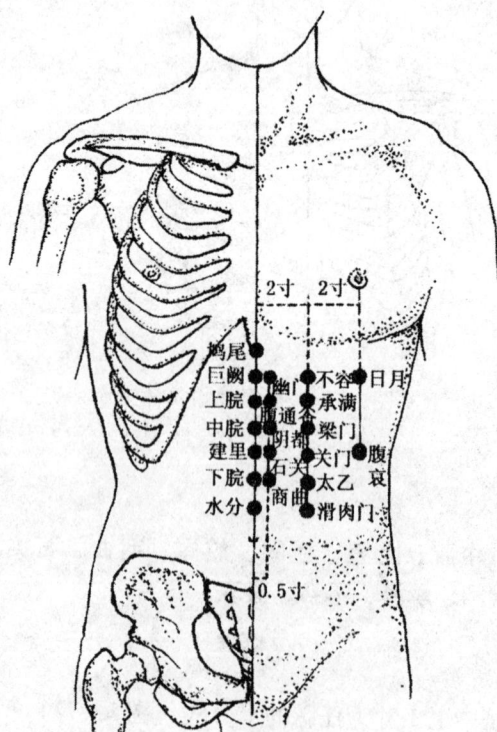

图3-77 躯干部腧穴（四）

三、下腹部腧穴

神阙、阴交、气海、石门、关元、中极、曲骨、肓俞、中注、四满、气穴、大赫、横骨、天枢、外陵、大巨、水道、归来、气冲、大横、腹结、府舍、冲门、急脉、子宫

【体位】腹前正位。

【取法】

（1）脐中央为任脉的神阙穴（图3－78）。

（2）前正中线上，脐中下1寸为任脉的阴交穴（图3－78）。

（3）前正中线上，脐中下1.5寸为任脉的气海穴（图3－78）。

（4）前正中线上，脐中下2寸为任脉的石门穴（图3－78）。

（5）前正中线上，脐中下3寸为任脉的关元穴（图3－78）。

（6）前正中线上，脐中下4寸为任脉的中极穴（图3－78）。

（7）前正中线上，脐中下5寸，耻骨联合上缘为任脉的曲骨穴（图3－78）。

（8）脐中旁开0.5寸为肾经的肓俞穴（图3－79）。

（9）前正中线旁开0.5寸，脐中下1寸为肾经的中注穴（图3－80）。

（10）前正中线旁开0.5寸，脐中下2寸为肾经的四满穴（图3－80）。

（11）前正中线旁开0.5寸，脐中下3寸为肾经的气穴穴（图3－80）。

（12）前正中线旁开0.5寸，脐中下4寸为肾经的大赫穴（图3－80）。

（13）前正中线旁开0.5寸，脐中下5寸为肾经的横骨穴（图3－80）。

（14）脐中旁开2寸为胃经的天枢穴（图3－81）。

（15）前正中线旁开2寸，脐中下1寸为胃经的外陵穴（图3－81）。

（16）前正中线旁开2寸，脐中下2寸为胃经的大巨穴（图3－81）。

（17）前正中线旁开2寸，脐中下3寸为胃经的水道穴（图3－81）。

（18）前正中线旁开2寸，脐中下4寸为胃经的归来穴（图3－81）。

（19）前正中线旁开2寸，脐中下5寸为胃经的气冲穴（图3－81）。

（20）脐中旁开4寸为脾经的大横穴（图3－79）。

（21）前正中线旁开4寸，脐中下1.3寸为脾经的腹结穴（图3－80）。

（22）前正中线旁开4寸，脐中下4.3寸为脾经的府舍穴（图3－80）。

（23）腹股沟中，髂外动脉搏动处的外侧为脾经的冲门穴（图3－80）。

（24）前正中线旁开2.5寸，横平耻骨联合上缘为肝经的急脉穴（图3－80）。

（25）前正中线旁开3寸，脐中下4寸为经外奇穴子宫穴（图3－80）。

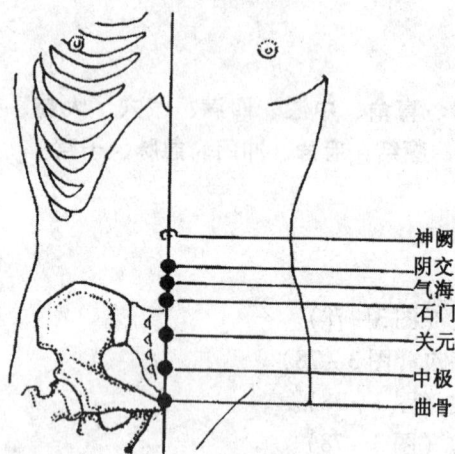

图 3-78　躯干部腧穴（五）

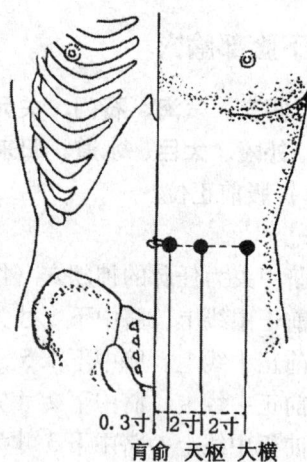

图 3-79　躯干部腧穴（六）

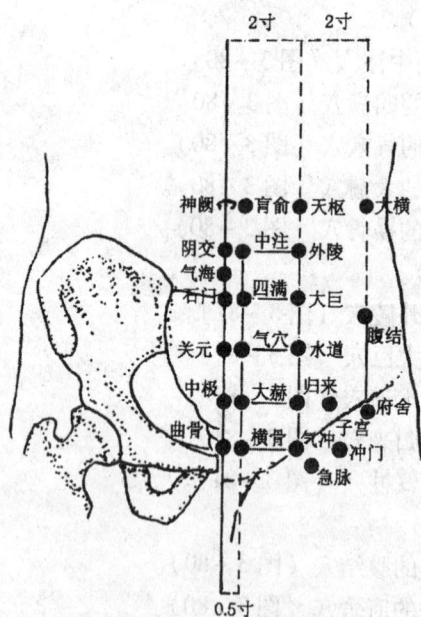

图 3-80　躯干部腧穴（七）

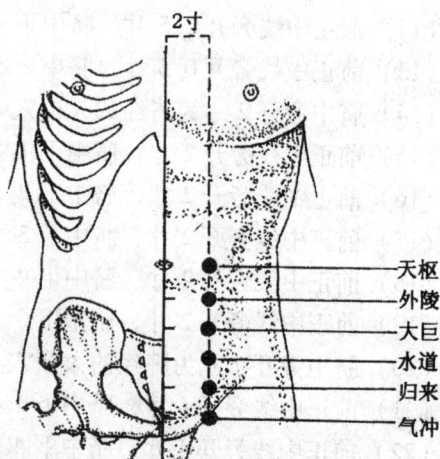

图 3-81　躯干部腧穴（八）

四、侧胸腹部腧穴

渊腋、辄筋、大包、章门、京门、带脉、五枢、维道

【体位】上肢侧平举。

【取法】

（1）腋中线上，平第四肋间隙为胆经的渊腋穴（图 3-82）。

（2）腋中线前 1 寸，平第四肋间隙为胆经的辄筋穴（图 3-82）。

（3）腋中线上，平第六肋间隙为脾经的大包穴（图3-83）。

（4）第十一肋游离端的下际为肝经的章门穴（图3-84）。

（5）在侧腹部，第十二肋游离端的下际为胆经的京门穴（图3-84）。

（6）第十一肋游离端垂线与脐水平线的交点为胆经的带脉穴（图3-84）。

（7）髂前上棘内侧，横平脐下3寸处为胆经的五枢穴（图3-84）。

（8）髂前上棘内下0.5寸为胆经的维道穴（图3-84）。

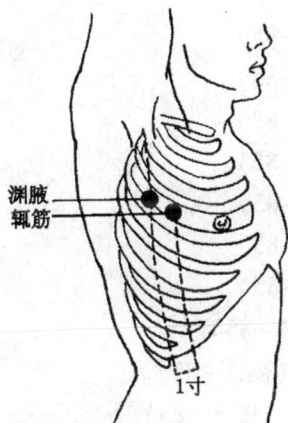

图3-82 躯干部腧穴（九）

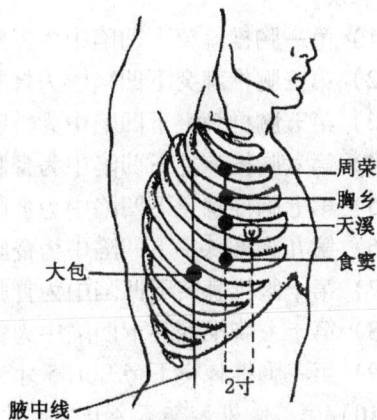

图3-83 躯干部腧穴（十）

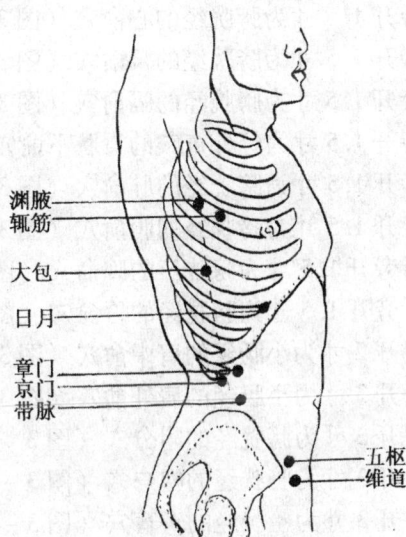

图3-84 躯干部腧穴（十一）

五、背部腧穴

陶道、身柱、神道、灵台、至阳、筋缩、中枢、脊中、大杼、风门、肺俞、厥阴俞、心俞、督俞、膈俞、胃脘下俞、肝俞、胆俞、脾俞、胃俞、肩中俞、肩外俞、附分、魄户、膏肓、神堂、谚语、膈关、魂门、阳纲、意舍、胃仓、曲垣、秉风、天宗、臑俞、天髎

【体位】背部正位。

【取法】

（1）第一胸椎棘突下凹陷中为督脉的陶道穴（图 3 - 85）。

（2）第三胸椎棘突下凹陷中为督脉的身柱穴（图 3 - 85）。

（3）第五胸椎棘突下凹陷中为督脉的神道穴（图 3 - 85）。

（4）第六胸椎棘突下凹陷中为督脉的灵台穴（图 3 - 85）。

（5）第七胸椎棘突下凹陷中为督脉的至阳穴（图 3 - 85）。

（6）第九胸椎棘突下凹陷中为督脉的筋缩穴（图 3 - 85）。

（7）第十胸椎棘突下凹陷中为督脉的中枢穴（图 3 - 85）。

（8）第十一胸椎棘突下凹陷中为督脉的脊中穴（图 3 - 85）。

（9）第一胸椎棘突下旁开 1.5 寸为膀胱经的大杼穴（图 3 - 85）。

（10）第二胸椎棘突下旁开 1.5 寸为膀胱经的风门穴（图 3 - 85）。

（11）第三胸椎棘突下旁开 1.5 寸为膀胱经的肺俞穴（图 3 - 85）。

（12）第四胸椎棘突下旁开 1.5 寸为膀胱经的厥阴俞穴（图 3 - 85）。

（13）第五胸椎棘突下旁开 1.5 寸为膀胱经的心俞穴（图 3 - 85）。

（14）第六胸椎棘突下旁开 1.5 寸为膀胱经的督俞穴（图 3 - 85）。

（15）第七胸椎棘突下旁开 1.5 寸为膀胱经的膈俞穴（图 3 - 85）。

（16）第八胸椎棘突下旁开 1.5 寸为经外奇穴的胃脘下俞穴（图 3 - 85）。

（17）第九胸椎棘突下旁开 1.5 寸为膀胱经的肝俞穴（图 3 - 85）。

（18）第十胸椎棘突下旁开 1.5 寸为膀胱经的胆俞穴（图 3 - 85）。

（19）第十一胸椎棘突下旁开 1.5 寸为膀胱经的脾俞穴（图 3 - 85）。

（20）第十二胸椎棘突下旁开 1.5 寸为膀胱经的胃俞穴（图 3 - 85）。

（21）第七颈椎棘突下旁开 2 寸为小肠经的肩中俞穴（图 3 - 85）。

（22）第一胸椎棘突下旁开 3 寸为小肠经的肩外俞穴（图 3 - 85）。

（23）第二胸椎棘突下旁开 3 寸为膀胱经的附分穴（图 3 - 85）。

（24）第三胸椎棘突下旁开 3 寸为膀胱经的魄户穴（图 3 - 85）。

（25）第四胸椎棘突下旁开 3 寸为膀胱经的膏肓穴（图 3 - 85）。

（26）第五胸椎棘突下旁开 3 寸为膀胱经的神堂穴（图 3 - 85）。

（27）第六胸椎棘突下旁开 3 寸为膀胱经的谚语穴（图 3 - 85）。

（28）第七胸椎棘突下旁开 3 寸为膀胱经的膈关穴（图 3 - 85）。

（29）第九胸椎棘突下旁开 3 寸为膀胱经的魂门穴（图 3 - 85）。

（30）第十胸椎棘突下旁开 3 寸为膀胱经的阳纲穴（图 3 - 85）。

（31）第十一胸椎棘突下旁开3寸为膀胱经的意舍穴（图3-85）。

（32）第十二胸椎棘突下旁开3寸为膀胱经的胃仓穴（图3-85）。

（33）肩胛冈内侧端上缘凹陷中，当臑俞与第二胸椎棘突连线的中点处为小肠经的曲垣穴（图3-86）。

（34）肩胛冈中点上方，冈上窝中为小肠经的秉风穴，举臂有凹陷出现（图3-86）。

（35）肩胛冈中点与肩胛骨下角连线的上1/3与下2/3交点凹陷中为小肠经的天宗穴（图3-86）。

（36）腋后纹头直上，肩胛冈下缘凹陷中为小肠经的臑俞穴（图3-86）。

（37）肩胛骨上角骨际凹陷中，当肩井与曲垣连线中点为三焦经的天髎穴（图3-87）。

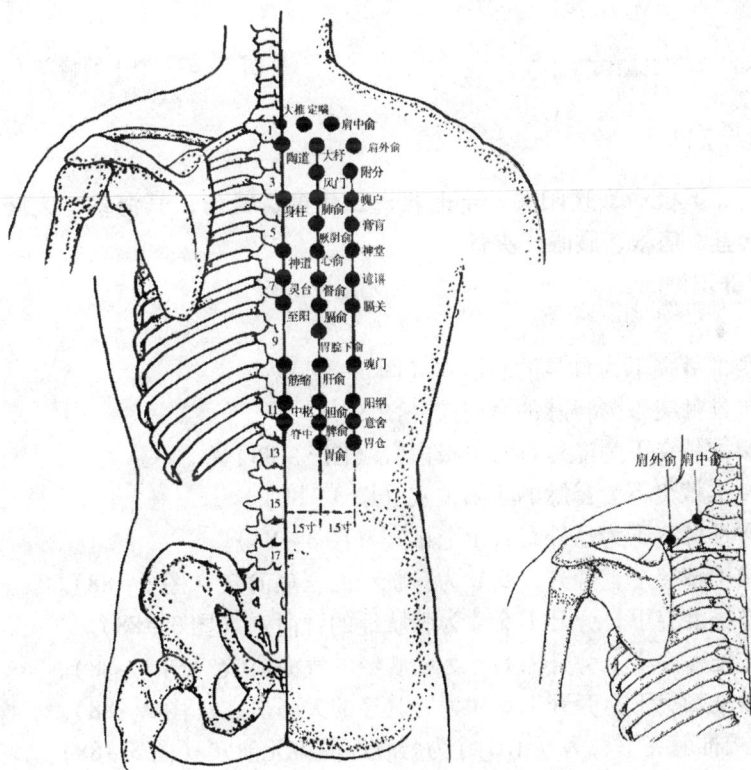

图3-85 躯干部腧穴（十二）

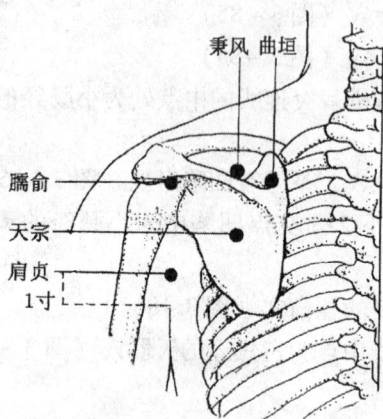

图 3 - 86　躯干部腧穴（十三）

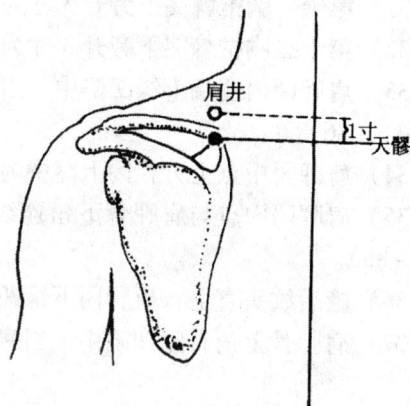

图 3 - 87　躯干部腧穴（十四）

六、腰部腧穴

悬枢、命门、下极俞、腰阳关、十七椎、三焦俞、肾俞、气海俞、大肠俞、关元俞、肓门、志室、腰宜、痞根、腰眼、夹脊

【体位】腰部正位。

【取法】

（1）第一腰椎棘突下为督脉的悬枢穴（图 3 - 88）。

（2）第二腰椎棘突下为督脉的命门穴（图 3 - 88）。

（3）第三腰椎棘突下为经外奇穴下极俞穴（图 3 - 88）。

（4）第四腰椎棘突下为督脉的腰阳关穴（图 3 - 88）。

（5）第五腰椎棘突下为经外奇穴十七椎穴（图 3 - 88）。

（6）第一腰椎棘突下，旁开 1.5 寸为膀胱经的三焦俞穴（图 3 - 88）。

（7）第二腰椎棘突下，旁开 1.5 寸为膀胱经的肾俞穴（图 3 - 88）。

（8）第三腰椎棘突下，旁开 1.5 寸为膀胱经的气海俞穴（图 3 - 88）。

（9）第四腰椎棘突下，旁开 1.5 寸为膀胱经的大肠俞穴（图 3 - 88）。

（10）第五腰椎棘突下，旁开 1.5 寸为膀胱经的关元俞穴（图 3 - 88）。

（11）第一腰椎棘突下，旁开 3 寸为膀胱经的肓门穴（图 3 - 88）。

（12）第二腰椎棘突下，旁开 3 寸为膀胱经的志室穴（图 3 - 88）。

（13）第四腰椎棘突下，旁开 3 寸为经外奇穴腰宜穴（图 3 - 88）。

（14）第一腰椎棘突下，旁开 3.5 寸为经外奇穴痞根穴（图 3 - 88）。

（15）第四腰椎棘突下，旁开 3.5 寸为经外奇穴腰眼穴（图 3 - 88）。

（16）第一胸椎至第五腰椎棘突下两侧，后正中线旁开 0.5 寸为经外奇穴的夹脊穴，一侧 17 穴（图 3 - 88）。

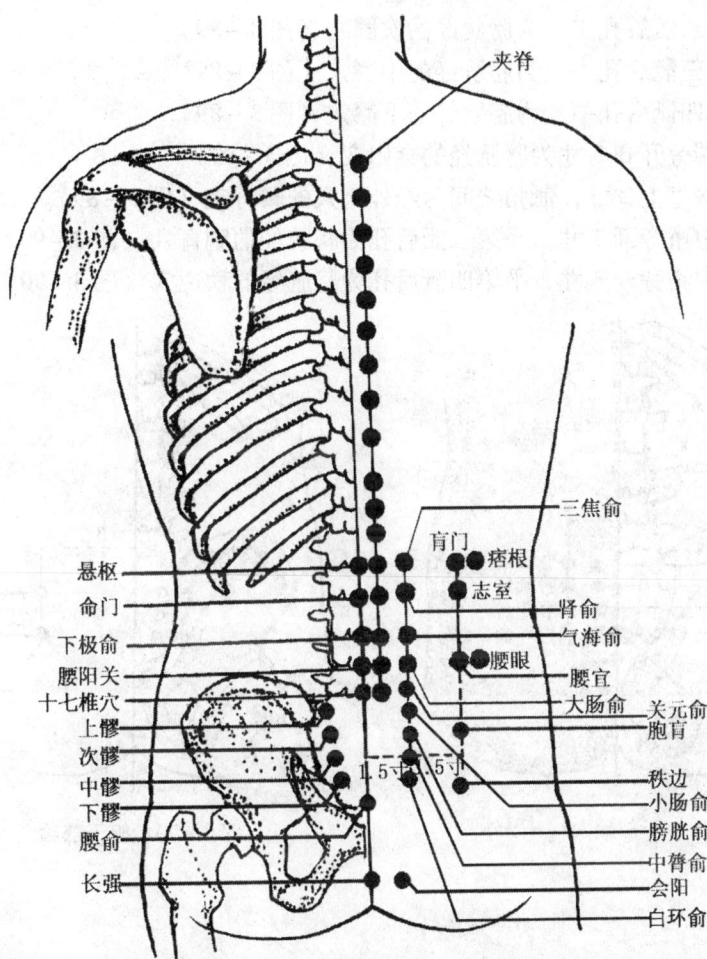

图 3-88 躯干部腧穴（十五）

七、臀骶部腧穴

腰俞、小肠俞、膀胱俞、中膂俞、白环俞、上髎、次髎、中髎、下髎、会阳、腰奇、胞肓、秩边

【体位】臀部正位。

【取法】

(1) 正对骶管裂孔，后正中线上为督脉的腰俞穴（图 3-89）。

(2) 平第一骶后孔，骶正中脊旁开 1.5 寸为膀胱经的小肠俞穴（图 3-89）。

(3) 平第二骶后孔，骶正中脊旁开 1.5 寸为膀胱经的膀胱俞穴（图 3-89）。

(4) 平第三骶后孔，骶正中脊旁开 1.5 寸为膀胱经的中膂俞穴（图 3-89）。

(5) 平第四骶后孔，骶正中脊旁开 1.5 寸为膀胱经的白环俞穴（图 3-89）。

(6) 正对第一骶后孔中，为膀胱经的上髎穴（图 3-89）。

（7）正对第二骶后孔中，为膀胱经的次髎穴（图3-89）。

（8）正对第三骶后孔中，为膀胱经的中髎穴（图3-89）。

（9）正对第四骶后孔中，为膀胱经的下髎穴（图3-89）。

（10）尾骨端旁开0.5寸为膀胱经的会阳穴（图3-89）。

（11）尾骨端直上2寸，骶角之间为经外奇穴的腰奇穴（图3-89）。

（12）骶正中嵴旁开3寸，平第二骶后孔为膀胱经的胞肓穴（图3-90）。

（13）骶正中嵴旁开3寸，平第四骶后孔为膀胱经的秩边穴（图3-90）。

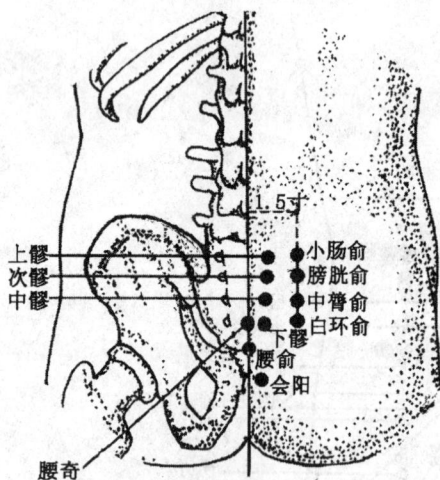

图3-89　躯干部腧穴（十六）

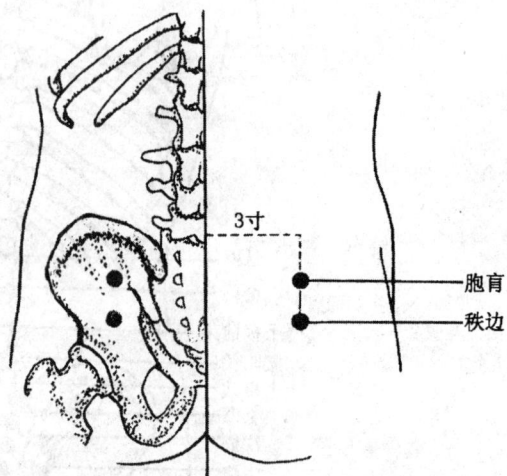

图3-90　躯干部腧穴（十七）

中篇　针灸技术

第四章
针灸消毒

针灸消毒是针灸操作前的程序之一，是保证针灸安全、防止感染的重要手段，必须高度重视，切实做好。

【实训目的与要求】
1. 掌握针灸用具、医者手部和施术部位的消毒方法。
2. 熟悉针灸治疗室物品的处理、空气消毒的方法。

【实训内容与方法】
1. 在模拟实训室中，按照治疗环境、治疗用具、消毒方法，由教师示教具体操作程序。
2. 学生按照医生消毒方法进行自我消毒操作训练。
3. 学生2人一组，互相进行施术部位消毒。

【实训器材】
1. 模拟针灸诊室及各种消毒设备。
2. 针具、酒精棉球、针盒、消毒手套等。

第一节　针灸治疗环境的消毒

针灸治疗环境的消毒主要是指针灸治疗室的消毒，其内容包括治疗室物品的处理和治疗室内空气的消毒两个方面。

一、治疗室物品的处理

1. 洗晒治疗室物品　治疗床上的床垫、垫席、褥子、被子、毛毯等物品应定期在日光下晾晒；病人使用过的床单、被套、枕套、枕巾等应定期清洗。

2. 常见异常情况

（1）治疗室物品长时间不晾晒，床垫、垫席等物品霉变，并释放出异味。

（2）病人使用过的床单、被套、枕套、枕巾没有及时清洗或清洗不干净。

二、治疗室内空气的消毒

1. 治疗室内空气的消毒　采用紫外线灯直接照射法。

方法：在室内无人条件下，用悬吊式紫外线灯（要求：30W，在 1.0m 处的强度 > 70μW/cm²，平均每立方米不少于 1.5W）直接照射，时间不少于 30 分钟。

2. 注意事项

（1）在使用过程中，应保持紫外线灯表面的清洁，一般每 2 周用酒精棉球擦拭 1 次，发现灯管表面有灰尘、油污时，应及时擦拭。

（2）室内保持清洁干燥，减少尘埃和水雾，温度在 20℃ ~ 40℃，相对湿度应低于 80%。

（3）不得使紫外线光源直接照射人，以免引起损伤。

（4）紫外线强度至少 1 年测定 1 次，一旦低于所要求的强度，应及时更换。

另外，也应对治疗室空气的流通及环境卫生加以重视。

第二节　针灸用具的消毒

除一次性针具外，凡需反复使用的针具和直接与针具接触的用品（如针盘、针管、针盒、镊子等）均应消毒。其消毒方式有两种，一种是将需消毒的针具和直接与针具接触的用品送医院消毒室，由该室对其进行消毒处理；一种是由针灸科室自行消毒，其消毒灭菌的常用方法如下。

一、常用消毒灭菌法

（一）高压蒸汽灭菌法

1. 灭菌前的准备

（1）清洗　灭菌前应将针具和直接与针具接触的用品彻底擦拭或清洗干净，并进行干燥处理。

（2）包装

① 包装材料：选用一次性无纺布或全棉布（因有孔，利于蒸汽的透入和物品内部空气的排出）均可。

② 检查：包装材料在使用前应在温度 18℃ ~ 22℃、相对湿度为 35% ~ 70% 的条件下放置 2 小时，仔细检查后确认无残缺破损。

③ 包装与捆扎：包装层数不少于两层，盘、盆等器皿类物品应单个包装，且应将盖打开。捆扎不宜过紧。

④ 装放：需要消毒物品的体积应据高压蒸汽灭菌器的容积来确定，不宜过大，且上下左右相互间应有间隔距离，以便蒸汽置换空气。金属包应平放，盘、碟等应竖立

放置。

⑤ 后闭式筛孔容器，应将筛孔的盖打开。

2. 灭菌方法 根据排放冷气的方式和程度不同，分为下排气式和预真空压力蒸汽灭菌器两类。这里仅实训下排气式压力蒸汽灭菌器的操作方法。

（1）灭菌原理 利用重力置换原理，使热蒸汽在灭菌器中从上而下，将冷空气由下排气孔排出，排出的冷空气由饱和蒸汽取代，利用蒸汽释放的潜伏热使物品达到灭菌。

（2）灭菌方法 分手提式和卧式两种。

手提式压力蒸汽灭菌器操作方法：

① 在主体内加入适量的清水，将针具包等灭菌物品放入灭菌器内。

② 将顶盖上的排气软管插入内壁的方管中，盖好并拧紧顶盖。

③ 打开灭菌器热源，开启排气阀，排完空气后（在水沸腾后 10～15 分钟）关闭排气阀。

④ 压力升至 102.9kPa（1.05kg/cm²），温度达 121℃时，一般维持 20～30 分钟。

⑤ 打开排气阀，慢慢放气，待压力恢复到零位后开盖取物。

卧式压力蒸汽灭菌器操作方法：

① 将针具包等灭菌物品放入灭菌柜室内，关闭柜门并扣紧。

② 打开进气阀，将蒸汽通入夹层预热。

③ 夹层压力达 102.9kPa（1.05kg/cm²）时，调整控制阀到"灭菌"位置，蒸汽通入灭菌室内，柜内冷空气和冷凝水经柜室阻气器自动排出。

④ 柜内压力达 102.9kPa（1.05kg/cm²），温度达 121℃时，维持 20～30 分钟。

⑤ 灭菌后调整控制阀至"干燥"位置，蒸汽被抽出，柜室内呈负压，维持一定时间物品即达干燥要求。

（3）注意事项 灭菌设备应每日检查一次，检查内容包括：门框与橡胶垫圈有无损坏、是否平整，门的锁扣是否灵活、有效；压力表在蒸汽排尽时是否到达零位；由柜室排气口倒入 500ml 水，检查有无阻塞；蒸汽调节阀是否灵活、准确，压力表与温度计所标示的状况是否吻合，排气口温度计完好否；安全阀是否在蒸汽压力达到规定的安全限度时被冲开；手提式压力蒸汽灭菌器主体与顶盖必须无裂缝和变形；无排气软管或软管锈蚀的手提式压力蒸汽灭菌器不得使用；卧式压力蒸汽灭菌器输入蒸汽的压力不宜过高，夹层的温度不能高于灭菌室的温度；下排气压力蒸汽灭菌器的具体操作步骤、常规保养和检查措施，应按照厂方说明书的要求严格执行。

（二）药液浸泡消毒法

1. 针具的消毒——乙醇浸泡法

（1）消毒液的配制 取乙醇溶液，配制成浓度为 75% 的乙醇溶液。

（2）浸泡法 将不同型号的针具分类放于盛有 75% 乙醇溶液的容器中，加盖浸泡 10 分钟以上即可。

2. 直接接触针具的物品的消毒——戊二醛浸泡法 直接接触针具的物品常用的有针盘、

针管、针盒、镊子等。

（1）消毒液的配制　常用的戊二醛溶液灭菌消毒浓度为2%。

（2）浸泡法　将待灭菌的物品浸没于盛有2%戊二醛溶液的容器中，加盖浸泡10～20分钟后，无菌操作取出，用无菌水冲洗干净，并置于无菌容器内备用。

（3）注意事项

① 该消毒灭菌液在使用过程中应检测戊二醛浓度。

② 戊二醛对皮肤黏膜有刺激性，故从浸泡液中取出灭菌物品时宜用已消毒的镊子等夹取。

③ 盛装戊二醛消毒液的容器应加盖，放于通风良好处保存。

（三）煮沸消毒法

1. 消毒方法　将针具和与针具直接接触的物品用纱布分类包扎后，置于盛有清水的消毒锅内，加盖，加热。一般待水沸后再煮15～20分钟即可。

2. 注意事项　使用本法反复消毒针具，易使针尖变钝，故应将该水配制成含2%碳酸氢钠的溶液，以提高沸点至120℃而降低对针具和器械的腐蚀作用。

二、针具灭菌后的处理

1. 检查包装的完整性，若有破损不可作为无菌包使用。

2. 已灭菌者不得与未灭菌者混放。

3. 每批灭菌处理完成后，应做详细登记，包括灭菌的种类、数量、灭菌作用时间、灭菌日期、操作者等。

4. 灭菌后物品应放在无菌区的柜橱或架子上或摊车内等。消毒后的针具必须放于已消毒的针盘、针管、针盒内。针盘用消毒巾或消毒纱布遮盖，针管应塞紧消毒过的封盖，针盒应盖好盒盖。

凡经消毒的针具只能使用一次，不能重复使用。

第三节　医生手部消毒

医者手部消毒是为了防止反复使用的毫针经医生手指引起针刺部位感染，或形成交叉感染，故对医者手指必须进行清洗和消毒。

一、医生手指的清洗

1. 针刺操作前，医者应先使用肥皂洗手，再用流动水冲洗。如对诸多病人进行连续治疗时，原则上每治疗完一个病人应清洗手指一次，擦干后再操作。

2. 针刺治疗某些传染病病人时，除专人（病人）使用专针外，医者应戴一次性手套，每治疗一个病人更换一副手套，操作结束后用肥皂或抗菌皂液及流动水洗手。

3. 常见错误

（1）医生仅在每天上午或下午针刺操作开始及结束后，清洗一次手指。

（2）治疗某些传染病时，医生针刺操作未使用一次性手套。

4. 注意事项

（1）医生清洗手指一定要用流动水。

（2）清洗双手应从腕至指端包括手部皮肤和指甲。

二、医生手指的消毒

1. 常用的消毒剂为75%乙醇。

2. 医生手指消毒常用的方法：清洗干净后用75%酒精棉球擦拭1～2遍。

3. 常见错误：医生仅在每天上午或下午针刺操作开始时，应用本方法消毒手指一次。

4. 注意事项：用75%酒精棉球擦拭手指时，一定要将双手掌面、十指掌面、指缝间以及指甲周围全部擦拭到，防止遗漏。

第四节　施术部位的消毒

针刺施术部位消毒就是对针刺部位的皮肤进行消毒处理。

一、应用材料及试剂

1. 无菌棉签。

2. 2%碘酊、75%乙醇；或含有效碘5000mg/L的碘伏。

二、施术部位消毒

施术部位消毒实训，其方法有两种：

1. 对完全暴露的针刺部位（腧穴），先取一根无菌棉签，浸蘸2%碘酊后，涂擦针刺部位（腧穴）的皮肤，直径不小于2.5cm；再取一根无菌棉签，浸蘸75%乙醇，涂擦已涂过2%碘酊的部位，擦拭面积相同，目的是擦净残余碘酊。应由内向外涂擦。

2. 对完全暴露的针刺部位（腧穴），取一根无菌棉签，浸蘸碘伏，直接涂擦针刺部位（腧穴）的皮肤1～2遍，其直径不小于2.5cm。待自然干燥后即可针刺。

三、常见错误

仅用一根棉签蘸75%乙醇擦拭一个针刺部位（腧穴）或擦拭需要针刺的多个或全部部位（腧穴），或上下反复涂抹施术部位。

四、注意事项

1. 消毒擦拭施术部位皮肤时，应由中心向外周缓慢旋转，逐步涂擦。

2. 一根无菌棉签一次最多可擦拭 2 个施术部位，即先用无菌棉签的一面擦拭一个施术部位，再转动该棉签，用另一面擦拭另一个施术部位。

3. 针刺部位的消毒顺序，一般同针刺的顺序一致，应从人体上部到下部，从一侧到另一侧，亦可先消毒几个腧穴，针刺后再消毒和针刺其他腧穴。

第五章
毫针技术

毫针技术主要包括毫针的基本知识和临床技能等内容。本章以介绍毫针的形态、规格、选择等基本知识为切入点，重点突出毫针的持针法、进针法、行针法、补泻手法、治神及得气法、留针与出针等临床基本技能，对于教学或临床操作中应该注意或禁忌的事项也一并进行论述。

【实训目的与要求】

1. 掌握毫针的形态、规格及选择。

2. 掌握毫针的检查与保养。

3. 掌握毫针指力的练习。

4. 重点掌握毫针基本技术方法，包括持针、进针、行针、补泻手法、治神与得气法、留针和出针等具体操作要领。

5. 掌握学习毫针技术的方法，提高自主学习的能力。

【实训内容与方法】

1. 课堂讲授，辅以实物、图表。

2. 视频教学：教师根据本实训教材配套多媒体课件对毫针技术的操作、注意事项及禁忌进行系统讲解。

3. 人体实训：首先由教师在学生身上演示毫针技术的整个操作过程，然后让学生每2人一组互相在实体上练习，最后由教师提问、答疑、检查。

4. 以书面形式完成自测题。

5. 抽签实体检测毫针技术的实际操作能力。

6. 指导学生课下组成训练小组，自主设计测试形式与题目并自我进行成绩评估。

7. 利用计算机智能模型人模拟操作毫针技术。

【实训器材】

环境清洁卫生的治疗室。治疗床、椅若干，计算机和模拟训练软件，投影仪，毫针，镊子，弯形盘，医用碘伏，酒精棉球，无菌干棉球或棉签等。

第一节　毫针的基本知识

一、毫针的形态

（一）毫针的种类

毫针是用金属制作而成的针具，以不锈钢材料者最为常用（表5-1）。

表5-1　　　　　　　　　　毫针的种类、优缺点及应用情况

毫针种类	优缺点	应用情况
不锈钢毫针	有较高的强度和韧性，针体挺直滑利，能耐高热、防锈，不易被化学物品腐蚀	目前被临床广泛采用
金针、银针	其传热、导电性能虽优于不锈钢针，但针体较粗，强度、韧性不如不锈钢针，且价格昂贵	除特殊需要外，一般临床很少应用
普通钢针、铜针、铁针	容易锈蚀，弹性、韧性、牢固性差	除偶用于磁针法外，临床已不采用

（二）毫针的构造

毫针的构造可分为针尖、针身、针根、针柄和针尾5个部分（图5-1，表5-2）。

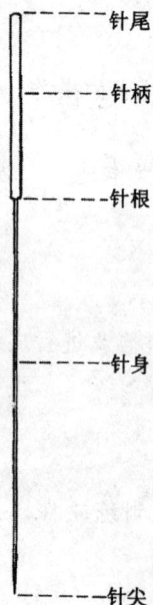

图5-1　毫针的构造

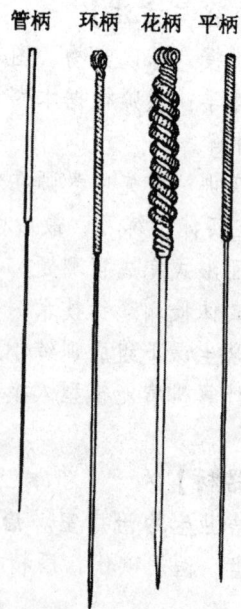

图5-2　毫针的分类

表 5 - 2	毫针的构造
毫针的部位	简要说明
针尖（亦称针芒）	针身的尖端锋锐部分，是刺入腧穴肌肤的关键部位
针身（又称针体）	针尖至针柄间的主体部分，是毫针刺入腧穴内相应深度的主要部分
针根	针身与针柄连接的部分，是观察针身刺入腧穴深度和提插幅度的外部标志
针柄	用金属丝缠绕呈螺旋状，为针根至针尾的部分，是医者持针、运针的操作部位，也是温针灸法装置艾绒之处
针尾（亦称针顶）	是针柄的末端部分

（三）毫针的分类

根据毫针针柄与针尾的构成和形状不同（图 5 - 2），可分为环柄针、花柄针、平柄针和管柄针。

1. 环柄针（又称圈柄针）　即针柄用镀银或经氧化处理的金属丝缠绕成环形者。

2. 花柄针（又称盘龙针）　即针柄中间用两根金属丝交叉缠绕成盘龙形者。

3. 平柄针（又称平头针）　即针柄也用金属丝缠绕，其尾部平针柄者。主要在进针器和进针管的辅助下使用。

4. 管柄针　即针柄用金属薄片制成管状者。

二、毫针的规格

毫针的规格，是以针身的直径和长度来区分（表 5 - 3，5 - 4）。

表 5 - 3				毫针的长度规格表					
寸	0.5	1.0	1.5	2.0	2.5	3.0	3.5	4.0	4.5
长度（mm）	15	25	40	50	65	75	90	100	115

表 5 - 4				毫针的粗细规格表				
号　数	26	27	28	29	30	31	32	33
直径（mm）	0.45	0.42	0.38	0.34	0.32	0.30	0.28	0.26

毫针的粗细与针刺的强度有关，临床一般以粗细为 28 ~ 30 号（0.32 ~ 0.38mm）和长短为 1 ~ 3 寸（25 ~ 75mm）者最为常用。

三、毫针的选择

临床上应根据病人的性别、年龄、形体的肥瘦、体质的强弱、病情的虚实、病变部位的表里深浅和腧穴所在的部位，选择长短、粗细适宜的针具。《灵枢·官针》篇曰："九针之宜，各有所为，长短大小，各有所施也。"

表 5 - 5						毫针的选择	
	性别	年龄	形体的肥瘦	体质的强弱	病情的虚实	病变部位的表里深浅	腧穴所在的部位
稍长、稍粗的毫针	男	青壮年	形肥	体壮	实	病变部位较深者	皮厚肉多而针刺宜深的腧穴
稍短、稍细的毫针	女	小孩、老人	形瘦	体弱	虚	病变部位较浅者	皮薄肉少之处和针刺较浅的腧穴

针具的选择常以将针刺入腧穴应至之深度，而针身露在皮肤上稍许为宜。如应刺入 0.5 寸，可选用 1 寸毫针。

第二节 毫针临床基本技能

一、毫针的检查与保养

（一）毫针的检查

1. 针尖 应端正不偏，无毛钩，光洁度高，尖中带圆，圆而不钝，形如"松针"，锐利适度，使进针阻力小而不易钝涩。

2. 针身 要光滑挺直，圆正匀称，坚韧而富有弹性。

3. 针根 要牢固，无剥蚀、伤痕。

4. 针柄 针柄的金属丝要缠绕均匀、牢固而不松脱或断丝，针柄的长短、粗细要适中，便于持针、运针和减轻病人的疼痛。

（二）毫针的保养

为防止针尖受损、针身弯曲或生锈、污染等，对针具应当妥善保存。

方法： 若用针盒或藏针夹，可多垫几层消毒纱布，将消毒后的针具根据毫针的长短，分别置于或插在消毒纱布上，再用消毒纱布敷盖，以免污染，然后将针盒或针夹盖好备用。

若用针管，应在针管与针尖接触的一端，塞上干棉球（以防针尖损坏钩曲），然后将针置入，盖好用高压消毒后备用。

二、毫针体位的选择

体位的选择对腧穴的正确定位，针刺的施术操作，持久的留针以及防止晕针、滞针、弯针甚至折针等都有很大影响。因此，应根据处方选用腧穴的所在部位，选择适当的体位，既要有利于腧穴的正确定位，又要便于针灸的施术操作和较长时间的留针且不致疲劳。临床上针刺的常用体位主要有以下几种（表 5 - 6）：

表5-6   毫针针刺的体位选择

体　位	适　宜　部　位
仰卧位（图5-3）	适宜于取头、面、胸、腹部腧穴和上、下肢部分腧穴
侧卧位（图5-4）	适宜于取身体侧面少阳经腧穴和上、下肢部分腧穴
俯卧位（图5-5）	适宜于取头、项、脊背、腰骶部腧穴和下肢背侧及上肢部分腧穴
仰靠坐位（图5-6）	适宜于取前头、颜面和颈前等部位的腧穴
俯伏坐位（图5-7）	适宜于取后头和项、背部的腧穴
侧伏坐位（图5-8）	适宜于取头部的一侧、面颊及耳前后部位的腧穴

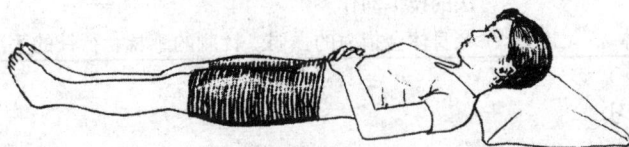

图5-3　仰卧位

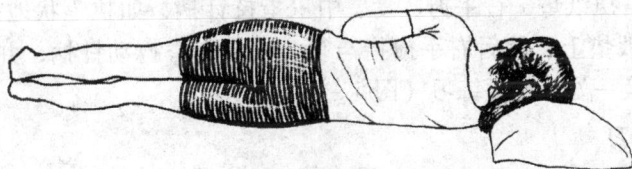

图5-4　侧卧位

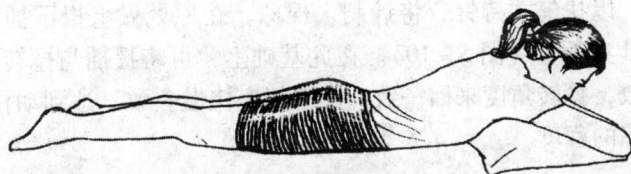

图5-5　俯卧位

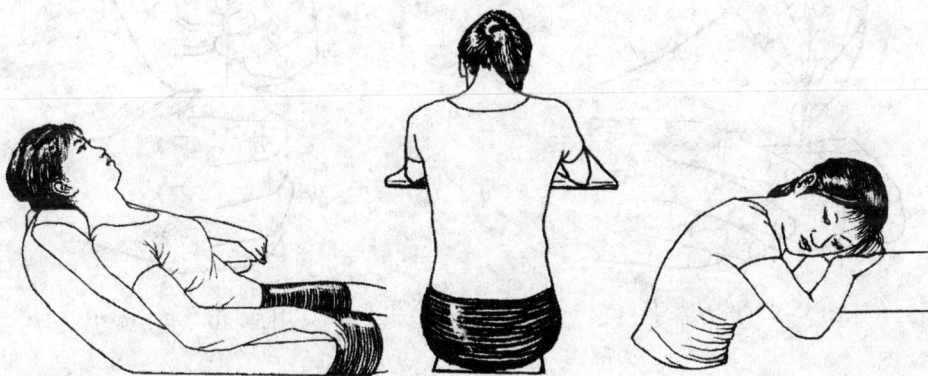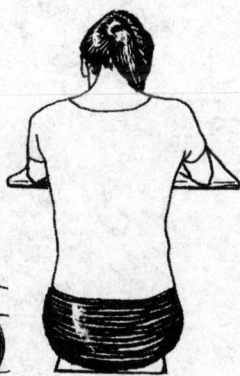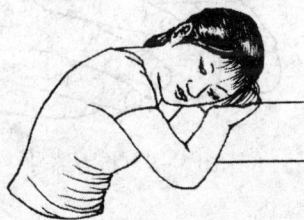

图5-6　仰靠坐位　　　图5-7　俯伏坐位　　　图5-8　侧伏坐位

三、毫针刺法的练习

针刺的练习，一般分三步进行（表5-7）：

表5-7　　　　　　　　　　　　毫针针刺的练习

针刺练习	练习对象	练习目的
指力练习	纸垫	主要是锻炼指力和捻转的基本手法
手法练习	棉团	因棉团松软，可以练习提插、捻转、进针、出针等各种毫针操作手法的模拟动作
自身练习	自己身体	亲身体会指力的强弱、针刺的感觉、行针的手法等

（一）指力练习

纸垫制作：用松软的纸张，折叠成长约8cm、宽约5cm、厚2~3cm的纸块，用线如"井"字形扎紧，做成纸垫。

练针时，左手平执纸垫，右手拇、食、中三指持针柄，如执笔状地持1~1.5寸毫针，使针尖垂直地抵在纸垫上，然后右手拇指与食、中指交替捻动针柄，并渐加一定的压力，待针穿透纸垫后另换一处，反复练习（图5-9）。

（二）手法练习

棉团制作：取棉团一团，用棉线缠绕，外紧内松，做成直径6~7cm的圆球，外包白布一层缝制即可练针。

做提插练针时，以执笔式持针，将针刺入棉球，在原处做上提下插的动作，要求深浅适宜，幅度均匀，针身垂直（图5-10）。在此基础上，可将提插与捻转动作配合练习，要求提插幅度上下一致，捻转角度来回一致，操作频率快慢一致，达到动作协调、得心应手、运用自如、手法熟练的程度。

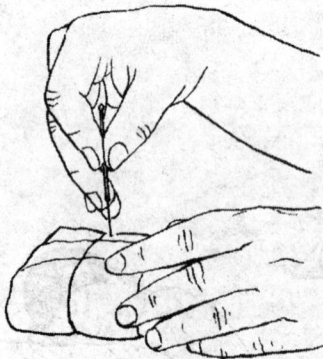

图5-9　指力练习

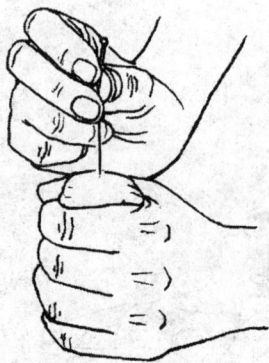

图5-10　手法练习

（三）自身练习

要求自身练针时，能逐渐做到进针无痛或微痛，针身挺直不弯，刺入顺利，提插、捻转自如，指力均匀，手法熟练。同时仔细体会指力与进针、手法与得气的关系，以及持针手指的感觉和受刺部位的感觉。

四、毫针持针法

临床上一般用右手持针操作，主要是拇、食、中指夹持针柄，其状如持笔，故右手被称为"刺手"。左手爪切按压所刺部位或辅助针身，故将左手称为"押手"。

表 5 – 8 刺手和押手的作用

	作 用
刺手	掌握针具，施行手法操作。进针时运指力于针尖，而使针刺入皮肤，行针时便于左右捻转、上下提插和弹震刮搓以及出针时进行手法操作等
押手	固定腧穴的位置，夹持针身，协助刺手进针，使针身有所依附，保持针身垂直，力达针尖，以利于进针，减少刺痛和协助调节、控制针感

五、毫针进针法

（一）进针法

表 5 – 9 毫针的进针方法

进针方法		应 用
单手进针法		多用于较短的毫针
双手进针法	指切进针法（又称爪切进针法）	适宜于短针的进针
	夹持进针法（或称骈指进针法）	适宜于长针的进针
	舒张进针法	适宜于皮肤松弛部位的腧穴
	提捏进针法	适宜于皮肉浅薄部位的腧穴
针管进针法		此法进针不痛，多用于儿童和惧针者

1. 单手进针法 用右手的拇、食指持针，中指端紧靠穴位，指腹抵住针体中部，当拇、食指向下用力时，中指也随之屈曲，将针刺入，直至所需的深度（图 5 – 11）。或用拇、食指夹持针体，中指尖抵触穴位，拇、食指所夹持的针沿中指尖端迅速刺入，不施捻转，针入穴位后，中指即离开应针之穴，此时拇、食、中指可随意配合，施行补泻。

2. 双手进针法

（1）指切进针法 用左手拇指或食指端切按在腧穴位置上，右手持针，紧靠左手指甲面将针刺入腧穴（图 5 – 12）。

（2）夹持进针法 即用左手拇、食二指持捏消毒干棉球，夹住针身下端，将针尖固定在所刺腧穴的皮肤表面位置，右手捻动针柄，将针刺入腧穴（图 5 – 13）。

（3）舒张进针法 用左手食、中二指或拇、食二指将所刺腧穴部位的皮肤向两侧撑开，使皮肤绷紧，右手持针，使针从左手食、中二指或拇、食二指的中间刺入（图5-14）。此法主要用于皮肤松弛部位的腧穴。

（4）提捏进针法　用左手拇、食二指将所刺腧穴部位的皮肤提起，右手持针，从捏起的上端将针刺入（图5-15）。

3. 针管进针法　针管可由塑料、玻璃或金属制成。针管长度比毫针短2~3分，以便露出针柄。针管的直径，以能顺利通过针尾为宜。

进针时左手持针管，将针装入管内，针尖与针管下端平齐，置于应刺的腧穴上，针管上端露出针柄2~3分，用右手食指叩打针尾或用中指弹击针尾，即可使针刺入，然后退出针管，再运用行针手法（图5-16）。

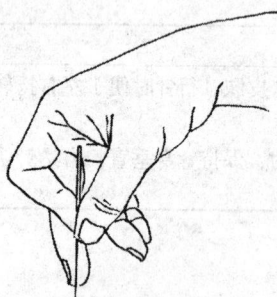

图5-11 单手进针法　　图5-12 指切进针法　　图5-13 夹持进针法

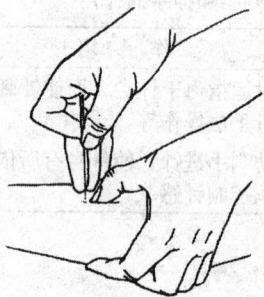

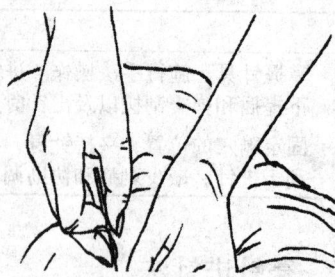

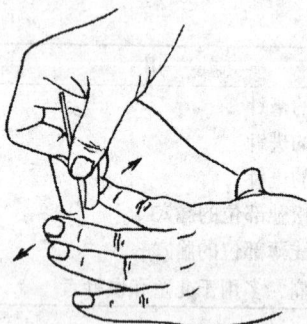

图5-14 舒张进针法　　图5-15 提捏进针法　　图5-16 针管进针法

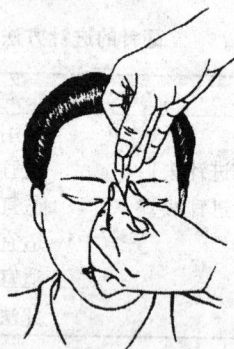

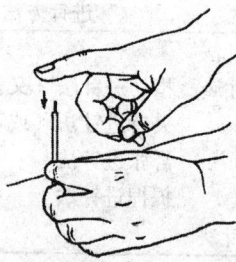

临床上也有采用插刺进针的，即单用右手拇、食二指夹持消毒干棉球，夹住针身下端，使针尖露出2~3分，对准腧穴的位置，将针迅速刺入腧穴，然后将针捻转刺入一定深度，并根据需要使用押手配合行针。

（二）针刺的角度和深度

在针刺操作过程中，掌握正确的针刺方向、角度和深度，是增强针感、提高疗效、防止意外的关键。应根据施术腧穴所在的具体位置、病人体质、病情需要和针刺手法等实际情况灵活掌握针刺方向、角度和深度。

1. 针刺方向　针刺方向指进针时针尖对准的某一方向或部位。一般依经脉循行的方向、腧穴的部位特点和治疗的需要而定。

2. 针刺角度 针刺角度指进针时针身与皮肤表面所形成的夹角（图5－17）。它是根据腧穴所在的位置和医者针刺时所要达到的目的结合起来而确定的（表5－10）。

表5－10　　　　　　　　　　针刺的角度

针刺方向	角度	适用范围
直刺	针身与皮肤表面呈90°左右垂直刺入	适用于人体大部分腧穴
斜刺	针身与皮肤表面呈45°左右倾斜刺入	适用于肌肉浅薄处或内有重要脏器，或不宜直刺、深刺的腧穴
平刺（即横刺、沿皮刺）	针身与皮肤表面呈15°左右或沿皮以更小的角度刺入	适用于皮薄肉少部位的腧穴，如头面部的腧穴等

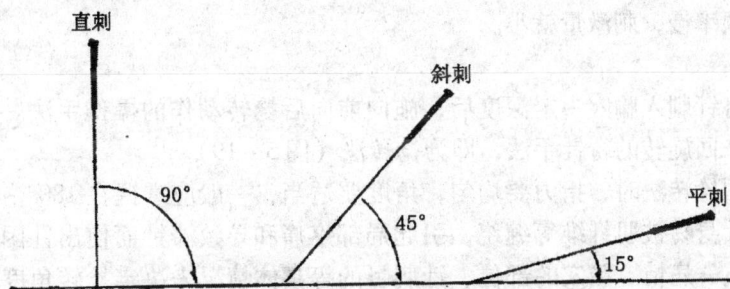

图5－17　针刺的角度

3. 针刺深度 即指针身刺入人体内的深浅度数，每个腧穴的针刺深度，在腧穴各论中已有详述，在此仅从患者的体质、年龄、病情、部位等方面做一介绍。

表5－11　　　　　　　　　　针刺深度的影响因素

影响因素	深刺	浅刺
年龄	中青年身强体壮者，可适当深刺	年老体弱者、小儿均不宜深刺
体质	形盛体强者，宜适当深刺	形瘦体弱者，宜相应浅刺
病情	阴证、久病宜深刺	阳证、新病宜浅刺
部位	四肢、臀、腹及肌肉丰厚处的腧穴宜深刺	头面、胸背及皮薄肉少处的腧穴宜浅刺

针刺的角度和深度关系极为密切，一般来说，深刺多用直刺，浅刺多用斜刺、平刺。对天突、风府、哑门等穴以及眼区、胸背和重要脏器部位的腧穴，尤其应注意掌握好针刺角度和深度。至于不同季节对针刺深浅的影响，也应予以重视。

六、毫针行针法

毫针进针后，为了使患者产生针刺感应，或进一步调整针感的强弱，以及使针感向某一方向扩散、传导而采取的操作方法，称为"行针"，亦称"运针"。行针手法包括基本手法和辅助手法两类。

（一）基本手法

主要有提插法和捻转法两种。临床施术时既可单独应用，又可配合应用。

1. 提插法

方法：是将针刺入腧穴一定深度后，施以上提下插的操作手法。这种使针由浅层向下刺入深层的操作谓之插，从深层向上引退至浅层的操作谓之提，如此反复地上下纵向运动的行针手法，即为提插法（图5－18）。

要求：使用提插法时的指力一定要均匀一致，幅度不宜过大，一般以3~5分为宜，频率不宜过快，每分钟60次左右，保持针身垂直，不改变针刺角度、方向。临床上应根据患者的体质、病情、腧穴部位和针刺目的等灵活掌握提插幅度的大小、层次的变化、频率的快慢和操作时间的长短。一般认为行针时提插的幅度大，频率快，刺激量就大；反之，提插的幅度小，频率慢，刺激量就小。

2. 捻转法

方法：是将针刺入腧穴一定深度后，施向前向后捻转动作的操作手法。这种使针在腧穴内反复前后来回旋转的行针手法，即为捻转法（图5－19）。

要求：使用捻转法时，指力要均匀，角度要适当，一般应掌握在180°~360°，不能单向捻针，否则针身易被肌纤维等缠绕，引起局部疼痛和导致滞针而使出针困难。临床上应根据患者的体质、病情、腧穴的部位、针刺目的等具体情况来决定捻转角度的大小、频率的快慢、时间的长短等。一般认为行针时捻转角度大，频率快，刺激量就大；捻转角度小，频率慢，刺激量就小。

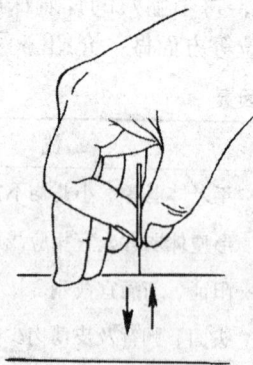

图5-18 提插法

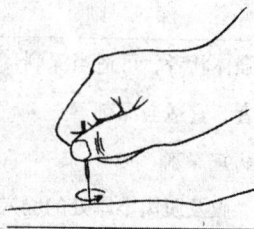

图5-19 捻转法

（二）辅助手法

是行针基本手法的补充，是为了促使得气和加强针刺感应而设的操作手法。临床常用的行针辅助手法有以下6种（表5－12）：

表 5 – 12 行针的辅助手法

	古文记载	作 用	应 用
循法	《针灸大成》指出："凡下针，若气不至，用指于所属部分经络之路，上下左右循之，使气血往来，上下均匀，针下自然气至沉紧"	能推动气血，激发经气，促使针后易于得气	促进得气和加强针刺感应
弹法	《针灸问对》："如气不行，将针轻弹之，使气速行"	有催气、行气的作用	可应用于一些不宜施行大角度捻转的腧穴
刮法		本法在针刺不得气时用之可激发经气，如已得气者可以加强针刺感应的传导和扩散	可应用于一些不宜施行大角度捻转的腧穴
摇法	《针灸问对》有"摇以行气"的记载	直立针身而摇，以加强得气的感应；卧倒针身而摇，使经气向一定方向传导	可用于较为浅表部位的腧穴
飞法	《医学入门》载："以大指次指捻针，连搓三下，如手颤之状，谓之飞"	作用在于催气、行气，并使针刺感应增强	可应用于某些肌肉丰厚部位的腧穴
震颤法	《神应经》："用大指及食指持针，细细动摇，进退搓捻其针，如手颤之状"	可促使针下得气，增强针刺感应	可用于较为浅表部位的腧穴

1. 循法 用手指顺着经脉的循行径路，在腧穴的上下部轻柔地循按的方法（图 5 – 20）。

2. 弹法 针刺后在留针过程中，以手指轻弹针尾或针柄，使针体微微振动的方法（图 5 – 21）。

3. 刮法 毫针刺入一定深度后，经气未至，以拇指或食指的指腹抵住针尾，用拇指、食指或中指指甲，由下而上或由上而下频频刮动针柄，促使得气的方法（图 5 – 22）。

4. 摇法 毫针刺入一定深度后，手持针柄，将针轻轻摇动以行经气的方法（图 5 – 23）。

5. 飞法 指针后不得气者，用右手拇、食指持针柄，细细捻搓数次，然后张开两指，一搓一放，反复数次，状如飞鸟展翅的方法（图 5 – 24）。

6. 震颤法 指针刺入一定深度后，右手持针柄，用小幅度、快频率的提插、捻转手法，使针身轻微震颤的方法（图 5 – 25）。

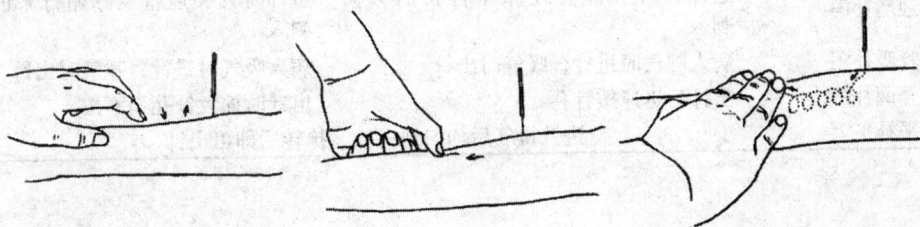

图5-20 循法

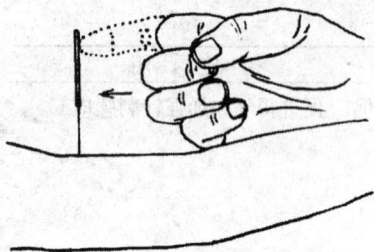

图5-21 弹法

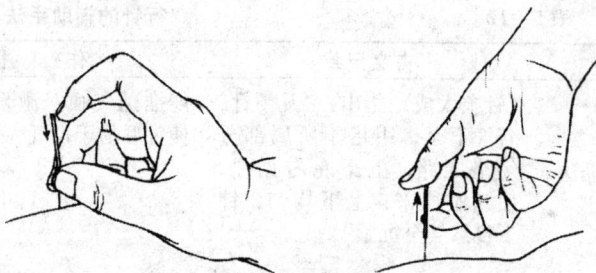

图5-22 刮法

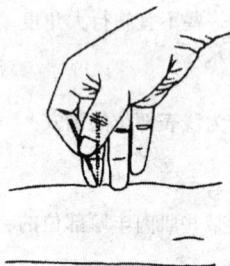

图5-23 摇法

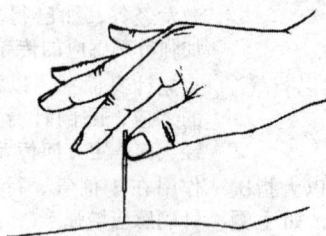

图5-24 飞法

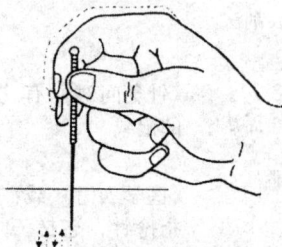

图5-25 震颤法

七、毫针补泻手法

（一）单式补泻手法

表 5－13　　　　　　　　　　　行针的单式补泻手法

	种 类	补 法	泻 法
基本补泻手法	捻转补泻	针下得气后，捻转角度小，用力轻，频率慢，操作时间短，结合拇指向前、食指向后（左转用力为主）者	针下得气后，捻转角度大，用力重，频率快，操作时间长，结合拇指向后、食指向前（右转用力为主）者
	提插补泻	针下得气后，先浅后深，重插轻提，提插幅度小，频率慢，操作时间短，以下插用力为主者	针下得气后，先深后浅，轻插重提，提插幅度大，频率快，操作时间长，以上提用力为主者
其他补泻手法	疾徐补泻（又称徐疾补泻）	进针时徐徐刺入，少捻转，疾速出针者	进针时疾速刺入，多捻转，徐徐出针者
	迎随补泻	进针时针尖随着经脉循行去的方向刺入	进针时针尖迎着经脉循行来的方向刺入
	呼吸补泻	病人呼气时进针，吸气时出针	病人吸气时进针，呼气时出针
	开阖补泻	出针后迅速按针孔	出针时摇大针孔而不按
	平补平泻	进针得气后均匀地提插、捻转后即可出针	

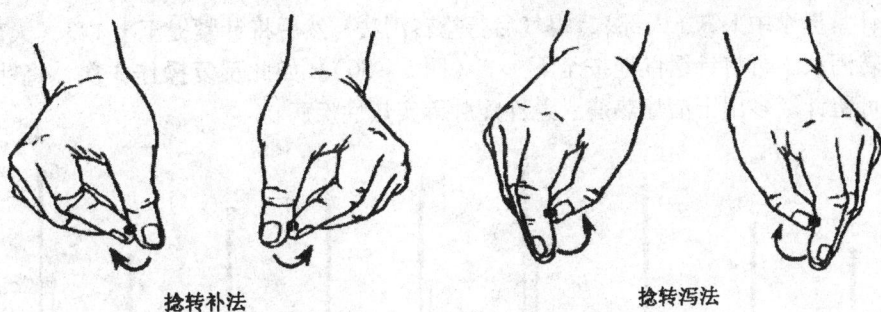

捻转补法　　　　　　　　　　　捻转泻法

图 5 - 26　捻转补泻

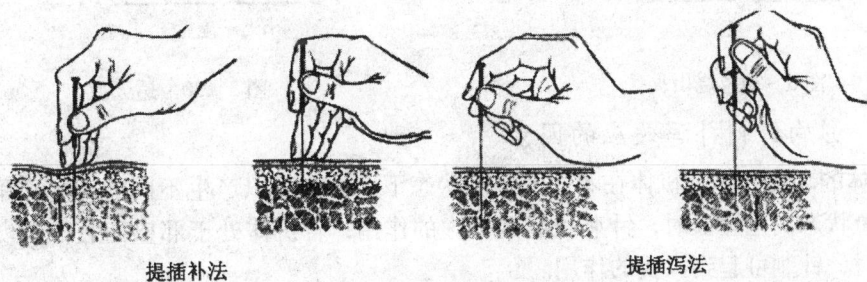

提插补法　　　　　　　　　　　提插泻法

图 5 - 27　提插补泻

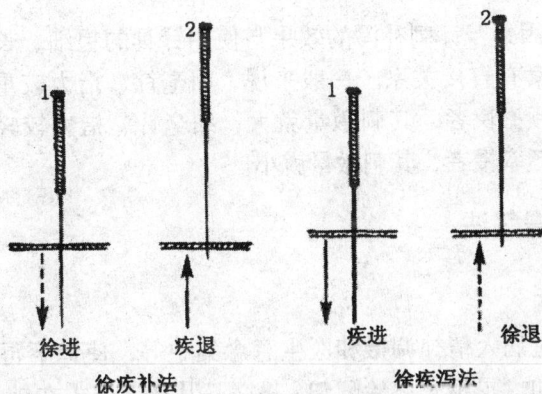

徐进　　　疾退　　　　疾进　　　徐退

徐疾补法　　　　　　　徐疾泻法

图 5 - 28　徐疾补泻

（二）复式补泻手法

1. 烧山火　又称热补法，将针刺入腧穴应刺深度的上 1/3（天部），得气后行捻转补法，再将针刺入中 1/3（人部），得气后行捻转补法，然后将针刺入下 1/3（地部），得气后行捻转补法，再慢慢地将针提到上 1/3（图 5 - 29）。如此反复操作 3 次，将针按至地部留针。多用于治疗冷痹顽麻、虚寒性疾病等。

2. 透天凉　又称凉泻法，将针刺入腧穴应刺深度的下 1/3（地部），得气后行捻转泻法，再将针紧提至中 1/3（人部），得气后行捻转泻法，然后将针紧提至上 1/3（天部），得气后行捻转泻法，再将针缓慢地按至下 1/3（图 5 - 30）。如此反复操作 3 次，将针紧提至上 1/3 即可留针。多用于治疗热痹、急性痈肿等实热性疾病。

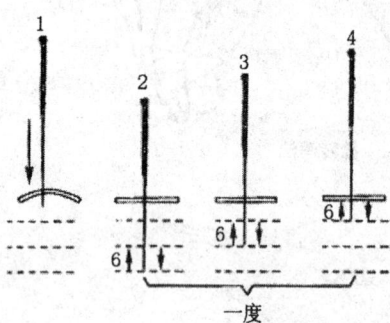

图 5 - 29　烧山火

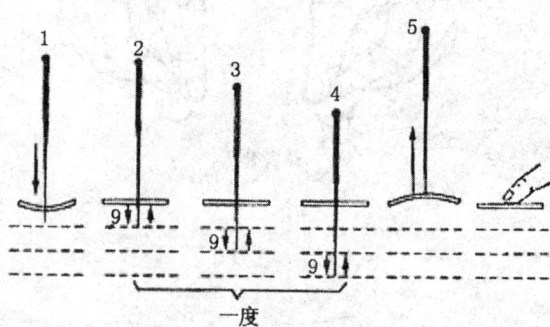

图 5 - 30　透天凉

（三）影响针刺补泻效应的因素

1. 机体的功能状态　机体在不同的病理状态下，针刺可以产生不同的调整作用。当机体处于虚惫状态而呈虚证时，针刺可起到补虚的作用；若机体处于邪盛而表现为实热、闭证等实证时，针刺可起到泻实的作用。

2. 腧穴作用的相对特异性　腧穴功能不仅具有普遍性，而且有些腧穴具有相对特异性，如有些腧穴适宜于补虚，有些腧穴适宜于泻实。例如补虚强壮的穴位有足三里、关元等，泻邪的穴位有少商、十宣等。

3. 针具及手法轻重因素　针刺补泻的效果与使用针具的粗细、长短，刺入的角度、深度，行针时的手法等因素有直接关系。一般来说，粗毫针、指力较重、直刺、深刺、提插幅度大、捻转角度大、频率快者，其刺激量就大；细毫针、指力较轻、平刺、浅刺、提插幅度小、捻转角度小、频率慢者，其刺激量就小。

八、毫针治神与得气法

（一）毫针治神法

又称守神法，是通过病人精神调摄和医生意念集中等，使针下得气甚而气至病所，以提高临床疗效的方法。如《灵枢·终始》曰："必一其神，令志在针。"《素问·保命全形论》中说："凡刺之真，必先治神。"《灵枢·官能》曰："用针之要，勿忘其神。"

毫针治神法包括：针刺前必须定神，治神要重视心理安慰；进针要注意守神，行针宜移神制神，治神可守气行气，治神可诱导针下凉热，针后要注意养神。

（二）得气法

1. 得气的定义　得气，古称"气至"，近称"针感"，是指毫针刺入腧穴一定深度后，施以提插或捻转等行针手法，使针刺部位获得经气感应。如《标幽赋》中说："轻滑慢而未来，沉涩紧而已至……气之至也，如鱼吞钩饵之浮沉；气未至也，如闲处幽堂之深邃。"

2. 判断得气的指征　一是患者对针刺的感觉和反应。即当针刺腧穴得气时，患者的针刺部位有酸胀、麻重等自觉反应，有时出现热、凉、痒、痛、抽搐、蚁行等感觉，或呈现沿着一定的方向和部位传导和扩散的现象；少数患者还会出现循经性肌肤瞤动、震颤等反应，有的还可见到针刺腧穴部位的循经性皮疹带或红、白线状现象。一是医者对刺手指下的感觉。即医者的刺手亦能体会到针下沉紧、涩滞或针体颤动等反应。

若针刺后未得气，患者则无任何特殊感觉或反应，医者刺手亦感觉到针下空松、虚滑。

3. 得气的意义　得气，是实施针刺产生治疗作用的关键，是判断患者经气盛衰、取穴准确与否及疾病预后、针治效应的依据，也是针刺过程中进一步实施手法的基础，因此在针灸过程中有着非常重要的意义。

4. 得气的方法　得气的方法有很多，如：候气法、催气法、守气法、调气法等。

（1）候气法　进针后气不至，可安静等待较长时间，也可间歇地运针，施以各种催气手法，直至气至而止。

（2）催气法　指针刺入穴后，通过搜气、循摄、弹震、摇、搓、捻、飞、刮等方法，促使经气速至针下的方法。如：

① 搜气法：如针入所需深度后，尚不得气或气至不明显，可将针退至浅层，改变针刺方向，再行针刺；如仍不得气，再向前后或左右有目的地反复进退搜索，以催其气至。

② 循摄法：针后气至不畅，或得气后瞬即消失，可用手指于所针腧穴附近向上下或左右循按、爪摄或叩击，以催引其气至。

③ 弹震法：弹是用手指弹动针柄，促其气至，使针下沉紧；震是用右手半握拳状将中指突出，敲震穴位周围，或用手指弹震，以激发经气促使气至。

（3）守气法　针下得气之后使气留守勿去的方法。该法宜手不离针，或用拇、食两指持针不动，以使针尖不要偏离已得气的部位，或在原位施以轻巧的手法。常用的守气方法有推弩法、搬垫法，亦有飞、弹、摇、刮、颤等方法。

① 推弩法：将针尖顶住有感应的部位，推弩针柄，或用拇指向前或向后捻住针柄，不使针尖脱离经气感应处，稍待一会儿，以延长感应时间。

② 搬垫法：即在针下得气后，患者有舒适感觉时，医者刺手将针柄搬向一方，用手指垫在针体与被针穴位之间，顶住有感觉的部位。如用拇指搬针，即用食指垫针。反之，用食指搬针，即用拇指垫针，以加大经气感应。如配合补泻者，用于补法时，针尖要往里按，搬垫的角度要小；用于泻法时，针尖要往外提，搬垫角度要大。

九、毫针的留针与出针

（一）留针

方法：将针刺入腧穴施术后，使针留置腧穴内。

目的：为了加强针刺的作用和便于继续行针施术。

临床上留针与否或留针时间的长短，应根据患者具体病情而定。一般病症只要针下得气而施以适当的补泻手法后，即可出针或留针 10~20 分钟。但对一些特殊病症，如急性腹痛，破伤风，角弓反张，寒性、顽固性疼痛或痉挛性病症，即可适当延长留针时间，有时留针可达数小时，以便在留针过程中做间歇性行针，以增强、巩固疗效。

（二）出针

出针，又称起针、退针。在施行针刺手法或留针达到预定针刺目的和治疗要求后，即可出针。

方法：以左手拇、食两指持消毒干棉球轻轻按压于针刺部位，右手持针做轻微的小幅度捻转，并随势将针缓慢提至皮下（不可单手用力过猛），静留片刻，然后出针。依补泻要求的不同，可分别采取"疾出"或"徐出"以及"疾按针孔"或"摇大针孔"的方法出针。出针后，除特殊需要外，都要用消毒棉球轻压针孔片刻，以防出血或针孔疼痛。

当针退出后，要仔细查看针孔是否出血，询问针刺部位有无不适感，检查核对针数，还应注意有无晕针延迟反应现象。

第六章
灸法技术

灸法技术主要包括艾炷灸、艾条灸、温针灸等技术的操作方法。本章以介绍灸法的适用范围、分类及注意事项等基本知识为切入点，重点突出艾炷灸、艾条灸、温针灸等的临床基本技能，对于教学或临床操作中应该注意或禁忌的事项一并进行论述。

【实训目的与要求】
1. 掌握灸法的治疗作用、适应证及分类。
2. 重点掌握艾炷灸、艾条灸、温针灸等操作方法。
3. 掌握施灸的顺序、补泻及灸法的注意事项。
4. 掌握灸法技术，提高自主学习的能力。

【实训内容与方法】
1. 课堂讲授，辅以实物、图表。
2. 视频教学：教师根据针灸实训教材光盘录像对灸法技术的操作、注意事项及禁忌进行系统讲解。
3. 人体实训：首先由教师在学生身上演示灸法技术的整个操作过程，然后让学生每2人一组互相练习，最后由教师提问、答疑、检查。
4. 以书面形式完成自测题。
5. 抽签实体检测灸法技术的实际操作能力。
6. 指导学生课下组成训练小组，自主设计测试形式与题目并进行自我成绩评估。
7. 利用计算机智能模型人模拟操作灸法技术。

【实训器材】
环境清洁卫生的治疗室。治疗床、椅若干，计算机和模拟训练软件，投影仪，艾炷，艾条，温灸器，镊子，弯形盘，医用碘伏，酒精棉球，无菌干棉球或棉签等。

第一节　灸法的基本知识

一、灸法的定义及作用

灸法是指以艾绒为主要施灸材料，烧灼、熏熨体表的一定部位或穴位，通过经络腧穴的作用以防治疾病的一种方法。古称灸焫。

灸法具有温经散寒、扶阳固脱、消瘀散结、防病保健等作用。临床多用于治疗风寒表证，寒湿痹痛，各种虚寒证、寒厥证、虚脱证、中气不足、阳气下陷而引起的遗尿、脱肛、阴挺、崩漏、带下等症，以及气血凝滞之疾，如乳痈初起、瘰疬、寒性疖肿未化脓等。

二、灸法的分类及适用范围

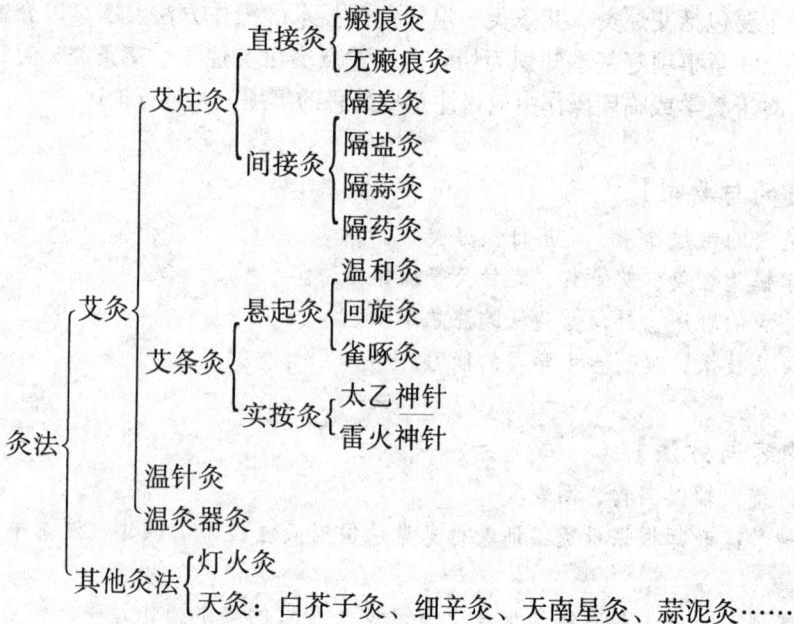

灸法 {
  艾灸 {
    艾炷灸 {
      直接灸 { 瘢痕灸 / 无瘢痕灸 }
      间接灸 { 隔姜灸 / 隔盐灸 / 隔蒜灸 / 隔药灸 }
    }
    艾条灸 {
      悬起灸 { 温和灸 / 回旋灸 / 雀啄灸 }
      实按灸 { 太乙神针 / 雷火神针 }
    }
    温针灸
    温灸器灸
  }
  其他灸法 {
    灯火灸
    天灸：白芥子灸、细辛灸、天南星灸、蒜泥灸……
  }
}

图 6-1　灸法的分类

表 6-1　　　　　　直接灸的分类、特点及适用范围

	特　点	适　用　范　围
瘢痕灸（又称化脓灸）	施灸后局部组织烫伤化脓，结痂后留有瘢痕	临床常用于哮喘、慢性胃肠炎、风湿顽痹、瘰疬等
无瘢痕灸（又称非化脓灸）	施灸以温熨为度，灸后皮肤不发灸疮，不留瘢痕	适用于慢性虚寒性病证，如哮喘、眩晕、慢性腹泻、风寒湿证、皮肤疣等

表 6-2　　　　　　间接灸的种类、特点及适用范围

	特　点	适　用　范　围
隔姜灸	有温胃止呕、散寒止痛之作用	此法应用较广，多用于外感表证和虚寒性疾病，如感冒、咳嗽、风湿痹痛、呕吐、腹痛、泄泻等
隔蒜灸	有清热解毒、杀虫等作用	此法多用于治疗瘰疬、肺痨、腹中积块及未溃疮疡等。铺灸法（长蛇灸）用于治疗虚劳、顽痹等证

续表

特 点	适 用 范 围
隔盐灸	有回阳、救逆、固脱之作用	本法对急性腹痛、吐泻、痢疾、四肢厥冷、虚脱和中风脱证等，有回阳救逆的作用。凡大汗亡阳、肢冷脉伏之脱证，可用大艾炷连续施灸，不计壮数，直至汗止脉起，体温回升，症状改善为度
隔附子（饼）灸	有温肾补阳之作用	多用来治疗各种阳虚证，如阳痿、早泄、遗精、宫寒不孕及疮疡窦道久不收口等
隔胡椒饼灸	有温中散寒之作用	主要用于治疗胃寒呕吐、腹痛泄泻、风寒湿痹和面部麻木等症
隔豆豉饼灸	有解表发汗、除烦之作用	此法可用于治疗痈疽发背，恶疮肿硬不溃、不敛，疮色黑暗等，可促使疮口愈合

表 6-3　　　　　　　　　　艾条灸的种类及适用范围

		适 用 范 围
悬起灸	温和灸	适用于一切灸法主治病证
	回旋灸	适用于风湿痹痛、神经性麻痹、皮肤病（如带状疱疹）等
	雀啄灸	多用于晕厥急救、小儿疾患、胎位不正、无乳等
实按灸	太乙神针	用于风寒湿痹、肢体顽麻、痿弱无力、半身不遂等
	雷火神针	适用于风寒湿痹、痿证和虚寒证

表 6-4　　　　　　　　　　温灸器种类及适用范围

	适 用 范 围
温灸盒	适用于腹、腰等面积较大部位的治疗
温灸架	适用于全身体表穴位的治疗
温灸筒	最适宜小儿、妇女及畏惧灸治者的治疗

表 6-5　　　　　　　　　　其他灸法的种类及适用范围

		适 用 范 围
天灸	白芥子灸	可用于治疗咳喘、关节痹痛、口眼㖞斜等
	细辛灸	如敷涌泉或神阙穴，可治小儿口腔炎等
	天南星灸	如敷颊车、颧髎穴，可治疗面神经麻痹等
	蒜泥灸	如敷涌泉穴可治疗咯血、衄血，敷合谷穴可治疗扁桃体炎，敷鱼际穴可治疗喉痹等
灯火灸		主要用于治疗小儿惊风、麻疹、痄腮、喉蛾、消化不良、吐泻、疟疾、胃痛等

三、施灸的先后顺序

临床一般为：先灸阳经，后灸阴经；先灸上部，后灸下部。艾灸壮数是先少后多，艾炷大小要先小后大。临证时需结合病情，灵活应用。

四、施灸的补泻方法

灸法的补泻亦需根据辨证施治的原则，虚证用补法，实证用泻法。艾灸补法，无须吹艾火，让其自然缓缓燃尽为止，以补其虚；艾灸泻法，应当快速吹艾火至燃尽，使艾火的热力迅速透达穴位深层，以泻邪气。

五、灸法的注意事项

1. 颜面部、五官部、乳头、有大血管处、关节活动等部位，均不宜使用直接灸，以免烫伤形成瘢痕。

2. 一般空腹、过饱、极度疲劳或对灸法恐惧者，应慎施灸。对于体弱患者，灸治时艾炷不宜过大，刺激量不宜过强，以防晕灸。一旦发生晕灸，应立即停止施灸，及时处理。

3. 孕妇的腹部和腰骶部不宜施灸。

4. 施灸过程中要防止燃烧的艾绒脱落烧伤皮肤和衣物。

5. 当艾火燃烧近皮肤患者有灼痛感时，可用手在施灸部位四周轻轻拍打，以减轻痛感。

6. 瘢痕灸在化脓期间，局部应注意清洁，每天换膏药 1 次，以避免继发感染。同时应嘱患者多吃羊肉、豆腐等营养丰富的食物，以促使灸疮透发，有利于提高疗效。

第二节　灸法临床基本技能

一、艾炷灸法

（一）施术前准备

1. 灸具的选择　艾绒（图 6－2）以质量好、无杂质、干燥、存放久者效力大、疗效好。艾以湖北蕲州所产者为佳，叶厚绒多，称蕲艾。

艾炷（图 6－3）的制作：直接灸时，应用极细之艾绒，搓得如麦粒大，做成上尖底平的圆锥形，直接放在穴位上燃烧；间接灸时，可用较粗之艾绒，做成蚕豆大或黄豆大、上尖下平之艾炷，放在姜片、蒜片或药饼上点燃；温针灸时，做成既圆又紧、大小及形状如枣核之艾炷，将其缠绕在针柄上燃烧。亦可用艾炷器制作艾炷，艾炷器（图 6－4）上一般铸有圆锥形空洞，洞下留一小孔，将艾绒放入艾炷器的空洞中，压紧制成圆锥形小体，待各洞塞满后翻转艾炷器，用细铁丝或细棍顺洞下小孔，顶出艾炷。

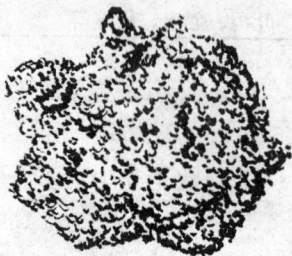

图6-2 艾绒

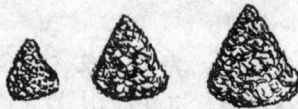

图6-3 艾炷

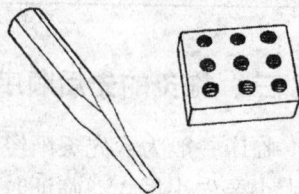

图6-4 艾炷器

2. 体位的选择和点穴 患者的体位对取穴和施灸至为重要，因灸治要安放艾炷且治疗时间较长，故特别要注意体位的平正和舒适。一般四肢及胸腹部穴位取仰卧位，背部穴位取坐位或俯卧位，体位安置后再正确点穴。穴位的选取根据病情需要而定。

（二）施术方法

1. 直接灸（图6-5） 又称明灸、着肤灸，即将大小适宜的艾炷直接放在皮肤上施灸的一种方法。根据灸后皮肤有无烧伤化脓，又分为瘢痕灸和无瘢痕灸。

（1）瘢痕灸（图6-6）

① 根据病情选择适宜的施术体位和施术穴位。

② 常规消毒所灸腧穴。

③ 施灸时，在施灸部位涂以少量大蒜汁或凡士林，以增加黏附性和刺激作用，将大小适宜的艾炷放在其上，从上端点燃施灸。艾炷燃尽后，除去灰烬，更换艾炷，按前法再灸，一般可灸3~9壮。

（2）无瘢痕灸（图6-6）

① 根据病情选择适宜的施术体位和施术穴位。

② 常规消毒所灸腧穴。

③ 施灸时，在施灸部位涂少量的凡士林，以增加黏附性，然后将大小适宜的艾炷放于其上，从上端点燃施灸。当燃剩2/5左右，艾火未烧及皮肤但患者有灼痛感时，用镊子将艾炷夹去，更换艾炷再灸，连灸3~6壮，以局部皮肤充血出现红晕而不起泡为度。

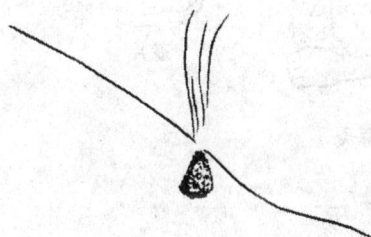

图6-5 直接灸

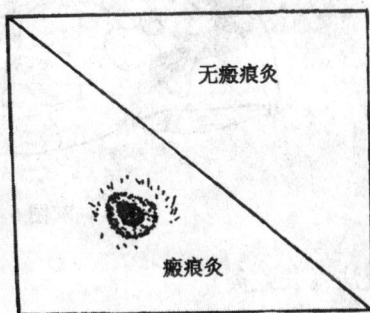

图6-6 瘢痕灸和无瘢痕灸

2. 间接灸 又称间隔灸、隔物灸，即在艾炷下垫上衬隔物施灸的方法。此法火力温和，具有艾灸和药物的双重作用，患者易于接受。隔物灸法的种类很多，广泛用于临床各种病症，现将常用的几种介绍如下：

（1）隔姜灸（图6-7）

① 根据病情选择适宜的施术体位和施术穴位。

② 常规消毒所灸腧穴。

③ 将鲜生姜切成直径2~3cm、厚0.2~0.3cm的薄片，中心用针刺数孔，然后放在应灸的部位，上置艾炷点燃。艾炷燃尽后易炷再灸。当患者感到灼痛时，将姜片向上提起，离开皮肤片刻，放下再灸；或缓慢移动姜片，至局部皮肤潮红为止。一般灸3~6壮不引起

烫伤，以皮肤红晕而不起泡为度。

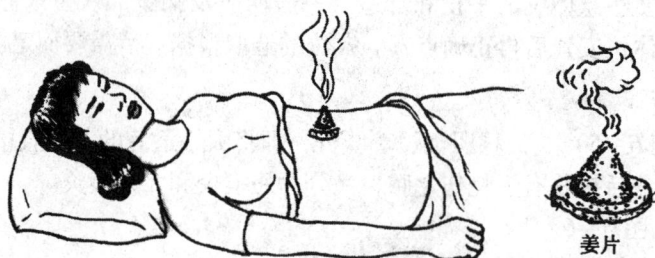

姜片

图6-7　隔姜灸

（2）隔蒜灸（图6-8）

① 根据病情选择适宜的施术体位和施术穴位。

② 常规消毒所灸腧穴。

③ 将鲜独头大蒜切成厚0.2～0.3cm的薄片，中间用针刺数孔，然后置于应灸的穴位或肿块上（如未溃破化脓的脓头处），点燃施灸。待艾炷燃尽，易炷再灸。一般灸3～6壮。因大蒜液对皮肤有刺激性，灸后容易起泡，若不欲起泡，可将蒜片向上提起，或缓慢移动蒜片。

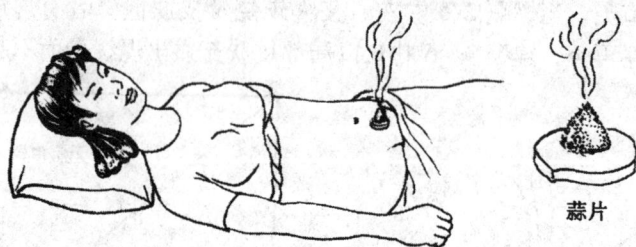

蒜片

图6-8　隔蒜灸

☆ 铺灸法（长蛇灸）

① 取大蒜500g，去皮捣成蒜泥。

② 患者俯卧，常规消毒脊柱正中自大椎穴至腰俞穴之间皮肤、大椎及腰俞穴。

③ 沿着脊柱正中自大椎穴至腰俞穴之间铺蒜泥一层，宽约3cm，厚约0.5cm，周围用棉皮纸封护，用中艾炷在大椎穴及腰俞穴点火施灸，不计壮数，直至患者觉口中有蒜味时停灸；再以温开水渗湿棉皮纸周围，移去蒜泥。因蒜泥和火热的刺激，灸后局部多起水泡，应注意防护局部。

（3）隔盐灸（图6-9）　本法用于脐部，又称神阙灸。

① 常规消毒脐部。

② 嘱患者仰卧屈膝，以纯净干燥的精制食盐填平脐孔，再放上姜片（隔开食盐，以免遇火起爆烫伤）后置艾炷施灸。如患者脐部凸出，可用湿面条围脐如井口，再填食盐，如法施灸。

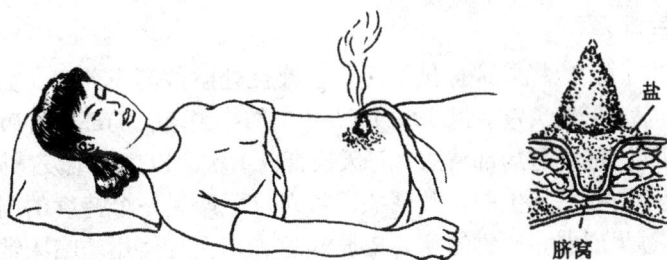

图6-9　隔盐灸

（4）隔附子（饼）灸（图6-10）

① 根据病情选择适宜的施术体位和施术穴位。

② 常规消毒所灸腧穴。

③ 药饼制作：将附子切细研末，以黄酒调和，制成厚约0.5cm、直径约3cm的附子饼。附子片制作：将附子切成薄片。

④ 将附子饼中间以针刺数孔，然后放在应灸穴位处，上置艾炷点燃施灸。一般灸3~9壮，饼干后更换再灸，药饼灸后可重复再用，以皮肤出现红晕为度。

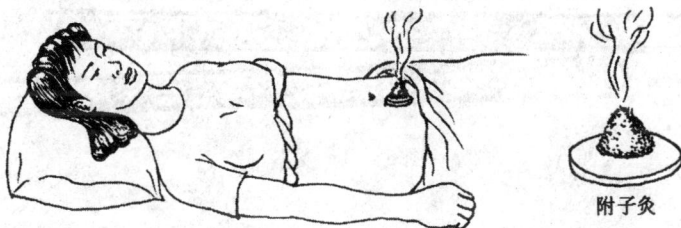

图6-10　隔附子（饼）灸

（5）隔胡椒饼灸

① 根据病情选择适宜的施术体位和施术穴位。

② 常规消毒所灸腧穴。

③ 胡椒饼制作：以白胡椒末适量，加面粉和水制成厚约0.5cm、直径2cm的圆饼，使中央凹陷，置适量药末（如丁香、麝香、肉桂等）填平即可。

④ 胡椒饼上置艾炷点燃施灸。每次灸5~7壮，以觉温热舒适为度。

（6）隔豆豉饼灸

① 根据病情选择适宜的施术体位和施术穴位。

② 常规消毒所灸腧穴。

③ 豆豉饼制作：用淡豆豉为细末，过筛，量疮之大小，以适量药末和黄酒制作成厚约0.6cm的薄饼，软硬适中即可。

④ 将豆豉饼放于施灸部位，上置艾炷灸之，勿使皮破，每天灸1次，以愈为度。

（三）施术后处理

瘢痕灸灸治完毕后，应将局部擦拭干净，在施灸处贴敷消炎药膏。数日后，灸穴逐渐出现无菌性化脓反应，形成灸疮，经 30~40 天灸疮结痂脱落，局部留有瘢痕。

在灸疮化脓期间，应注意局部清洁，每天换膏药 1 次，以避免继发感染。

灸疮是局部组织烫伤后产生的化脓现象，对穴位可产生一个持续的刺激，有治病保健作用。但对于身体过于虚弱，或糖尿病、皮肤病患者，不宜使用。临床常用于哮喘、慢性胃肠炎、风湿顽痹、瘰疬等。

二、艾条灸法

艾条灸是用艾绒制成艾条（图 6-11），将其一端点燃，在穴位上熏灸的一种方法。艾条灸可分为悬起灸和实按灸两种。

悬起灸是指在施灸时将点燃的艾条悬放在距离施灸部位一定高度上进行熏烤，不使艾条点燃端直接接触皮肤的灸法。按操作方法分为温和灸、回旋灸和雀啄灸。

实按灸是指将点燃的艾条隔布或棉纸数层实按在施灸部位上，使热气透入皮肉深部，火灭热减后重新点燃按灸的方法。因艾条中掺入的药物不同而有太乙神针、雷火神针之分。

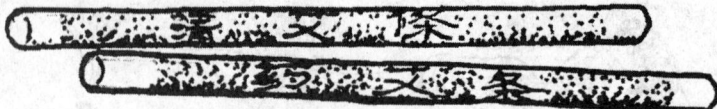

图 6-11　艾条

（一）温和灸

1. 根据病情选择适宜的施术体位和施术部位。

2. 常规消毒所灸腧穴。

3. 施灸时将艾条一端点燃，对准应灸腧穴或患处，距离皮肤 2~3cm 熏烤，以患者局部有温热感而无灼痛为宜，一般每穴灸 10~15 分钟，至皮肤出现红晕。对昏厥、局部知觉减退的患者或小儿，医者应将食、中两指置于施灸部位的两侧，以测知局部受热程度，随时调节施灸距离，掌握施灸时间，防止烫伤。

（二）雀啄灸

1. 根据病情选择适宜的施术体位和施术部位。

2. 常规消毒所灸腧穴。

3. 施灸时，将艾条点燃端对准施灸部位，如鸟雀啄食状、一上一下移动施灸。一般每穴灸 5~10 分钟，以皮肤出现红晕为度。

（三）回旋灸（图 6-12）

1. 根据病情选择适宜的施术体位和施术部位。

2. 常规消毒所灸腧穴。

3. 施灸时，艾条点燃端与施灸部位的皮肤之间保持一定的距离，但位置不固定，均匀地向左右方向移动或反复旋转进行施灸，使皮肤有温热感而不灼痛，每穴灸 10～15 分钟，移动范围在 3cm 左右。

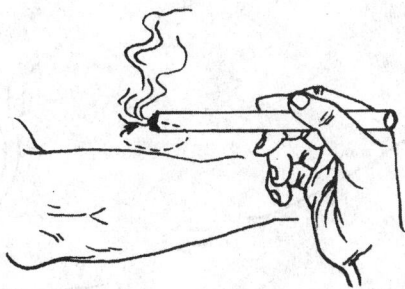

图 6-12　回旋灸

（四）实按灸（图 6-13）

1. 根据病情选择适宜的施术体位和施术部位。

2. 常规消毒所灸腧穴。

3. 先在施灸部位或患处垫上布或纸数层，点燃药物艾条，趁热按到施术部位上，稍停留 1～2 秒钟，使热力透达深部，若艾火熄灭，再点再按，重复 5～7 次。或点燃艾条一端，以粗布 6～7 层包裹艾火，熨于腧穴或患部，若火熄灭，再点再熨。

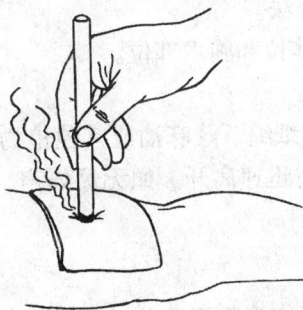

图 6-13　实按灸

三、温针灸法（图 6-14）

温针灸是针刺与艾灸结合应用的一种方法。艾绒燃烧时热力通过针身传入体内，适用于既需针刺留针、又需施灸的疾病。

1. 根据病情选择适宜的施术体位和施术部位。

2. 常规消毒所灸腧穴。

3. 针刺得气后，留针于适当深度，在针柄上穿置长 2～3cm 的艾条，在下端点燃施灸；或在针尾搓捏少许纯净细软的艾绒，点燃施灸，待艾燃尽，除去灰烬，再灸。每穴可灸 1～

3 壮。

4. 施灸完毕再将针取出。

治疗时须嘱患者勿移动体位，并在施灸下方垫一纸片，以防艾火掉落灼伤皮肤或烧伤衣物。

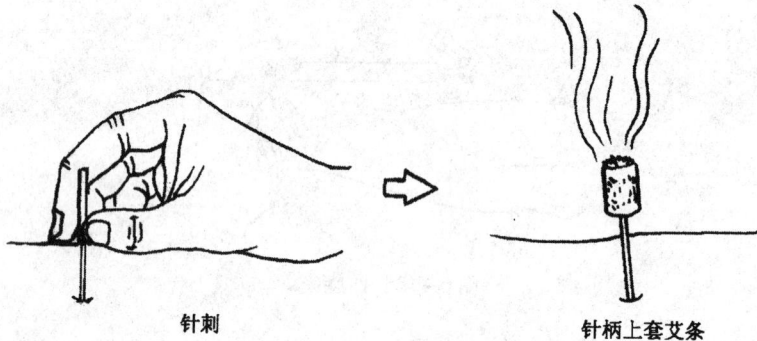

针刺   针柄上套艾条

图 6-14 温针灸

四、其他灸法

（一）灯火灸

灯火灸是用灯心草蘸油点燃后在施术部位焠烫的方法，又称灯草焠、灯草灸、打灯火、油捻灸，是民间沿用已久的简便灸法。

1. 根据病情选择适宜的施术体位和施术部位。

2. 常规消毒所灸腧穴。

3. 取长 10~15cm 的灯心草或纸绳，蘸麻油或其他植物油浸 3~4cm，点燃，对准穴位快速点灸，当听到"叭"的一声时迅速离开。如无爆焠声，可重复一次。灸后皮肤微有发黄（偶起小泡）。

（二）天灸

天灸是将一些具有刺激性的药物涂敷于穴位或患处，促使局部皮肤起泡的方法，又称药物灸、发泡灸。常用的有白芥子灸、细辛灸、天南星灸、蒜泥灸等数十种。

1. 白芥子灸 取白芥子适量，研成细末，用水调和成糊状，敷贴于穴位或患处，以麝香膏固定。敷贴 1~3 小时，以局部皮肤灼热疼痛为度。

2. 细辛灸 取细辛适量，研成细末，加醋少许，调和成糊状，敷贴于穴位上，以麝香膏固定。敷贴 1~3 小时，以局部皮肤灼热疼痛为度。

3. 天南星灸 取天南星适量，研成细末，用生姜汁调和成糊状，敷贴于穴位上，以麝香膏固定。敷贴 1~3 小时，以局部皮肤灼热疼痛为度。

4. 蒜泥灸 将大蒜捣烂如泥，取 3~5g 贴敷于穴位上，以麝香膏固定。敷贴 1~3 小时，以局部皮肤灼热疼痛为度。

第七章

拔罐技术

本章主要包括罐的种类、罐的吸附方法、拔罐方法、起罐方法及注意事项等内容。本章以介绍罐的种类、拔罐的作用及适应范围等基本知识为切入点，重点突出罐的吸附方法及拔罐方法等临床基本技能，对于教学或临床操作中应该注意或禁忌的事项也一并进行论述。

【实训目的与要求】

1. 了解罐的种类、各种罐的优缺点及拔罐法的作用原理。

2. 熟悉拔罐的吸附方法、作用及适应范围。

3. 掌握各种拔罐法的操作要领和注意事项。

4. 掌握拔罐技术的方法，提高自主学习的能力。

【实训内容与方法】

1. 课堂讲授，辅以实物、图表。

2. 视频教学：教师根据针灸实训教材光盘录像对拔罐技术的操作、注意事项及禁忌进行系统讲解。

3. 人体实训：首先由教师在学生身上演示拔罐技术的整个操作过程，然后让学生每2人一组互相在实体上练习，最后由教师提问、答疑、检查。

4. 以书面形式完成自测题。

5. 抽签实体检测拔罐技术的实际操作能力。

6. 指导学生课下组成训练小组，自主设计测试形式与题目并进行自我成绩评估。

7. 利用计算机智能模型人模拟操作拔罐技术。

【实训器材】

环境清洁卫生的治疗室。治疗床、椅若干，计算机和模拟训练软件，投影仪，竹罐，玻璃罐，抽气罐，镊子，弯形盘，医用碘伏，酒精棉球，无菌干棉球或棉签等。

第一节 拔罐疗法基本知识

拔罐疗法是指通过各种方法排除罐内气体，从而将罐吸附在皮肤表面，以防治疾病的一种方法，或称吸筒疗法，古称角法。

一、罐的种类及罐的优缺点

罐的种类很多，目前临床上常用的有玻璃罐、竹罐、陶罐和抽气罐等（图7－1）。

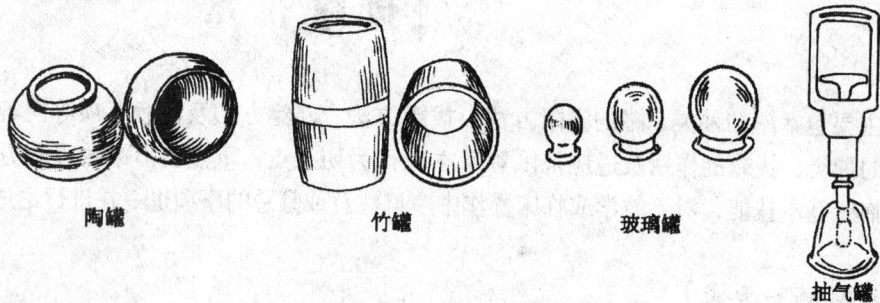

陶罐　　　　竹罐　　　　玻璃罐　　　　抽气罐

图7－1　罐的种类

表7－1
罐的种类、优缺点及应用情况

	特点	优点	缺点	应用情况
玻璃罐	用玻璃制成，形如球状，肚大口小，口边外翻，常分为大、中、小3型	质地透明，可清楚地观察罐内皮肤的瘀血程度，便于掌握起罐时间，吸力大	容易破碎	当前应用最广泛的拔罐用具
竹罐	用坚固的圆竹筒制成	轻巧价廉，不易跌碎，取材容易，制作简便	易爆裂漏气	至今仍被广泛采用
陶罐	由陶土烧制而成	吸力大	较笨重，落地易碎	现已较少应用
抽气罐	有注射器抽气罐和真空枪抽气罐两种。前者用青、链霉素瓶或类似小药瓶，将瓶底切去磨平，保留瓶口橡皮塞，便于抽气时应用。后者用透明塑料制成，上置活塞，用来抽气，真空枪嘴插在罐顶活塞上端，将罐扣在应拔部位上，轻拉真空枪拉柄抽气，使罐内形成负压，罐即可被吸附于局部，然后将真空枪与罐分离	可根据病情需要调整拔罐松紧，轻巧便于携带，且不需燃烧排气	制作较麻烦	近年来抽气罐在临床已广泛使用，也成为家庭保健的常用工具

二、罐的吸附方法

常用的吸附方法可分为火吸法、水吸法、抽气罐法。

表7-2 罐的吸附方法

		优 缺 点	注意事项	应用情况
火吸法	闪火法	此法罐内无火，不受体位限制，比较安全	切勿将罐口烧热，以免烫伤皮肤	适合于各种体位和部位拔罐，为临床常用的主要拔罐疗法之一
	投火法	此法简便安全，吸附力强，但不能施复杂方法，如走罐等	注意切勿烫伤皮肤	由于罐内有燃烧物，火球落下较易烫伤皮肤，故仅适宜于侧面横拔
	滴酒法	此法操作应熟练，否则易烫伤皮肤	切勿滴酒过多，以免拔罐时流出，烧伤皮肤	不常用
	贴棉法	此法吸附力较强	须注意棉花含酒精不宜过多，以免燃烧的酒精滴落，烫伤皮肤	不常用
水吸法		此法有温热作用，并可起到药与罐的双重作用，缺点是操作技巧不易掌握，且不易施其他手法，如走罐	注意掌握竹罐出水时间，过早易烫伤皮肤，过慢则吸力不足	一般应用竹罐操作
抽气吸法		用机械装置抽出罐内气体，形成负压，使罐吸附于皮肤上。负压大小容易控制，不会烫伤，但不便施用走罐等法	注意所制罐罐口应磨光圆润，瓶口应封紧	应用于保健或治疗

三、拔罐方法

临床拔罐时，可以根据病情选择不同的拔罐方法，常用的拔罐法有以下6种。

表7-3 拔罐方法

	特 点	注意事项	应 用
留罐法（又称坐罐法）	操作简单、安全	留罐时间及皮下瘀血的深浅应考虑病人的耐受程度。一般留罐后局部呈现潮红或紫绀色（瘀血），为正常现象，吸收数日后会自行消退。如局部瘀血严重者，不宜在原位再拔	此法是临床常用的一种方法，一般疾病均可应用，而且单罐、多罐皆可应用
闪罐法	操作轻巧、安全	注意避免罐口过热，吸力过大，突然大幅度提拉皮肤，造成损伤	多用于局部皮肤麻木、疼痛或功能减退等疾患，尤其适用于不宜留罐的患者，如小儿、年轻女性的面部

续表

	特　点	注意事项	应　用
走罐法(亦称推罐法、飞罐法)	本法的治疗范围广,作用力较强,可控制力度以适应治疗需要	应根据病人体质及病情,调整走罐的速度、手法的轻重,火罐内负压不可太大,负压大则吸力强,走罐时易引起病人疼痛。走罐还应避免在骨骼突出部位推拉,以免损伤皮肤,或火罐漏气脱落。面颊部走罐应选择稍小罐体为宜	此法适用于面积较大或肌肉较丰厚的部位,如面颊、脊背、腰臀、大腿等部位
刺络拔罐法(又称刺血拔罐法)	本法的刺络放血作用较好,放血量较易控制,在点刺范围及轻重、拔吸程度、留罐时间等多个环节均可调控出血量,以适应治疗需要	针刺皮肤出血的面积,要等于或略大于火罐口径。出血量应适当,充分考虑病人的耐受性,每次总量成人以不超过 10ml 为宜	多用于治疗丹毒、扭伤、乳痈等疾病
留针拔罐法	此法能起到针罐配合的作用	治疗过程中应防止肌肉收缩,发生弯针,并避免将针撞压入深处,造成损伤。胸背部腧穴尤应慎用,防止气胸等意外事故的发生	多用于局部肌肉酸痛、麻木等疾病
药罐法	多用竹罐,可起到药和罐的配合作用	选择完好无损的竹罐,避免药水烫伤患者皮肤	适用于关节肌肉疼痛,还可根据病情调换药物

四、拔罐法的作用及适用范围

　　拔罐疗法具有开泄腠理、扶正祛邪、疏通经络、行气活血、祛风散寒、消肿止痛、祛瘀生新、综合调整等作用。

　　拔罐法适用范围广泛。常用于腹痛、腰背痛、软组织损伤等局部病症,也可用于消化不良、头痛、高血压、感冒、咳嗽、月经不调、痛经等内科病症,目赤肿痛、麦粒肿、丹毒、红丝疔、疮疡初起未溃等外科病症同样适用,尤其对小儿患者更为适用。此外,本法还是一种较好的保健疗法。

五、拔罐法的注意事项

　　1. 拔罐时体位应适当,以肌肉较丰满处为宜。局部皮肉如有松弛、疤痕、凹凸不平、毛发及体位移动等,易使火罐脱落,均不适宜。

　　2. 应根据不同部位,选用大小合适的罐。

　　3. 应用多罐时,火罐之间的距离一般不宜太近,因皮肤被火罐牵拉易产生疼痛,同时罐互相排挤,也影响罐吸附牢固程度。

　　4. 如留罐时间过长,皮肤易起水泡,小水泡可不处理,但应防止擦破引起感染;大水泡应局部消毒,用无菌针具刺破,压出泡内液体,涂以碘伏消毒,覆盖消毒敷料,防止感染。

　　5. 凡高热抽搐、癫狂等疾病禁用本法。皮肤过敏、溃烂、严重水肿、大血管处以及孕妇腹腰骶部均不宜拔罐。

<h1 style="text-align:center">第二节　拔罐临床基本技能</h1>

一、罐的吸附方法

（一）火吸法

火吸法是指利用火在罐内燃烧时产生的热力排出罐内空气，形成负压，使罐吸附在皮肤上的方法。具体包括闪火法、投火法、滴酒法、贴棉法。

1. 闪火法（图7－2）

方法：以止血钳夹住点燃的酒精棉球，在罐内绕1～3圈后抽出，迅即将罐扣在应拔部位上，即可吸住。

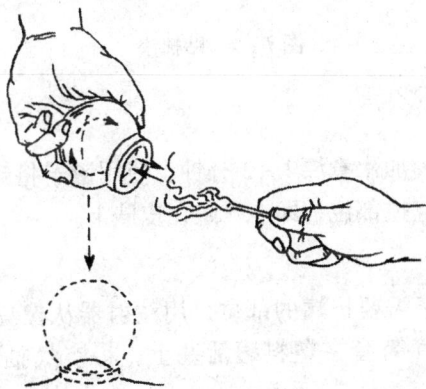

图7－2　闪火法

2. 投火法（图7－3）

方法：小纸条或酒精棉球点燃后，投入罐内，迅即将罐扣在应拔部位，即可吸于体表。

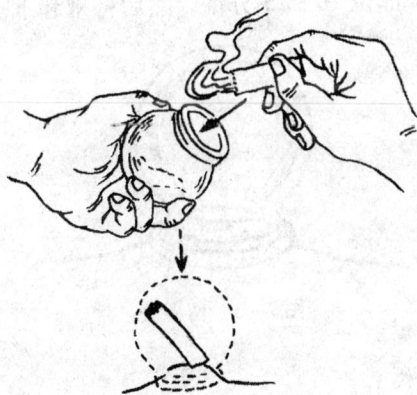

图7－3　投火法

3. 滴酒法

方法：将95%酒精或白酒滴入罐内1~3滴，沿罐内壁摇匀，用火点燃后，迅速将罐扣于应拔的部位，即可吸附在皮肤上。

4. 贴棉法（图7-4）

方法：用1cm见方、厚薄适中的棉花一块，略浸酒精，压平贴于罐内壁中段，然后点着，将罐迅速扣于选定的部位上，即可吸住。

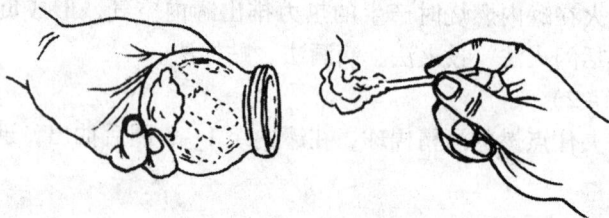

图7-4　贴棉法

（二）水吸法

方法：将罐倒置放在锅内加水煮沸1~2分钟，使用镊子将罐口朝下夹出，迅速用凉毛巾紧扪罐口，立即将罐扣在应拔部位，即能吸附在皮肤上。

（三）抽气吸法

方法：先将抽气罐紧扣于需要拔罐的部位，用注射器从橡皮塞中抽出瓶内空气，使产生负压，即能吸住。或用抽气筒套在塑料罐活塞上，将空气抽出，使之吸拔在选定的部位上。

二、拔罐方法

（一）留罐法（图7-5）

即拔罐后将罐吸置于施术部位10~15分钟，然后将罐起下。

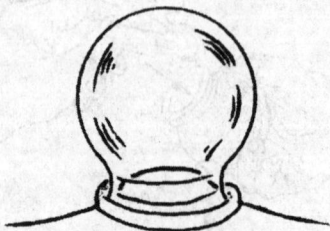

图7-5　留罐法

（二）闪罐法

即将罐拔住后，又立即取下，再迅速拔上，如此反复多次地拔住起下、起下拔住，直至皮肤潮红或充血为度。

（三）走罐法（图7-6）

即先在施术部位皮肤上涂一层凡士林或润滑油等介质，再用上述方法将罐吸住，然后医生用右手握住罐，使罐口稍倾斜，向上下、左右或病变部位往返推动，以局部皮肤充血红润为度。

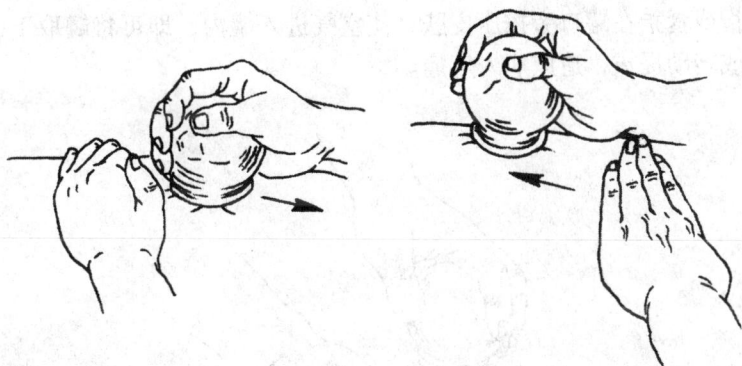

图7-6　走罐法

（四）刺络拔罐法

即对应拔罐部位的皮肤进行消毒后，用三棱针点刺或皮肤针叩刺引起出血，然后将火罐吸拔于该部位，使出血量增加，以加强刺血治疗的效果。一般刺后拔罐留置10～15分钟。

（五）留针拔罐法（图7-7）

即先在一定的部位施行针刺，得气后，留针于原处，再以针刺点为中心拔罐。留置10～15分钟，然后起罐、起针。起罐后针孔如有出血，可用干棉球拭去。

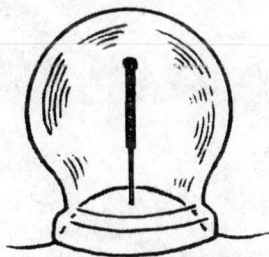

图7-7　留针拔罐法

（六）药罐法

将竹罐放入特定的药液内煮约15分钟，按水罐法吸拔于治疗部位，多用于治疗风湿痹痛等病，常用药物有羌活、独活、麻黄、细辛、防风、川椒、生乌头、乳香、没药等。亦可用抽气罐盛贮约为1/2罐体容积的药液，然后按抽气罐法使用，多用于治疗哮喘、咳嗽、感冒、风湿痛、消化不良等，常用药液有生姜汁、风湿酒、活络油等。

三、起罐法（图7-8）

拔罐后局部皮肤潮红，甚或有适度紫色皮下瘀血即可起罐。起罐时一般先用右手夹住罐体，左手拇指或食指在罐口旁按压皮肤，使空气进入罐内，即可将罐取下，动作宜轻缓，切忌生拉硬拽或转动提拔，造成病人疼痛。

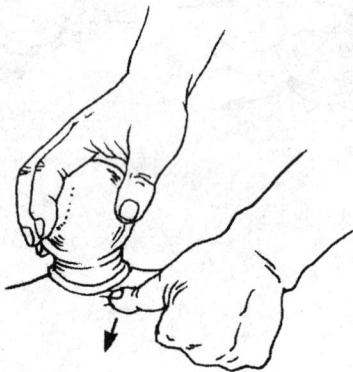

图7-8 起罐方法

第八章

耳针技术

耳针技术主要包括耳穴毫针法、耳穴压丸法、耳穴埋针法、耳穴刺血法等4种耳针技术的操作方法内容。本章以介绍耳针的分类及适用范围等基本知识为切入点，重点突出耳穴毫针法、耳穴压丸法、耳穴埋针法、耳穴刺血法等4种耳针技术的临床基本技能，对于教学或临床操作中应该注意或禁忌的事项一并进行论述。

【实训目的与要求】

1. 了解耳与经络脏腑的关系，以明确耳针治病的原理，指导耳针的临床应用。
2. 熟悉耳郭表面的解剖位置关系。
3. 掌握耳穴的部位以及耳针的操作步骤、注意事项以及禁忌。

【实训内容与方法】

1. 课堂讲授，辅以实物、图表。
2. 视频教学：教师根据针灸实训教材光盘录像对耳针技术的操作、注意事项及禁忌进行系统讲解。
3. 人体实训：首先由教师在学生身上演示耳针技术的整个操作过程，然后让学生每2人一组互相在实体上练习，最后由教师提问、答疑、检查。
4. 以书面形式完成自测题。
5. 抽签实体检测耳针技术的实际操作能力。
6. 指导学生课下组成训练小组，自主设计测试形式与题目并自我进行成绩评估。
7. 利用计算机智能模型人模拟操作耳针技术。

【实训器材】

环境清洁卫生的治疗室。治疗床、椅若干，计算机和模拟训练软件，投影仪，毫针、三棱针、揿针、王不留行子若干，胶布，外科剪，镊子，弯形盘，医用碘伏，酒精棉球，无菌干棉球或棉签等。

第一节 耳针的基本知识

耳针是指使用一定方法刺激耳穴以防治疾病的一类方法。耳与经络之间有着密切的联系，早在2000多年前的医学帛书《阴阳十一脉灸经》中就记述了"耳脉"，《内经》对耳与经脉、经别、经筋的关系作了较详细的阐述。

一、耳针的分类及适应证

临床上常用的有：耳穴毫针法、耳穴压丸法、耳穴埋针法、耳穴刺血法、耳穴按摩法、耳穴割治法、耳穴水针法、耳穴电针法、耳穴灸法、耳穴磁疗法、耳穴梅花针法、耳穴刮痧法、耳穴药敷法、耳穴点冲击法、耳穴贴膏法、耳穴激光法、耳穴放射性同位素疗法等。根据耳针文献数据库的统计结果，在此仅对排名前四位的疗法即耳针毫针法、耳针压丸法、耳针埋针法和耳针刺血法进行训练。

耳针适应证非常广泛，如：疼痛性疾病（各种扭挫伤、头痛及神经性疼痛等）、炎性疾病及传染病（急慢性结肠炎、牙周炎、咽喉炎、流感等）、功能紊乱性疾病（月经不调、神经衰弱、胃肠神经官能症）、过敏及变态反应性疾病等。

二、耳穴的选穴原则

表 8 - 1　　　　　　　　　　　　耳穴的选择原则

耳穴的选择原则	举例说明
按相应部位选穴	如：胃痛选取"胃"
按脏腑辨证选穴	如：脱发选取"肾"
按经络辨证选穴	如：牙痛选取"大肠"
按西医学理论选穴	如：炎性病变选取"肾上腺"
按临床经验选穴	如：腰腿痛可选取"外生殖器"

三、耳针施术时的注意事项和禁忌

（一）注意事项

1. 应防止施术部位感染。

2. 紧张、疲劳、虚弱患者宜卧位针刺以防晕针。

3. 湿热天气，耳穴压丸、耳穴埋针留置时间不宜过长，耳穴压丸宜保留 2 ~ 3 日，耳穴埋针宜 1 ~ 2 日。

4. 耳穴压丸、耳穴埋针留置期间应防止胶布脱落或污染。对普通胶布过敏者宜改用脱敏胶布。

5. 耳穴刺血施术时，医者应避免接触患者血液。

6. 妊娠期间慎用耳针。

（二）施术禁忌

1. 脓肿、溃破、冻疮局部的耳穴禁用耳针。

2. 凝血机制障碍的患者应禁用耳穴刺血法。

第二节 耳针临床基本技能

一、耳穴毫针法

(一) 施术前准备

1. 耳穴的选择与定位 根据病情及耳穴选穴原则进行选择。

耳穴的定位应遵循《耳穴名称与定位国家标准 (GB/T 13734 - 2008)》(图 8 - 1)。

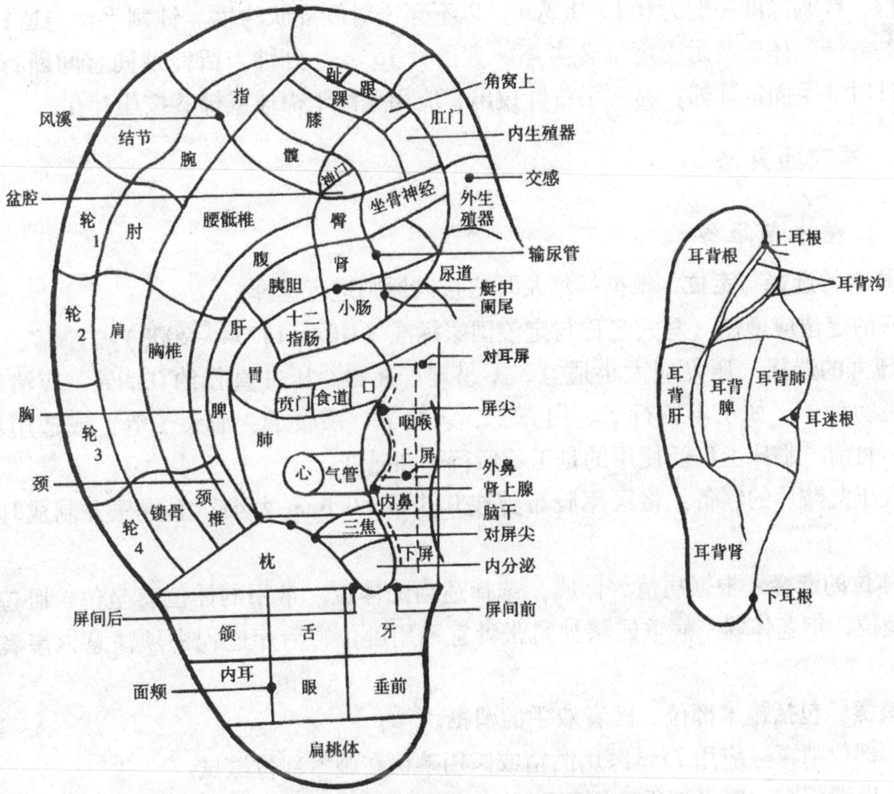

图 8 - 1 耳穴名称与定位

2. 针具的选择 针具针身应光滑、无锈蚀,针尖应锐利、无倒钩。

应根据病人的耳郭皮肉厚薄和针刺方法,选择长短、粗细适宜的毫针。临床上一般选择粗细为 26 ~ 30 号 (0.45 ~ 0.32mm) 和长短为 0.3 ~ 1.0 寸 (9 ~ 25mm) 的不锈钢毫针。

3. 体位的选择 根据病情、体质,选择适当的体位。常用的体位有坐位、卧位等。一般采用坐位,年老体弱、病重或精神紧张者宜采用卧位,治疗过程中须注意以患者体位舒适为度。

4. 消毒　包括针具、施术部位、医者双手的消毒。

（1）针具消毒　应选择高压消毒法。最好选择一次性针具。

（2）部位消毒　应用75%医用酒精或医用碘伏在施术部位擦拭。

（3）医者消毒　医者双手应用肥皂水清洗干净，再用75%医用酒精擦拭。

（二）施术方法

1. 根据病情、体质选择坐位或卧位。

2. 常规消毒医者双手、针刺部位、针具。

3. 根据病情选择耳穴，并进行定位。

4. 医者一手固定耳郭，另一手拇、食、中指持针刺入耳穴。针刺方向视耳穴所在部位灵活掌握，针刺深度一般为0.1~0.3cm，以不穿透对侧皮肤为度。针刺手法与留针时间应视患者的病情、体质及耐受度综合考虑。宜留针15~30分钟，留针期间宜间断行针1~2次。出针时一手固定耳郭，另一手将针拔出，应用无菌干棉球或棉签按压针孔。

二、耳穴压丸法

（一）施术前准备

1. 耳穴的选择与定位　根据病情及耳穴选穴原则进行选择。

耳穴的定位应遵循《耳穴名称与定位国家标准（GB/T 13734-2008）》。

2. 压丸的选择　压丸应大小适宜、不易碎、无毒。压丸直径约0.2cm，应清洗消毒，宜选用植物种子，如王不留行子、白芥子、急性子、莱菔子、油菜子等；或选用聚苯珠、磁珠等。目前，临床上广泛使用的是王不留行子和磁珠。

耳穴压丸贴片的制备：将医用胶布剪成0.6cm×0.6cm大小，上置压丸制成耳穴压丸贴片。

3. 体位的选择　根据病情、体质，选择适当的体位。常用的体位有坐位、卧位等。一般采用坐位，年老体弱、病重或精神紧张者宜采用卧位，治疗过程中须注意以患者体位舒适为度。

4. 消毒　包括施术部位、医者双手的消毒。

（1）部位消毒　应用75%医用酒精或医用碘伏在施术部位擦拭。

（2）医者消毒　医者双手应用肥皂水清洗干净，再用75%医用酒精擦拭。

（二）施术方法

1. 根据病情、体质选择坐位或卧位。

2. 常规消毒医者双手、针刺部位。

3. 根据病情选择耳穴，并进行定位。

4. 制备耳穴压丸贴片。

5. 医者一手固定耳郭，另一手用镊子夹取耳穴压丸贴片贴压耳穴并适度按揉，根据病情嘱患者定时按揉。宜留置2~4日。

三、耳穴埋针法

（一）施术前准备

1. 耳穴的选择与定位　根据病情及耳穴选穴原则进行选择。

耳穴的定位应遵循《耳穴名称与定位国家标准（GB/T 13734-2008）》。

2. 揿针的选择　即揿钉型皮内针（或称图钉型），长 0.2~0.3cm，针柄呈环形，针身与针柄呈垂直状。

3. 体位的选择　根据病情、体质，选择适当的体位。常用的体位有坐位、卧位等。一般采用坐位，年老体弱、病重或精神紧张者宜采用卧位，治疗过程中须注意以患者体位舒适为度。

4. 消毒　包括针具、施术部位、医者双手的消毒。

（1）针具消毒　宜选择一次性针具。

（2）部位消毒　应用75%医用酒精或医用碘伏在施术部位擦拭。

（3）医者消毒　医者双手应用肥皂水清洗干净，再用75%医用酒精擦拭。

（二）施术方法

1. 根据病情、体质选择坐位或卧位。

2. 常规消毒医者双手、针刺部位、针具。

3. 根据病情选择耳穴，并进行定位。

4. 医者一手固定耳郭，另一手用镊子或止血钳夹住揿针针柄刺入耳穴，用医用胶布固定并适度按压，根据病情嘱患者定时按压。宜留置1~3日后取出揿针，并消毒埋针部位。

四、耳穴刺血法

（一）施术前准备

1. 耳穴的选择与定位　根据病情及耳穴选穴原则进行选择。

耳穴的定位应遵循《耳穴名称与定位国家标准（GB/T 13734-2008）》。

2. 刺血针具的选择　针身应光滑、无锈蚀，针尖应锐利、无倒钩。可选择小号三棱针。

3. 体位的选择　根据病情、体质，选择适当的体位。常用的体位有坐位、卧位等。一般采用坐位，年老体弱、病重或精神紧张者宜采用卧位，治疗过程中须注意以患者体位舒适为度。

4. 消毒　包括针具、施术部位、医者双手的消毒。

（1）针具消毒　应选择高压消毒法。

（2）部位消毒　应用75%医用酒精或医用碘伏在施术部位擦拭。

（3）医者消毒　医者双手应用肥皂水清洗干净，再用75%医用酒精擦拭。

（二）施术方法

1. 根据病情、体质选择坐位或卧位。

2. 常规消毒医者双手、针刺部位、针具。

3. 根据病情选择耳穴，并进行定位。

4. 刺血前宜按摩耳郭使所刺部位充血。医者一手固定耳郭，另一手持三棱针点刺耳穴，挤压使之适量出血。施术后以无菌干棉球或棉签压迫止血并消毒刺血部位。

第九章

头针技术

本章主要包括头针国际标准头穴线的定位及主治、头针的操作方法等内容。本章以介绍头针的适应证、头针国际标准头穴线的定位及主治等基本知识为切入点，重点突出头针操作的临床基本技能，对于教学或临床操作中应该注意或禁忌的事项也一并进行论述。

【实训目的与要求】

1. 熟悉头针的适应证。
2. 掌握头针国际标准头穴线的定位、主治。
3. 掌握头针的操作步骤、注意事项以及禁忌。

【实训内容与方法】

1. 课堂讲授，辅以实物、图表。
2. 视频教学：教师根据针灸实训教材光盘录像对头针技术的操作、注意事项及禁忌进行系统讲解。
3. 人体实训：首先由教师在学生身上演示头针技术的整个操作过程，然后让学生每2人一组互相在实体上练习，最后由教师提问、答疑、检查。
4. 以书面形式完成自测题。
5. 抽签实体检测头针技术的实际操作能力。
6. 指导学生课下组成训练小组，自主设计测试形式与题目并自我进行成绩评估。
7. 利用计算机智能模型人模拟操作头针技术。

【实训器材】

环境清洁卫生的治疗室。治疗床、椅若干，计算机和模拟训练软件，投影仪，毫针，镊子，弯形盘，医用碘伏，酒精棉球，无菌干棉球或棉签等。

第一节 头针的基本知识

头针，又称头皮针，是在头部特定的穴线上进行针刺防治疾病的一种方法。头针的理论依据主要有二：一是根据传统的脏腑经络理论，二是根据大脑皮层功能定位在头皮的投影，选取相应的头穴线。

一、标准头穴线的定位及主治

国际标准头穴线均位于头皮部，按颅骨的解剖名称分为额区、顶区、颞区、枕区等4个区，14条标准线（左侧、右侧、中央共25条）（图9-1~9-5）。兹将定位及主治分述如下：

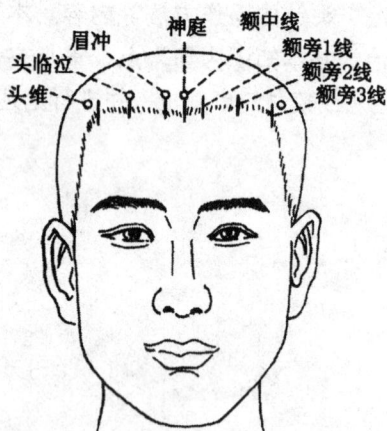

图9-1 国际标准头穴线（一）

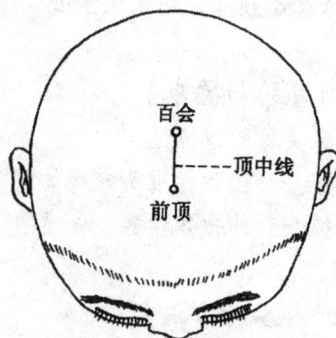

图9-2 国际标准头穴线（二）

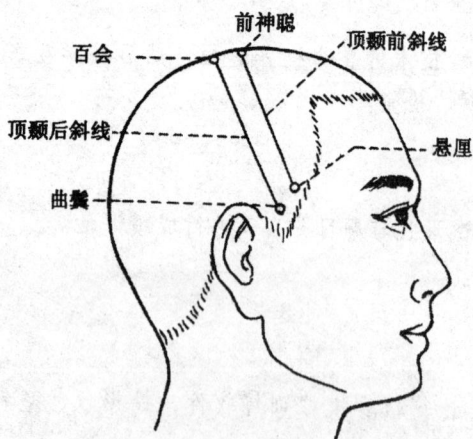

图9-3 国际标准头穴线（三）

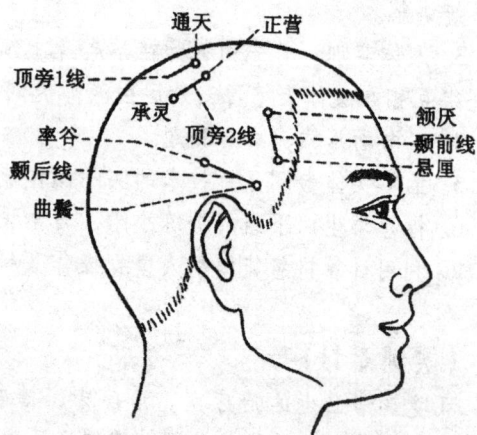

图9-4 国际标准头穴线（四）

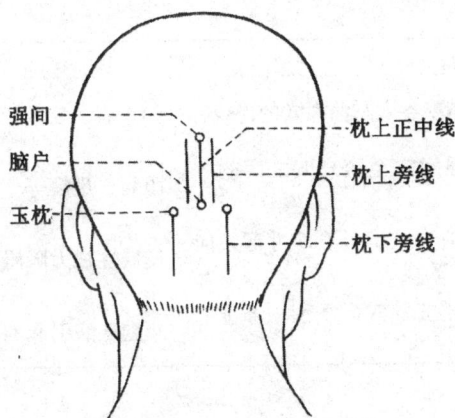

图9-5 国际标准头穴线（五）

表9-1 国际标准头穴线的定位及主治

	定 位	主 治
额中线	在额部，从督脉神庭穴向前引一条长1寸的线	癫痫、精神失常、鼻病等
额旁1线	在额部，从膀胱经眉冲穴向前引一条长1寸的线	冠心病、心绞痛、支气管哮喘、支气管炎、失眠等
额旁2线	在额部，从胆经头临泣穴向前引一条长1寸的线	急、慢性胃炎，胃及十二指肠溃疡，肝胆疾病等
额旁3线	在额部，从胃经头维穴内侧0.75寸起向下引一条长1寸的线	功能性子宫出血、阳痿、遗精、子宫脱垂、尿频、尿急等
顶中线	在头顶部，正中线上，督脉百会穴向前至前顶穴之间的连线	腰、腿、足病症，如瘫痪、麻木、疼痛，以及皮层性多尿、脱肛、小儿夜尿、高血压、头顶痛等
顶颞前斜线	在头顶部侧面，从头部经外奇穴前神聪（百会前1寸）至颞部胆经悬厘穴之间的连线	全线分5等份，上1/5治疗对侧下肢和躯干瘫痪；中2/5治疗上肢瘫痪；下2/5治疗中枢性面瘫、运动性失语、流涎、脑动脉粥样硬化等
顶颞后斜线	在头顶部侧面，顶颞前斜线之后1寸，与其平行的线，即督脉百会穴与颞部胆经曲鬓穴之间的连线	全线分5等份，上1/5治疗下肢和躯干感觉异常；中2/5治疗上肢感觉异常；下2/5治疗头面部感觉异常
顶旁1线	在头顶部，督脉旁开1.5寸，从膀胱经通天穴向后引一条长1.5寸的线	腰、腿病症，如瘫痪、麻木、疼痛等
顶旁2线	在头顶部，督脉旁开2.25寸，从胆经正营穴向后引一条长1.5寸的线到承灵穴	肩、臂、手病症，如瘫痪、麻木、疼痛等
颞前线	在头的颞部，胆经颔厌穴到悬厘穴的连线	偏头痛、运动性失语、周围性面神经麻痹及口腔疾病

续表

定 位		主 治
颞后线	在头的颞部，胆经率谷穴与曲鬓穴的连线	偏头痛、眩晕、耳鸣、耳聋等
枕上正中线	在枕部，即督脉强间穴至脑户穴之间的一条长 1.5 寸的线	眼病、足癣等
枕上旁线	在枕部，由督脉脑户穴旁开 0.5 寸起，向上引一条长 1.5 寸的线	皮层性视力障碍、白内障、近视眼等
枕下旁线	在枕部，从膀胱经玉枕穴向下引一条长 2 寸的线	小脑疾病引起的平衡障碍、后头痛等

二、头针的适应证

表 9 - 2　　　　　　　　　　　头针的适应证及作用

适应证	举 例	作 用
中枢神经系统疾患（主要）	包括由脑血管病引起的偏瘫、失语、假性球麻痹，小儿神经发育不全和脑性瘫痪，颅脑外伤后遗症，脑炎后遗症，癫痫，舞蹈病和震颤麻痹等	主要表现在运动、智力和语言功能障碍的康复方面，能不同程度地缓解症状、改善体征、缩短病程，达到治疗目的
精神病症	可用于精神分裂症、考场综合征、焦虑抑郁症、围绝经期精神紊乱，也有用于老年性痴呆和小儿先天愚型者	有调节大脑皮层功能、提高智力、缓解症状、恢复大脑正常思维和兴奋抑制功能状态的临床效果
疼痛和感觉异常	可用于头痛、三叉神经痛等各种急、慢性疼痛病症，还可用于多发性神经炎所致的肢体远端麻木，皮肤瘙痒症、荨麻疹、皮炎、湿疹等皮肤病引起的瘙痒症状	有迅速缓解临床症状，恢复正常感觉功能的效果
皮层内脏功能失调所致疾患	包括高血压病、冠心病、溃疡病、男子性功能障碍、月经不调（功能性者），以及神经性呕吐、功能性腹泻、斑秃等	有调节皮层功能的作用

三、头针的注意事项

1. 因头部长有头发，针刺前必须严格消毒，以防感染。起针后要认真检查每一针孔有无出血和血肿，如有出血，则应用消毒干棉球压迫针孔片刻，直到血止。

2. 由于头针的刺激较强，刺激时间较长，治疗时应掌握适当的刺激强度，注意防止晕针。尤其取坐位时，更应随时注意观察患者的面色及表情变化。

3. 患有高热、急性炎症和心力衰竭等症者，一般慎用头针治疗。

4. 中风患者，急性期如因脑出血引起昏迷、血压过高时，暂不宜用头针治疗，须待血压和病情稳定后方可做头针治疗。因脑血栓形成引起偏瘫者，宜及早采用头针治疗。

5. 婴儿由于颅骨缝骨化不完全，不宜采用头针治疗。

6. 头穴标准线除用毫针刺激外，尚可配合电针、艾灸、按压等法进行施治。

第二节 头针临床基本技能

一、施术前准备

针具选择：一般选用 28～30 号、长 1.5～2.5 寸的毫针。

二、施术方法

1. 根据病情选择施术部位。

2. 根据施术部位以及病情选择患者舒适、医者便于操作的施术体位，多取坐位或卧位。

3. 常规消毒医者双手、针刺部位及针具。

4. 针刺时，针与头皮呈 30°左右夹角，快速将针刺入头皮下，当针尖达到帽状腱膜下层时，指下感到阻力减小，然后将针与头皮平行，继续捻转进针，根据不同标准线，可刺入 0.5～2.0 寸，然后运针。

5. 术者肩、肘、腕关节及拇指固定，食指呈半屈曲状，用拇指第一节的掌侧面与食指桡侧面夹持针柄，以食指的掌指关节快速连续屈伸，使针体左右旋转，捻转速度每分钟达 200 次左右。捻转持续 2～3 分钟、留针 5～10 分钟后再重复捻转，用同样的方法再捻转 2 次，即可起针。

按病情需要可适当延长留针时间，偏瘫患者留针或捻转时嘱其活动肢体（重症患者可做被动活动），加强患肢功能锻炼，有助于提高疗效。一般经 3～5 分钟刺激后，部分患者在病变部位会出现热、胀、麻、凉、抽动等感应，这种病人的疗效比较好。也可用电针代替手捻进行治疗。

6. 出针：刺手夹持针柄轻轻捻转松动针身，押手固定穴区周围头皮，如针下无紧涩感，即可快速抽拔出针，也可缓缓出针。

三、施术后处理

出针后必须用消毒棉签或消毒干棉球按压针孔片刻，以防出血。

第十章

其他针法技术

其他针法技术主要包括三棱针法、皮肤针法、皮内针法、电针法、穴位注射法等内容。本章以介绍三棱针法、皮肤针法、皮内针法、电针法、穴位注射法等的作用及适应范围为切入点，重点突出三棱针法、皮肤针法、皮内针法、电针法、穴位注射法等操作的临床基本技能，对于教学或临床操作中应该注意或禁忌的事项一并进行论述。

【实训目的与要求】

1. 熟悉三棱针法、皮肤针法、皮内针法、电针法、穴位注射法的作用及适应范围。

2. 掌握三棱针法、皮肤针法、皮内针法、电针法、穴位注射法的操作步骤、注意事项以及禁忌。

【实训内容与方法】

1. 课堂讲授，辅以实物、图表。

2. 视频教学：教师根据针灸实训教材光盘录像对三棱针法、皮肤针法、皮内针法、电针法、穴位注射法技术的操作、注意事项及禁忌进行系统讲解。

3. 人体实训：首先由教师在学生身上演示三棱针法、皮肤针法、皮内针法、电针法、穴位注射法等技术的整个操作过程，然后让学生每2人一组互相在实体上练习，最后由教师提问、答疑、检查。

4. 以书面形式完成自测题。

5. 抽签实体检测三棱针法、皮肤针法、皮内针法、电针法、穴位注射法等技术的实际操作能力。

6. 指导学生课下组成训练小组，自主设计测试形式与题目并自我进行成绩评估。

7. 利用计算机智能模型人模拟操作三棱针法、皮肤针法、皮内针法、电针法、穴位注射法等技术。

【实训器材】

环境清洁卫生的治疗室。治疗床、椅若干，计算机和模拟训练软件，投影仪，三棱针，皮肤针，皮内针，穴位注射针及针头（应为一次性的），电针仪，镊子，弯形盘，医用碘伏，酒精棉球，无菌干棉球或棉签等。

第一节 三棱针法

三棱针法是指用三棱针刺破穴位、病灶处、病理反应点或浅表血络，放出适量血液，或挤出少量液体，或挑破皮下组织，以治疗疾病的一种方法。临床上常用的有：三棱针点刺法、三棱针刺络法、三棱针散刺法、三棱针挑治法 4 种。

一、基本知识

(一) 三棱针法的作用及适应范围

三棱针疗法具有通经活络、开窍泻热、消肿止痛等作用。其适应范围较为广泛，凡各种实证、热证、瘀血、疼痛等均可应用。

(二) 三棱针法的注意事项与禁忌

1. 注意事项

(1) 操作部位应防止感染。

(2) 孕妇及新产后慎用，患者精神紧张、大汗、饥饿时不宜使用。

(3) 注意血压、心率变化，注意晕针或晕血的发生。

(4) 勿伤及大动脉。

(5) 出血较多时，患者宜适当休息后离开。医者应避免接触患者血液。

2. 施术禁忌

(1) 凝血机制障碍的患者禁用。

(2) 血管瘤部位、不明原因的肿块部位禁刺。

二、基本技能

(一) 三棱针法施术前准备

1. 针具选择 根据病情需要和操作部位选择不同型号的三棱针。针身应光滑、无锈蚀，针尖应锐利、无倒钩。

三棱针规格：三棱针一般用不锈钢制成，针长约 6cm，针柄较粗呈圆柱形，针身呈三棱，尖端三面有刃，针尖锋利。根据治病目的的不同，三棱针又分为大、中、小 3 个型号，规格见下表（以中国华佗牌为例）。

表 10-1 　　　　　　　　　　　　三棱针规格表（单位：mm）

	针长	柄粗	头长	头宽
大号	60.5	3.0	18.0	3.0
中号	60.5	2.0	12.0	2.0
小号	60.5	1.0	6.0	1.0

2. 施术部位的选择　根据病情选取适当的施术部位。

表 10 - 2　　　　　　　　三棱针法的施术部位及特点

施术部位	特点	举例说明
穴位	常取血络比较丰富部位的穴位	例如：十二井穴、尺泽、曲泽、委中等
	一些奇穴也较常用	例如：十宣、太阳、耳尖、耳垂、金津、玉液等
浅表血络	肉眼能够看到的小血络	例如：多取头面、舌下、腘窝、肘窝、腰背、耳背等处显露的静脉
阳性反应点	如丘疹、结节状物、暗红点、压敏点等	例如：胃脘痛、吐泻、眼疾等，可在胸、腹、背部寻找细小的暗红点等
病灶	在跌打损伤、疮毒疖肿、某些皮肤病如带状疱疹和牛皮癣、瘰疬、腱鞘囊肿、蛇虫咬伤等病灶处，可局部点刺放血	

3. 体位的选择　根据施术部位以及出血量，选择患者舒适、医者便于操作的施术体位。常用的有坐位、立位、卧位等。刺下肢多采用立位，刺腰背部、头部、上肢多采用卧位或坐位。

4. 消毒　包括针具、施术部位、医者双手的消毒。

（1）针具消毒　应选择高压消毒法。最好选择一次性针具。

（2）部位消毒　应用75%医用酒精或医用碘伏在施术部位擦拭。

（3）医者消毒　医者双手应用肥皂水清洗干净，再用75%医用酒精擦拭。

（二）施术方法

1. 三棱针点刺法（图 10 -1）

（1）根据病情选择施术部位。

（2）根据所选择的施术部位、出血量大小选择适当的施术体位。

（3）常规消毒医者双手、针刺部位、针具。

（4）点刺前，可在被刺部位或其周围用推、揉、挤、捋等方法，使局部充血。点刺时，用一手固定被刺部位，另一手持针，露出针尖 3～5mm，对准所刺部位快速刺入并迅速出针，进出针时针体应保持在同一轴线上。点刺后可放出适量血液或黏液，也可辅以推挤方法增加出血量或出液量。

2. 三棱针刺络法（图 10 -2）

（1）根据病情选择施术部位。

（2）根据所选择的施术部位、出血量大小选择适当的施术体位。

（3）常规消毒医者双手、针刺部位、针具。

（4）刺络前，可在被刺部位或其周围用推、揉、挤、捋等方法，四肢部位可在被刺部位的近心端以止血带结扎，使局部充血。刺络时，用一手固定被刺部位，另一手持针，露出针尖 3～5mm，对准所刺部位快速刺入后出针，放出适量血液，松开止血带。

3. 三棱针散刺法（图 10 -3）

（1）根据病情选择施术部位。

（2）根据所选择的施术部位、出血量大小选择适当的施术体位。

（3）常规消毒医者双手、针刺部位、针具。

（4）用一手固定被刺部位，另一手持针在施术部位点刺多点。

4. 三棱针挑治法

（1）根据病情选择施术部位。

（2）根据所选择的施术部位、出血量大小选择适当的施术体位。

（3）常规消毒医者双手、针刺部位、针具。

（4）用一手固定被刺部位，另一手持针以 15°～30°角刺入一定深度后，上挑针尖，挑破皮肤或皮下组织。

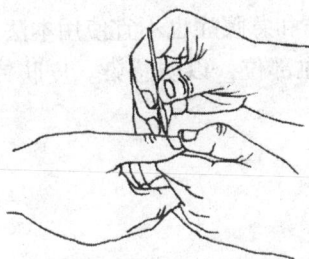 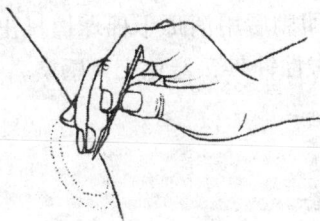 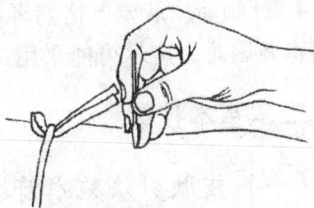

图10-1　点刺法　　　　　图10-2　散刺法　　　　　图10-3　刺络法

（三）施术后处理

施术后，宜用无菌干棉球或棉签擦拭或按压针孔。中等量或大量出血时，可用敞口器皿盛接，所出血液宜做无害化处理。

表 10 - 3　　　　　　　　　　　　　出血量计量

分类	出血量计量
微量	1.0ml 以下（含 1.0ml）
少量	1.1～5.0ml（含 5.0ml）
中等量	5.1～10.0ml（含 10.0ml）
大量	10.0ml 以上

第二节　皮肤针法

一、基本知识

（一）皮肤针法的定义及适应范围

皮肤针法是指用皮肤针叩刺人体体表的一定部位，以防治疾病的一种方法。它源于古代的"半刺"、"毛刺"、"扬刺"等。《灵枢·官针》记载："半刺者，浅内而疾发针，无针伤内，如拔毛状，以取皮气"。"扬刺者，正内一，旁内四而浮之，以治寒气之博大者也"。"毛刺者，刺浮痹皮肤也"。上述诸法同属浅刺皮肤的针刺方法。《素问·皮部论》中说："凡十二经脉者，皮之部也。是故百病之始生也，必先于皮毛。"说明十二皮部与脏腑、经络联系密切，运用皮肤针叩刺皮部可激发、调节脏腑经络功能，达到防治疾病的目的。

　　皮肤针的适用范围很广，临床各种病症均可应用，如近视、视神经萎缩、急性扁桃体炎、感冒、咳嗽、慢性胃肠疾病、便秘、头痛、失眠、腰痛、皮神经炎、斑秃、痛经等。

　　（二）皮肤针法的注意事项

　　1. 针具要经常检查，注意针尖有无钩曲、不齐、缺损等，滚刺筒是否转动灵活。

　　2. 叩刺时动作要轻捷，正直无偏斜，以免造成患者疼痛。

　　3. 局部如有溃疡或损伤者不宜使用本法，急性传染性疾病和急腹症也不宜使用本法。

　　4. 针刺前皮肤要严格消毒，叩刺后用消毒干棉球擦拭出血部位，以防感染。皮肤针针具消毒较困难，应尽可能采用一次性针具，避免交叉感染。

二、基本技能

（一）皮肤针法施术前准备

1. 针具的选择　皮肤针（图10-4）应全束针平齐，防止偏斜、钩曲、锈蚀和缺损等。

皮肤针规格：皮肤针的针头呈小锤形，针柄一般长15～19cm，一端附有莲蓬状的针盘，针盘下面散嵌着不锈钢短针。根据所嵌不锈钢短针的数目不同，可分别称为梅花针（5枚针）、七星针（7枚针）、罗汉针（18枚针）等。现代又创制有滚刺筒（图10-5），即用金属制成的筒状皮肤针，具有刺激面积广、刺激量均匀、使用方便等优点。

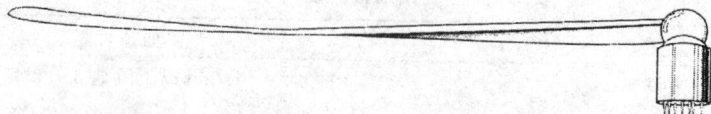

图10-4　皮肤针

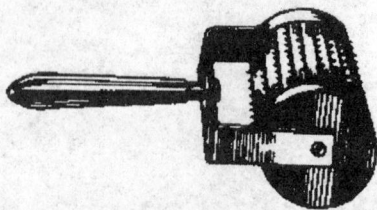

图10-5　滚刺筒

2. 叩刺部位的选择

表 10-4   叩刺部位的分类及应用范围

叩刺部位分类	应 用 范 围
循经叩刺	常用于项背腰骶部的督脉和足太阳膀胱经，其次是四肢肘膝关节以下三阴、三阳经
穴位叩刺	临床上常用于各种特定穴、华佗夹脊穴、阿是穴等处
局部叩刺	指在患部叩刺，如头面五官疾病、关节病变、扭伤后局部的瘀肿疼痛、顽癣等，可在局部进行围刺或散刺

3. 叩刺强度与疗程　叩刺强度因刺激部位、患者体质和病情不同而定。

表 10-5   不同叩刺强度适宜部位、人群及病症

叩刺强度	特　点	适宜部位	适宜人群	适宜病症
轻刺激	用较轻腕力进行叩刺，以局部皮肤略有潮红，病人无疼痛感为度	头面、五官及肌肉浅薄处	老弱妇儿	虚证
中等刺激	介于轻、重刺激之间，局部皮肤潮红，但无渗血，患者稍觉疼痛	除头面等肌肉浅薄处外，大部分部位均可用	多数患者	一般疾病
重刺激	用较重腕力进行叩刺，局部皮肤可见隐隐出血，患者有明显疼痛感觉	肩、背、腰、骶部等肌肉丰厚处	体强患者	实证

叩刺治疗，一般每日或隔日1次，10次为1个疗程，疗程间可间隔3~5日。

（二）施术方法

1. 叩刺法

（1）根据病情选择叩刺部位。

（2）常规消毒医者双手、针刺部位、针具。

（3）叩刺时，一手拇指、中指、无名指握针柄后部，食指伸直压在针柄上。针尖对准叩刺部位，使用手腕之力，将针尖垂直、强度均匀地叩打在皮肤上，并立即弹起，如此反复叩击。应根据病情及病人耐受度决定叩击强度。

2. 滚刺法

（1）根据病情选择叩刺部位。

（2）常规消毒医者双手、针刺部位、针具。

（3）滚刺时，一手持筒柄，将针筒在皮肤上来回滚动。

（三）施术后处理

施术后，宜用无菌干棉球或棉签擦拭。

<h2 style="text-align:center">第三节　皮内针法</h2>

一、基本知识

（一）皮内针法的定义及适应范围

皮内针法又称"埋针法"，是以特制的小型针具刺入并固定于腧穴部位的皮内或皮下，进行较长时间的埋藏，以达到防治疾病的目的。其作用是给皮部以微弱而较长时间的刺激，以调整经络脏腑功能，是《素问·离合真邪论》中"静以久留"刺法的发展。

多用于某些需要久留针的疼痛性疾病及久治不愈的慢性病症，如神经性头痛、面肌痉挛、胆绞痛、胃脘痛、腰痛、痹证、神经衰弱、失眠、遗尿、哮喘、痛经等。

（二）皮内针法的注意事项

1. 关节附近、胸腹部均不宜埋针。

2. 埋针后，如患者感觉疼痛或妨碍肢体活动时，应将针取出，改选穴位重埋。

3. 埋针期间，针处不可着水，以免感染。

4. 热天出汗较多，埋针时间不宜过长。出现针处感染，应及时处理。

5. 针具应专人专用，避免交叉感染。

二、基本技能

（一）皮内针针法施术前准备

1. 针具的选择　皮内针（图10-6）规格：皮内针分为颗粒型（或称麦粒型）和揿钉型（或称图钉型）两种。颗粒型皮内针一般长1cm，针柄形似麦粒，针身与针柄成一直线；揿钉型皮内针长0.2~0.3cm，针柄呈环形，针身与针柄呈垂直状。

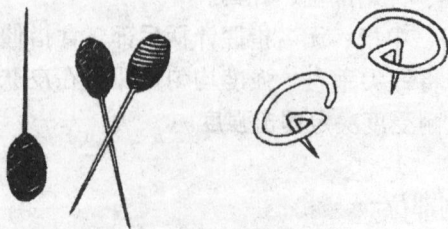

图10-6　皮内针

2. 施术部位的选择　针刺部位多以不妨碍正常肢体活动、较易固定的腧穴为主，一般多选用背俞穴、四肢穴和耳穴等，避免在关节活动处施针。

3. 体位的选择　根据施术部位以及病情选择患者舒适、医者便于操作的施术体位。

4. 消毒　包括针具、施术部位、医者双手的消毒。

（1）针具消毒 应选择高压消毒法。最好选择一次性针具。

（2）部位消毒 应用75%医用酒精或医用碘伏在施术部位擦拭。

（3）医者消毒 医者双手应用肥皂水清洗干净，再用75%医用酒精擦拭。

（二）施术方法

1. 颗粒型皮内针法

（1）根据病情选择施术部位。

（2）根据所选择的施术部位及病情选择适当的施术体位。

（3）常规消毒医者双手、针刺部位、针具。

（4）以左手拇、食指按压穴位上下的皮肤，稍用力将针刺部位皮肤撑开固定。右手用小镊子夹住针柄，沿皮下将针刺入真皮内，针身可沿皮下平行埋入0.5~1cm。针刺的方向，一般与经脉循行的方向呈十字形交叉，针刺入皮内后，露在外面的针身和针柄下的皮肤之间，粘贴一小块胶布，然后再用一条较大的胶布贴于针上，以保持针身固定在皮内，防止肢体活动而致针体移动。

2. 揿钉型皮内针法

（1）根据病情选择施术部位。

（2）根据所选择的施术部位及病情选择适当的施术体位。

（3）常规消毒医者双手、针刺部位、针具。

（4）用镊子夹住针圈，对准腧穴，直刺揿入，胶布固定。也可将针圈贴在小块胶布上，手执胶布直压揿入所刺穴位。

（三）施术后处理

施术后，取出皮内针，宜用无菌干棉球或棉签擦拭或按压。

第四节 电针法

一、基本知识

（一）电针法的定义及适应范围

电针法是将毫针刺入腧穴得气后，连接电针仪输出的脉冲电流，作用于人体经络穴位以治疗疾病的一种方法。电针法将毫针刺激与电的生理效应相结合，提高了毫针的治疗效果，扩大了毫针的治疗范围。

电针有止痛、镇静、促进气血循环、调整肌张力等作用。电针的适应范围和毫针刺法基本相同，故其治疗范围较广。临床常用于各种痛证、痹证和心、胃、肠、膀胱、子宫等器官的功能失调，以及癫狂和肌肉、韧带、关节的损伤性疾病等，并可用于针刺麻醉。

（二）电针仪的种类、特点及原理

电针仪的种类很多，目前临床主要应用半导体电针机。

半导体电针机是用半导体元件制作的电针仪器，交、直流电两用，不受电源限制，且具有省电、安全、体积小、携带方便、耐震、无噪音、易调节、性能稳定、刺激量大等特点。它采用振荡发生器，输出接近人体生物电的低频脉冲电流，既可用电针，又可用点状电极或板状电极直接放在腧穴或患处进行治疗，在临床上应用广泛。

（三）脉冲电定义及电针输出波形

1. 脉冲电定义   脉冲电是指在极短时间内出现的电压或电流的突然变化，即电容的突然变化构成的电脉冲。一般电针仪输出的基本波就是这种交流脉冲，常为双向尖脉冲或双向矩形脉冲。常用的电针输出波形为疏密波、断续波和连续波。

2. 电针输出波形（图 10 - 7）

表 10 - 6   电针输出波形

波形	特点	优缺点	作用	应用
疏密波	疏波、密波自动交替出现，疏、密波交替持续的时间各约 1.5 秒	能克服单一波形易产生适应性的缺点	治疗时兴奋效应占优势，能增加代谢，促进气血循环，改善组织营养，消除炎性水肿等	常用于出血、扭挫伤、关节周围炎、坐骨神经痛、面瘫、肌无力、局部冻伤等
断续波	有节律地时断、时续自动出现。断时，在 1.5 秒时间内无脉冲电输出；续时，是密波连续工作 1.5 秒	对机体不易产生适应性，其动力作用颇强	能提高肌肉组织的兴奋性，对横纹肌有良好的刺激作用	常用于治疗痿证、瘫痪等
连续波（亦称可调波）	单个脉冲采用不同方式组合而形成。有密波（或叫高频连续波）和疏波（或叫低频连续波）之分。密波一般在 50 ~ 100 次/秒，疏波一般是 2 ~ 5 次/秒	可用频率旋钮任意选择疏密波形	高频连续波可抑制感觉神经和运动神经；低频连续波，短时可兴奋肌肉，长时可抑制感觉神经和运动神经	高频连续波常用于止痛、镇静、缓解肌肉和血管痉挛等；低频连续波常用于治疗痿证和各种肌肉、关节、韧带、肌腱的损伤及慢性疼痛等

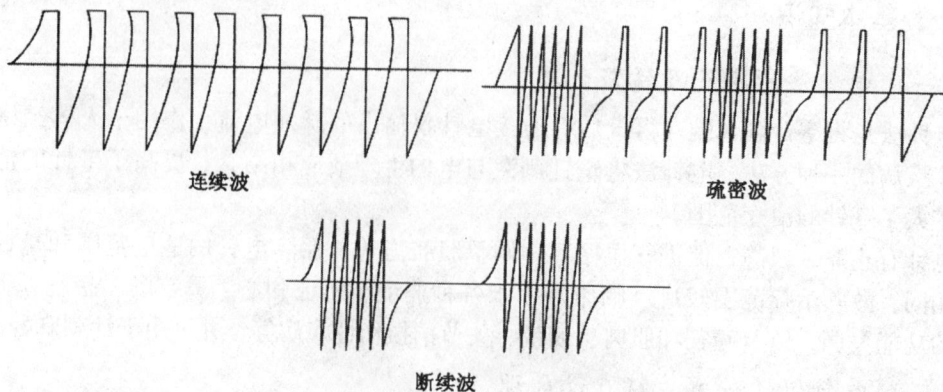

连续波   疏密波

断续波

图 10 - 7   电针输出波形

（四）电针法的注意事项

1. 电针刺激量大于一般的单纯针刺，应注意防止晕针。接受治疗时，要求患者体位舒适，最好选用卧位，过度疲劳、饥饿、恐惧等情况下不宜接受电针治疗。

2. 电针仪最大输出电压在 40V 以上者，最大输出电流应限制在 1mA 以内，以防止触电。调节电流时，不可突然增强，以免肌肉强烈收缩，造成弯针或折针。

3. 毫针的针柄如经过温针等烧灼后，表面氧化不导电，不宜使用。

4. 心脏病患者，应避免电流回路通过心脏。尤其是安装心脏起搏器者，应禁止应用电针。延髓、脊髓附近使用电针时，电流量宜小，切勿通电太强，以免发生意外。孕妇不宜使用电针。

5. 注意"针刺耐受"现象的发生，所谓"针刺耐受"就是长期、多次、反复应用电针，机体对电针刺激产生耐受，而使其疗效降低的现象。

6. 电针仪在使用前须检查性能是否完好，如电流输出时断时续，须注意导线接触是否良好，应检查修理后再用。干电池使用一段时间后如输出电流微弱，须更换新电池。

7. 电针扶突穴进针太深或电刺激量过大，可引起迷走神经反应，病者出现脉率和血压下降，心律不齐，面色苍白，出冷汗等。这时需将针退出或减轻刺激量，病人会很快恢复。

二、基本技能

（一）电针法施术前准备

1. 穴位的选择　电针法的配穴与针刺法相同，一般选用其中的主穴，配用相应的辅助穴位，多选同侧肢体的 1～2 对穴位为宜。

2. 电流的刺激强度　当电流开到一定强度时，患者有麻、刺感，这时的电流强度称为"感觉阈"。如电流强度再稍增加，患者会突然产生刺痛感，能引起疼痛感觉的电流强度称为电流的"痛阈"。感觉阈和痛阈因人而异，在不同病理状态下两者差异也较大。一般情况下在感觉阈和痛阈之间的电流强度，是治疗最适宜的刺激强度。但此间范围较小，须仔细调节。超过痛阈的电流强度，患者不易接受，应以患者能耐受的强度为宜。通电时间稍长后，患者对电流刺激量会出现耐受，可在治疗过程中再次调整，一般应渐次加大刺激强度，或采用间歇式通电的方式，以保持较好的疗效。

（二）施术方法

1. 根据病情选择施术部位。

2. 根据所选择的施术部位及病情选择适当的施术体位。

3. 常规消毒医者双手、针刺部位、针具。

4. 针刺入腧穴有得气感应后，将输出电位器调至"0"位，负极接主穴，正极接配穴，也可不分正负极，将两根导线任意接在两个针柄上。然后打开电源开关，选好波形，慢慢调高至所需输出电流量。通电时间一般为 5～20 分钟，用于镇痛则一般在 15～45 分钟。如病人感觉刺激较弱，可适当加大输出电流量，或暂时断电 1～2 分钟后再行通电。

（三）施术后处理

当达到预定时间后，先将输出电位器退至"0"位，然后关闭电源开关，取下导线，最后将针取出。施术后，宜用无菌干棉球或棉签擦拭或按压针孔。

第五节　穴位注射法

一、基本知识

（一）穴位注射法的定义、适应范围及疗程

穴位注射法是选用相应的腧穴和药物，将药液注入腧穴内，以充分发挥腧穴和药物对疾病的综合作用，从而达到治疗疾病目的的一种方法，又称水针疗法。它结合了穴位的治疗作用和药物的药理作用，是中西医结合的一种新疗法。

穴位注射法的适应范围非常广泛，凡针灸适应证大部分可采用本法治疗。

急症患者每日 1~2 次，慢性病一般每日或隔日 1 次，6~10 次为 1 疗程。药物注射后局部红肿等反应强烈者，可隔 2~3 日 1 次，穴位可左右交替使用。每个疗程间可休息 3~5 日。

（二）穴位注射常用药物

凡可以肌内注射的药物均可用于穴位注射。常用中药注射液有：当归、丹参、黄芪、红花、徐长卿、灯盏花、补骨脂、柴胡、川芎注射液等；西药有：25% 硫酸镁，维生素 B_1、B_{12}、C、K，辅酶 A，0.25%~2% 盐酸普鲁卡因，阿托品，利血平，安络血，生理盐水，强地松龙等。

（三）穴位注射法的注意事项

1. 治疗时应对患者说明治疗特点和注射后的正常反应，如注射后局部可能有酸胀感，48 小时内局部可有轻度不适，有时持续时间较长，但一般不超过 2 日。

2. 严格消毒，防止感染，如注射后局部红肿、发热等，应及时处理。

3. 注意药物的性能、药理作用、剂量、配伍禁忌、副作用、过敏反应、有效期，药液有无沉淀变质等情况。凡能引起过敏反应的药物，如青霉素、链霉素、普鲁卡因等，必须先做皮试，阳性反应者不可应用。副作用较强的药物，使用时亦当谨慎。

4. 一般药液不宜注入关节腔、脊髓腔和血管内，否则会导致不良后果。此外，应注意避开神经干，以免损伤神经。

5. 孕妇不宜使用穴位注射法，以免引起流产。年老、体弱者，选穴宜少，药液剂量应酌减。

二、基本技能

（一）穴位注射法施术前准备

1. 针具的选择　无菌注射器和针头，可根据需要选用不同型号，临床多用 2ml、5ml 或

10ml 一次性注射器。

2. 穴位的选择 根据针灸治疗需要辨证选穴，亦可选取阳性反应点。有阳性反应点者，效果较好；较长肌肉的肌腹或肌腱损伤时，可取肌肉的起止点；腰椎间盘突出症，可将药液注入神经根附近；耳穴根据耳针疗法中耳郭探查方法选取。一般每次 2 ~ 4 穴，不宜过多。

3. 注射药物剂量 按药物说明书规定剂量使用，不得过量。小剂量注射可用规定药物剂量的1/5 ~ 1/2。一般以穴位部位来分，耳部可注射 0.1ml，头面部可注射 0.3 ~ 0.5ml，四肢可注射 1 ~ 2ml，胸背部可注射 0.5 ~ 1ml，腰臀部可注射 2 ~ 5ml。

4. 消毒 包括针具、施术部位、医者双手的消毒。

（1）针具消毒 应选择高压消毒法。最好选择一次性针具。

（2）部位消毒 应用75%医用酒精或医用碘伏在施术部位擦拭。

（3）医者消毒 医者双手应用肥皂水清洗干净，再用75%医用酒精擦拭。

（二）施术方法

1. 根据病情选择施术部位。

2. 根据所选的施术部位、注射剂量大小选择适当的施术体位。

3. 根据所取穴位、用药剂量选择合适的注射器与针头。

4. 常规消毒医者双手、针刺部位、针具。

5. 用快速进针法将注射针准确刺入腧穴或阳性反应点，上下提插，得气后回抽，如无回血，再将药物推入。

慢性疾病、体弱者用轻刺激，将药液缓慢推入；急性病、体质强者，用强刺激，快速将药液推入。如需注射较多药液时，可将注射器针头由深部逐渐提到浅部肌层，边退边推药，或向几个方向注射药液。针刺深度根据穴位所在部位与病变组织而定，一般轻压即痛、病变在浅层的注射宜浅，如三叉神经痛，应在皮内注射形成一皮丘；用力按压出现疼痛、病变在深层的注射宜深，如腰肌劳损，注射时可适当深刺。

（三）施术后处理

施术后，注射完毕拔出针头，宜用无菌干棉球或棉签擦拭或按压针孔。

第十一章
针灸意外处理及安全针灸方法

针灸作为安全、有效的治疗方法之一，需要严格遵守针灸操作规范，同时需要熟悉人体解剖学知识。如操作不慎，疏忽大意，或犯刺禁，或针灸手法不当，或对人体解剖知识缺乏了解等，都会出现一些不应有的意外情况或事故，给患者带来不必要的痛苦，甚至危及生命，因此，对针灸安全问题必须予以高度重视，在确保安全的前提下进行针灸治疗。

本章主要介绍常见毫针针刺意外的预防与处理（包括常见针具意外、常见针刺意外情况、错误操作导致针刺意外事故等），重点突出易发生意外的腧穴的安全针刺方法。

其他针法（耳针、头针、三棱针、皮肤针、穴位注射、电针、皮内针等）、灸法、拔罐法等注意事项，在前面相关章节中已作了介绍，本章不再赘述。

【实训目的与要求】
1. 熟悉针刺意外发生的基本原因和一般预防。
2. 掌握常见毫针针具意外的预防与处理。
3. 掌握常见毫针针刺意外情况的预防与处理。
4. 掌握毫针错误操作导致意外事故的预防与处理。
5. 掌握人体易发生意外的腧穴的安全针刺方法。
6. 熟悉针刺注意事项。

【实训内容与方法】
1. 多媒体教学。教师根据针灸实训教材光盘、录像或幻灯片对毫针针刺意外的预防与处理（包括针具意外、常见针刺意外情况、错误操作导致针刺意外事故等）、人体易发生意外的腧穴的安全针刺方法进行系统讲解。

2. 人体解剖室实训。在人体解剖室里对人体局部标本进行针刺，重点观察针具与内脏、血管、神经的关系。

3. 模拟训练室实训。利用计算机模拟人或针刺安全训练软件进行模拟训练，重点熟悉头颈、胸腹、背部等易发生针刺意外腧穴的解剖学位置及与毫针针刺的关系。

4. 人体实训：首先由教师在模拟患者（或学生）身上演示毫针针刺技术的整个操作过程，然后让学生每2人一组互相在实体上练习，最后由教师提问、答疑、检查。

5. 模拟训练针刺意外处理措施。模拟训练针刺后局部血肿、晕针的处理方法，说明出现气胸等严重意外事故的处理原则与措施。

6. 课后反复训练。指导学生课后组成训练小组，反复练习，并派教师辅导和进行技术把关。

【实训器材】

环境清洁卫生、规范的治疗室(含治疗床、椅若干,毫针,镊子,弯形盘,医用碘伏,酒精棉球,无菌干棉球或棉签等),人体解剖室,计算机模拟训练系统等。

第一节 古代针灸禁忌概述

针灸是相对安全的治疗方法,但如操作不慎,也会导致各种意外的发生。对此,历代医家都有较深刻的认识,并积累了许多宝贵经验。这对于当前我们学习和掌握正确的刺灸方法、预防意外的发生等仍具有重要的参考价值。

早在春秋战国时期,《黄帝内经》对针灸禁忌已有较为详细的记载,包括病证、局部、身心和时间等方面的禁忌。而且当时的医家在大量临床实践中已认识到,刺伤重要的脏器,可导致患者死亡。如《素问·刺禁论》曰:"刺中心,一日死,其动为噫。刺中肝,五日死,其动为语。"又云:"刺头中脑户,入脑立死。"并认识到患者不良的情绪及机能状态也可导致针灸意外,如《灵枢·终始》中讲:"凡刺之禁,新内勿刺,新刺勿内。已醉勿刺,已刺勿醉……已饥勿刺,已刺勿饥。已渴勿刺,已刺勿渴。大惊大恐,必定其气,乃刺之。"该巨著涉及针灸意外方面的论述约有20余篇,以上记载对于临床了解针灸意外、判断预后、预防意外发生等可起到指导作用,为后世针灸学的发展奠定了基础。

在汉代张仲景编著的临床医学专著《伤寒杂病论》中,提及了一些由于误用火针、艾灸温针不当所致的并发症等意外情况,如烦躁、惊狂、咽燥、吐血等;例如"烧针令其汗,针处被寒,核起而赤者,必发奔豚",这对后世医家起到了警示作用。

晋代皇甫谧所著的《针灸甲乙经》描述了针刺不当造成的事故及严重后果等,如"脐中,神阙穴也……禁不可刺,刺之令人恶疡溃矢出者,死不治";"渊腋……不可灸,灸之不幸,生肿蚀,马刀伤,内溃者死。"特别值得一提的是,该书提出了36个禁止针灸的腧穴和部位,为后世研究针灸禁忌奠定了基础。

晋唐时期的医家们已开始注重对针刺意外的预防和处理。如强调"凡针手足,皆三日勿洗也","合谷穴,针后尤慎洗手"(《千金要方·卷二十九》),以防止针刺感染;针对因误伤较大血管而血出不止的情况,提出多种急救措施,如"刺舌下两边大脉,血出,勿使刺著舌下中央脉,血出不止杀人。"而遇到血流不止的情况,则可以"烧铁篦令赤……以约血也"(《千金要方·卷六上》)。

至宋代,已开始从法律高度对针灸意外进行处理,如该时期著名法医宋慈在其所著的《洗冤集录·卷之四》中说:"针灸死,须勾医人验针灸处,是与不是穴道,虽无意致杀,亦须说'显是针灸杀',亦可以科医不应为罪。"告诫医者们应提高责任心,掌握正确的取穴及操作方法,预防针灸事故的发生。

自金元到明清,医者们对针灸意外的认识和体会更加广泛和深刻。如《普济方·卷四百十一(针灸门)》中指出:"胸前诸穴不可伤,伤即令人闷倒。"对针灸临床中发生率颇高的意外——晕针,从其发生原因到处理方法都作了全面的叙述,如提到晕针的原因,阎明广的《流注指微针赋注》认为："或匆忙之际，畏刺之人，多感此伤，壮者气行自已，怯者当速救疗。"在处理措施上，《金针赋》云："其或晕针者，神气虚也，以针补之，口鼻气回，热汤与之，略停少顷，依前再施。"对于一些临床常见的其他针灸意外，也很重视其救治处理。总之，该时期针灸医家们在继承前人经验的基础上，结合所处时代临床实践，对针灸意外的防治作了许多重要补充，为针灸学科的发展作出了积极的贡献。

第二节　针刺意外的基本成因与一般预防

一、针刺意外的基本成因

针刺意外的临床表现比较复杂，原因也不尽相同，一般来说，其主要原因如下：

1. 精神不集中　由于医者用心不专、责任心不强、粗心大意，以至于对患者病情、状况、治疗过程了解不清，往往产生操作上的失误、差错或医疗程序的遗漏等，造成针刺意外情况或事故的发生。

2. 消毒不严　当今针灸界还有不少医生对消毒和灭菌重视得不够，忽视针具、穴位、医者手指、针具传送过程、操作环境等环节的消毒，结果使病人感染上各种疾病，给人体带来危害。

3. 针刺过深　由于医者对患者的具体情况或所取穴位所在局部的解剖结构不熟悉，造成内脏、脑脊髓等损伤。

4. 手法操作不当　往往由于术者操作手法太强或捻转方向不当，造成患者体位移动，或针刺局部肌纤维缠绕等，而造成意外的发生。

5. 患者因素　针灸治疗需要病者密切配合方能顺利实施。由于患者紧张、恐惧和情绪过分激动等心理因素，饥饿、劳累等生理因素，体质虚弱、大病之后或过敏体质等身体因素，某些脏器因病变而导致体积增大、表面粗糙或组织结构变疏松而易被针具误中等病理因素，以及操作过程中病人体位的突然急剧变动等，均可造成意外发生。

二、针刺意外的一般预防

针灸意外重点在于预防，具体的预防和处理方法如下：

1. 重视治神与守神　治神，是指要求医者调理自己的精神意念活动，在针刺过程中必须全神贯注、聚精会神，不可分心，不为外界所扰。《素问·宝命全形论》说："凡刺之真，必先治神"，"如临深渊，手如握虎，神无营于众物"。《灵枢·终始》说："专意一神，精气不分，毋闻人声，以收其精，必一其神，令志在针。"《标幽赋》也说："目无外视，手如握虎，心无内慕，如待贵人。"这些都是治神的具体要求。守神，一是要医者细心体察针下感觉，了解得气与否及得气强弱快慢的情况，注意患者神的变化和反应，并及时施以补泻手法，一旦出现意外情况，也便于立即处理；二是要求患者心定神凝，体会针刺感应，专心注意于病所，促使气至。

　　治神是守神的前提条件，守神是治神过程中的一个重要环节。治神与守神密切相关，贯穿于针灸治疗的全过程，是针灸治疗中独具特色的一种整体调整方法，也是施行针刺手法和提高疗效的重要措施。恰如《标幽赋》所说："凡刺者，使本神朝而后入；既刺也，使本神定而气随；神不朝而勿刺，神已定而可施。"

　　2. 严格注意消毒　针刺过程的消毒，一般应包括治疗场所、针具及其他器械、术者工作服和双手，以及病者治疗部位（主要指穴区）等的消毒（见相关章节）。临床上应建立起严格的消毒和检查制度，加强针灸操作时的消毒观念，彻底杜绝因消毒不严而导致感染等各种意外事故的发生。

　　3. 熟悉解剖结构和病理知识　必须熟悉人体的解剖情况，了解每个腧穴的局部解剖，特别是易发生意外的腧穴的解剖结构，从而选择恰当的针刺深度和方向；必须掌握病理学知识，了解某些脏器在病理状况下可能出现体积增大、游动度减小、脆性增加等变化，熟悉它们在病变时的特点和位置，从而避免针具误中重要脏器而引起无法弥补的严重后果。

　　4. 遵循操作常规　医者在施术前要注意检查针具的情况；针刺时，采用适宜的操作方法和补泻手法等，要精心体会腧穴每一解剖层次的手感，动作宜轻柔，严禁乱捣猛插，有重要脏器部位更应谨慎。

　　5. 取得患者密切配合　医者要尽量创造轻松的就诊氛围，治疗前主动和患者进行心理沟通，使其放松和配合。同时令患者调整好自身的心理状态，消除紧张、恐惧的情绪；避免在劳累、饥饿、烦躁、紧张、大出血、大汗后马上进行针刺；针刺前尽量取舒适的体位，施术过程中不得随意变动体位等，这些都能大大减少针灸意外的发生。

第三节　常见毫针针刺意外的预防与处理

　　常见毫针针刺意外，包括常见针具意外、常见针刺意外情况、误操作导致针刺意外事故等，现将它们的预防与处理方法分述如下。

一、常见针具意外的预防与处理

	滞针	断针	弯针
症状	针在体内，捻转不动，提插、出针均感困难，若勉强捻转、提插时，则患者会感到疼痛甚至剧痛	行针时或出针后发现针身折断，残端或部分浮露于皮肤之外，或全部没于皮肤之下	针柄改变了进针或刺入留针时的方向和角度，伴有提插、捻转和出针困难，患者感到针处疼痛
原因	患者精神紧张，针刺入后局部肌肉强烈挛缩；或因行针时捻转角度过大过快和持续单向捻转等，而致肌纤维缠绕针身所致；也可因患者施针后移动体位造成	针具质量欠佳，针身或针根有损伤剥蚀；或针刺时针身全部刺入腧穴内，行针时强力提插、捻转，局部肌肉猛烈挛缩所致；或因患者体位改变，或弯针、滞针未及时正确处理等	术者进针手法不熟练，用力过猛，以致针尖碰到坚硬组织；或因患者在针刺过程中改变体位，或针柄受到某种外力碰压等

续表

	滞针	断针	弯针
处理	嘱患者消除紧张，使局部肌肉放松；或延长留针时间，用循、摄、按、弹等手法，或在滞针附近加刺一针，以缓解局部肌肉紧张。如因单向捻针而致者，需反向将针捻回。因体位移动后引起的滞针，要恢复原来的体位，将针取出	嘱患者不要紧张，保持原有体位，以防断针陷入深层。如残端显露，可用手指或镊子取出。若断端与皮肤相平，可用手指挤压针孔两旁，使断针暴露体外，用镊子取出。如断针完全没入皮下、肌肉内，应在 X 线下定位，手术取出	出现弯针后，就不能再行捻转提插等手法。如针身轻度弯曲，可慢慢将针退出；若弯曲角度过大，应顺着弯曲方向将针退出。因患者体位改变所致者，应嘱患者慢慢恢复原来体位，使局部肌肉放松后，再慢慢退针。切忌强拔针、猛退针
预防	对于初诊患者和精神紧张者，要做好解释工作，消除顾虑。行针时手法宜轻巧，捻转角度不宜过大，避免连续单向捻转。针前患者要选好体位	仔细检查针具质量，不合要求者应剔除不用。进针、行针时，动作宜轻巧，不可用力过猛。针刺入腧穴后，嘱患者不要随意变动体位。针刺时针身不宜全部刺入。遇有滞针、弯针现象时，应及时处理。不可强行硬拔	医者施术手法要熟练，指力要轻巧，避免进针过猛、过速。患者的体位要舒适，留针期间不得随意变动体位。注意针刺部位和针柄不能受外力碰压

二、常见针刺意外情况的预防与处理

	晕针	针刺部位出血/血肿	针刺部位异常感	针刺部位感染
症状	轻度：精神疲倦，头晕目眩，恶心欲吐；重度：心慌气短，面色苍白，出冷汗，脉细弱，甚则出现神志昏迷，唇甲青紫，血压下降，二便失禁，脉微欲绝等症状	针刺部位出血：出针后，鲜血自针孔流出甚则呈喷射状。针刺部位血肿：出针后，针刺部位肿胀疼痛，继则皮肤呈现青紫色	出针后，患者不能挪动体位，或酸、麻、胀、重的感觉过强，或原有症状加重	针刺部位红肿热痛，甚则溃疡，可伴有发热等全身症状
原因	多见于初次接受针刺治疗的患者，也可因精神紧张、体质虚弱、疲劳、饥饿、大汗、大泻、大出血后等。也有因患者体位不当，施术者手法过重以及治疗室内空气闷热或寒冷等	针具过粗或针尖弯曲带钩，使皮肉受损；或取穴不准或针刺操作幅度过大刺伤血管；也有血管本身病变等原因	肢体不能挪动，可能是有针遗留体内，或体位不当，致肢体活动受限；对于酸、麻、胀、重针感者，多半是与行针时手法过重，或留针时间过长有关；原有病情加重，多因手法与病情相悖	针具消毒不严、医者手指消毒不严、针刺部位消毒不严，诊室卫生条件不符合标准

续表

	晕针	针刺部位出血/血肿	针刺部位异常感	针刺部位感染
处理	立即停止针刺并起出全部留针，使患者平卧于空气流通处，头部放低，松解衣带，注意保暖。轻者静卧片刻，给饮温茶，即可恢复。如未能缓解者，针刺急救穴，如人中、素髎、合谷、内关、足三里、涌泉、中冲等，也可灸百会、气海、关元、神阙等，必要时可配用现代急救措施	少量出血可采用消毒干棉球按压针孔片刻，一般即可止血；深部出血重者，则需转外科手术结扎或修补。而出现局部小块青紫时，一般不必处理，可自行消退。若局部肿胀疼痛较剧，青紫面积大而且影响到活动功能时，可先做冷敷，止血后再做热敷	如有遗留未出之针，应随即起针，退针后让患者休息片刻，不要急于离开；对原病加重者，应查明原因，调整治则和手法，另行针治	停止针刺，适当外用、口服、注射或静脉滴注抗生素；溃脓者应尽快切开引流
预防	初次接受针治者，要做好解释工作，解除恐惧心理。选取正确体位，尽量采用卧位。选穴宜少，手法宜轻。劳累、饥饿、大渴时，应嘱其休息，进食、饮水后，再予针治。治疗过程中，应密切注意观察患者的神态，一有不适等晕针先兆，需及早采取处理措施。此外，注意室内空气流通，消除过热过冷因素	仔细检查针具，熟悉人体解剖部位，避开血管针刺。针刺手法不宜过重，切忌强力捣针，并嘱患者不可随便移动体位。出针时立即用消毒干棉球揉按压迫针孔。对有出血倾向的患者，或患有血管疾病、慢性病末期、诊断不明的危重病人慎用针刺	退针后认真清点针数，避免遗漏。行针手法要柔和适度，避免手法过强或留针时间过长。处方选穴精炼，补泻手法适度	针具严格消毒，或使用一次性无菌针灸针；医者手指消毒、针刺部位消毒要严格；诊室卫生条件要符合标准

三、误操作导致针刺意外事故的预防与处理

	创伤性气胸	刺伤内脏	刺伤脑脊髓
症状	患者突感胸闷、胸痛、气短、心悸，严重者呼吸困难、紫绀、出冷汗、烦躁、恐惧，甚则血压下降，出现休克等危急现象。查体时，肋间隙变宽，叩诊呈鼓音，听诊肺呼吸音减弱或消失，气管可向健侧移位。X线胸透可见肺组织被压缩现象。有的针刺创伤性轻度气胸者，起针后并不出现症状，而是一段时间后才慢慢出现胸闷、胸痛、呼吸困难等症状	刺伤肝、脾，可引起内出血，造成肝区或脾区疼痛，有的可向背部放射。如出血不止，腹腔聚血过多，会出现腹痛、腹肌紧张，并有压痛及反跳痛等急腹症症状。刺伤心脏，轻者可出现强烈刺痛，重者有剧烈撕裂痛，引起心外射血，即刻导致休克等危重情况。刺伤肾脏，可出现腰痛、肾区叩击痛、血尿，严重时血压下降、休克。刺伤胆囊、膀胱、胃、肠等空腔脏器时，可引起疼痛、腹膜刺激征或急腹症等症状	如误伤延髓，可出现头痛、恶心、呕吐、呼吸困难、休克和神志昏迷等症状。如刺伤脊髓，可出现触电样感觉向肢端放射，甚至引起暂时性肢体瘫痪，有时可危及生命
原因	针刺胸部、背部和锁骨附近的穴位过深，刺穿了胸腔和肺组织，气体积聚于胸腔而致	主要是施术者缺乏解剖学、腧穴学知识，对腧穴和脏器的部位不熟悉，加之针刺过深，或提插幅度过大，造成相应的内脏受损伤	脑脊髓是中枢神经系统的重要组成部分，它的表层分布有华佗夹脊穴、风府、哑门、大椎、风池以及背部正中线第一腰椎以上棘突间腧穴等一些重要腧穴，若针刺过深，或针刺方向、角度不当或大幅度捻转提插，均可损伤该部，造成严重后果
处理	一旦发生气胸，应立即起针，并让患者采取半卧位休息，嘱其心情平静，切勿因恐惧而反转体位。一般漏气量少者，可自然吸收。医者要密切观察，随时对症处理，如给予镇咳、消炎类药物，以防止因咳嗽而致肺组织创口扩大，加重漏气和感染。对严重病例需及时组织抢救，如胸腔排气、少量慢速输氧、抗休克等	损伤轻者，卧床休息一段时间后，一般即可自愈。如损伤较重，或继续有出血倾向者，应加用止血药，或局部作冷敷止血处理，并加强观察，注意病情及血压变化。若损伤严重，出血较多，出现休克时，则必须迅速采取输血等急救措施	当出现上述症状时，应及时出针。轻者，需安静休息，经过一段时间后，可自行恢复。重者则应配合有关科室如神经外科等，进行及时抢救

续表

创伤性气胸	刺伤内脏	刺伤脑脊髓
预防 针刺时根据患者体形肥瘦,选择适当体位,正确掌握进针角度、深度,提插手法幅度不宜过大。胸背部腧穴应斜刺、平刺,留针时间不宜太长	术者要学好解剖学,明了腧穴下的脏器组织结构。针刺胸腹、腰背部的腧穴时,应控制针刺深度,行针幅度不宜过大。其他脏器如胆、膀胱、肠胃等在某些病态的情况下,如胆囊肿大、尿潴留、肠粘连时,也有刺伤的可能,应予注意	凡针刺督脉在第十二胸椎以上的腧穴及华佗夹脊穴,均需严格掌握针刺深度、方向和角度。如针刺风府、哑门穴,针尖方向不可上斜,不可过深,以防刺入枕骨大孔;悬枢穴以上的督脉腧穴及华佗夹脊穴,均不可深刺。上述腧穴在针刺时应缓慢小幅插针,禁用大幅度捻转提插手法

第四节 人体易发生意外腧穴的安全针刺方法

一、眼部腧穴

(一)晴明

1. 穴位解剖特点 穴位深部为眼内直肌,总腱环,视神经,眼动、静脉等。

2. 误操作导致的意外 眼内火花闪烁,头痛,头晕,恶心,呕吐,眼球发胀、外凸,眼睑皮下瘀血。严重者可致颅内出血。

3. 安全针刺操作方法 嘱患者闭目,左手将眼球推向外侧固定,针沿眼眶边缘缓缓刺入0.3~0.5寸,不宜作大幅度提插、捻转。

4. 针刺意外预防

(1)注意针刺的深度 以1寸以内较为安全,若针刺超过1.8寸,可刺中视神经,故不宜深刺。

(2)把握正确的针刺方向 针尖不可过度朝向后外方,且不可刺入2寸以上,以防损伤大脑颞叶前缘,造成颅内出血。

(3)防止刺伤血管 针刺不可超过1寸,以防刺中皮下组织中的小动、静脉,造成眼睑皮下瘀血。

5. 针刺意外处理 立即出针,出针后按压3~5分钟,防止出血。若皮下出血,24小时内冷敷,24小时后热敷。其他对症处理。

（二）针刺眼部易出现意外的其他腧穴

	承　泣	球　后
穴位解剖特点	穴位深部有眼下直肌，下斜肌，眶下动、静脉，眼动、静脉	穴位深部有眼肌，眶下动、静脉，眼神经
误操作导致的意外	眼球发胀、外凸，眼睑皮下瘀血	眼球发胀、外凸，眼睑皮下瘀血
针刺安全操作方法	嘱患者轻闭眼睛，押手轻按下眼睑向后上方轻推眼球，刺手将针紧靠眶下缘缓慢直刺0.3~0.6寸，不宜提插及大幅度捻转	令患者目上视，用拇指轻托眼球固定，沿眶下缘针尖略向内上方，朝视神经方向缓慢进针0.5~1寸
针刺意外预防	①注意针刺的深度：不可超过1.5寸，以防刺伤眼动脉 ②把握正确的针刺方向：毫针不可紧贴眶下壁刺入，以防损伤眶下动、静脉	①注意针刺的深度：该穴不可深刺，以防刺入颅腔。不宜提插、捻转，以免伤及眶内结构 ②防止刺伤血管
针刺意外处理	立即出针，出针后按压3~5分钟，防止出血。若皮下出血，24小时内冷敷，24小时后热敷。其他对症处理	

二、项部腧穴

（一）哑门

1. 穴位解剖特点　穴位深部为弓间韧带和脊髓，内上方正对脊髓。

2. 误操作导致的意外　头痛、头晕。严重者导致蛛网膜下腔出血。

3. 针刺安全操作方法　俯伏正坐位，头微前倾，项肌放松，于第二颈椎棘突上缘向下颌方向垂直缓慢刺入0.5~1寸。

4. 针刺意外预防

（1）注意针刺的深度和手法　该穴不可深刺，进针速度要缓慢，不能使用重度提插捻转手法，进针深度最深不可超过1.2寸，以防刺伤脊髓。

（2）把握正确的针刺方向　应向下颌方向，切勿向上朝鼻的方向针刺，以防损伤延髓。亦不可向左、右偏斜，防止误伤椎动脉。

5. 针刺意外处理　立即出针。蛛网膜下腔出血者，采取止血、脱水等措施控制脑水肿，解除脑血管痉挛，危重者手术治疗。

（二）针刺项部易出现意外的其他腧穴

	风　府	风　池
穴位解剖特点	穴位深部有延髓，上方为枕骨大孔	穴位深部有延髓和椎动脉
误操作导致的意外	头痛，眩晕，血压下降。严重者呼吸困难，昏迷	头痛，眩晕，血压下降。严重者呼吸困难，昏迷
针刺安全操作方法	俯伏正坐位，使头微前倾，项肌放松，向下颌方向缓慢刺入0.5~1寸	针尖微向下，向鼻尖方向斜刺0.8~1.2寸，或向对侧风池方向透风府

	风　府	风　池
针刺意外预防	①注意针刺的深度和手法：该穴不可深刺，进针速度要缓慢，不能使用大幅度提插、捻转手法，进针深度以不超过 1.5 寸较为安全，以防刺伤延髓 ②把握正确的针刺方向：针尖不可向上，以免刺入枕骨大孔，损伤延髓。针刺方向不可朝外，以防刺伤椎动脉	①注意针刺的深度和手法：该穴不可深刺，不可大幅度提插、捻转 ②把握正确的针刺方向：针尖不可朝向对侧眼外眦及同侧眼内眦，以防刺伤延髓和椎动脉
针刺意外处理	立即出针。保持呼吸道通畅，采用冬眠低温疗法，脱水，止血，神经营养，危重者手术治疗	

三、颈部腧穴

（一）天突

1. 穴位解剖特点　穴位深部有气管、主动脉弓、左颈总动脉、肺前缘。

2. 误操作导致的意外　喉中作痒，剧烈咳嗽或咳血痰，胸闷，呼吸困难。严重者可引发气胸。

3. 针刺安全操作方法　先直刺约 0.3 寸，当针尖超过胸骨柄内缘后，即将针尖转向下，沿胸骨柄后缘、气管前缘缓慢向下刺入 0.5 ~ 1 寸。在进针过程中，每刺入 0.3 ~ 0.5 寸即松开手，针柄保持在颈前正中线上方可继续刺入，反之则退出调整方向，再进针以保持针尖不向两侧偏移。一般不留针。

4. 针刺意外预防

（1）注意针刺深度　进针不可过深，因该穴下为气管，且在胸骨上窝处肌层覆盖较浅，易刺中气管软骨，若刺入气管环间的韧带，易穿透气管壁，损伤气管黏膜。

（2）把握正确的针刺方向　应沿胸骨柄后缘向下平刺或深刺。若深刺方向偏后，可刺中主动脉弓或无名动脉，导致出血。若朝向胸骨柄后面刺入过深或向左右两侧斜刺，易刺伤肺前界引发气胸。

5. 针刺意外处理　立即出针。轻者予对症处理，如止咳、镇静、止血、抗感染等。重者应采取现代医学急救措施抢救。

（二）针刺颈部易出现意外的其他腧穴

	人　迎	扶　突
穴位解剖特点	穴位深部有颈总动脉、颈内静脉、迷走神经、交感神经干、椎动脉	穴位深部有颈总动脉、颈内静脉、迷走神经
误操作导致的意外	心悸，胸闷，面色苍白，严重者可危及生命	心悸，胸闷，面色苍白，心率减慢，血压下降
针刺安全操作方法	正坐仰靠或仰卧位，避开动脉直刺 0.2 ~ 0.4 寸（押手向内侧按压颈总动脉，刺手将针在颈总动脉与胸锁乳突肌之间刺入）	正坐仰靠或仰卧位，直刺 0.5 ~ 0.8 寸

续表

	人　迎	扶　突
针刺意外预防	掌握正确的针刺方向、深度和手法：进针方向不可偏向外侧，以防刺中颈总动脉、颈内静脉及迷走神经。针刺深度不可过深，手法不宜过重	严格控制针刺深度，以1寸以内为宜，不可深刺，以防刺伤颈总动脉、颈内静脉及迷走神经
针刺意外处理	立即出针，对症处理	

四、肩背部腧穴

（一）肩井

1. 穴位解剖特点　穴位深部正对肺尖。

2. 误操作导致的意外　晕针，气胸。

3. 针刺安全操作方法　直刺 0.5～0.6 寸。

4. 针刺意外预防

（1）不可强刺激，以免发生晕针。

（2）注意针刺深度，不可深刺，以免刺伤肺脏，导致气胸。

5. 针刺意外处理　参见缺盆穴。

（二）针刺肩背部易出现意外情况的其他腧穴

	天髎	肩中俞	肩外俞
穴位解剖特点	穴位深部有肺脏	穴位深部有肺脏	穴位深部有肺脏
误操作导致的意外	气胸	气胸	气胸
针刺安全操作方法	直刺 0.5～1 寸	斜刺 0.5～0.8 寸	斜刺 0.5～0.8 寸
针刺意外预防	掌握正确的针刺方向、深度，针刺深度不可过深，以免损伤肺脏，导致气胸		
针刺意外处理	参见缺盆穴		

五、胸部腧穴

（一）缺盆

1. 穴位解剖特点　穴位深部有颈阔肌，斜方肌，前锯肌，肩胛上动、静脉，锁骨上神经等。

2. 误操作导致的意外　气胸，可出现胸闷、胸痛、气短、心悸等症状，严重者出现呼吸困难、发绀、出冷汗、烦躁、恐惧，甚至血压下降、休克等危急现象。

3. 针刺安全操作方法　正坐或仰卧位，直刺 0.2～0.4 寸。

4. 针刺意外预防　严格按照安全针刺深度进针，不可针刺过深。若深刺，针可穿过前锯肌、肋间肌、壁胸膜、胸膜腔，刺伤肺脏，导致气胸。

5. 针刺意外处理　立即出针。肺压缩在 30% 左右，无肺气肿者，应安静平卧休息，对症处理（如镇咳、止痛、抗感染等）。若肺压缩明显，造成纵隔移位，或伴肺气肿者，应绝对卧床休息，经患侧锁骨中线第二或第三肋间进行胸腔减压抽气，严重者作肋间插管闭式引流。伴出血、休克时，输血、抗休克。出血不止者，手术止血。

（二）期门

1. 穴位解剖特点 穴位深部为胃、横结肠、肝脏。

2. 误操作导致的意外情况 肝脏损伤、气胸。

3. 针刺安全操作方法 沿肋间隙向外斜刺 0.5～0.8 寸。

4. 针刺意外预防 掌握正确的针刺方向、深度和手法：不宜直刺与深刺，针刺手法忌大幅度提插、捻转，以防伤及肝、脾、肺脏。

5. 针刺意外处理 立即出针，对症处理。

（三）针刺胸部易出现意外情况的其他腧穴

	穴位解剖特点	误操作导致的意外	针刺安全操作方法	针刺意外预防	针刺意外处理
俞府 或中 神藏 灵墟 神封 步廊 气户 库房 屋翳 膺窗 乳根 渊腋 辄筋	穴位深部有肺脏或心脏	气胸，出现胸闷、胸痛、气短、心悸等症状，严重者出现呼吸困难、发绀、出冷汗、烦躁、恐惧，甚至血压下降、休克等危急现象。或损伤心脏，出现左胸部刺痛、口唇紫绀、呼吸困难等症状，甚至呼吸暂停，抽搐，昏迷死亡等	斜刺或平刺 0.5～0.8 寸	注意针刺方向、角度和深度：不可直刺、深刺，以防伤及肺脏、心脏	立即出针，对症处理。气胸的处理参见缺盆穴。心脏损伤宜立即急救，使用强心、利尿剂，人工呼吸或持续吸氧，输血，或手术治疗
天池			斜刺或平刺 0.3～0.5 寸		
大包			斜刺或向后平刺 0.5～0.8 寸		
周荣 胸乡 天溪 食窦			斜刺或向外平刺 0.5～0.8 寸		
日月	左侧日月深层正对胃大弯近胃底处，右侧正对肝脏前缘	肝、胃、胆囊损伤，气胸	向外斜刺 0.5～0.8 寸	掌握正确的针刺方向、深度和手法：不宜直刺与深刺，忌大幅度提插、捻转，以防伤及肝、胃、胆囊、肺脏	立即出针，对症处理

续表

穴位解剖特点	误操作导致的意外	针刺安全操作方法	针刺意外预防	针刺意外处理
章门	左侧章门穴下为脾脏下缘，右侧章门穴下正当肝右叶前缘	肝、脾损伤，肋间动脉破裂	向前下方斜刺0.5~0.8寸	注意针刺方向和深度：不可直刺、深刺，以防伤及肝脏、脾脏、肋间动脉	立即出针，对症处理

六、上腹部腧穴

（一）中脘

1. 穴位解剖特点　穴位深部为胃幽门部，上方为肝前缘。

2. 误操作导致的意外　刺中胃，导致腹膜炎。轻者有上腹疼痛不适，恶心，食欲下降。重者腹痛剧烈，呕吐食物或呕血，腹式呼吸消失，上腹压痛、反跳痛、肌紧张，肠蠕动减弱或消失，肝浊音界消失，或有移动性浊音，甚者休克。

3. 针刺安全操作方法　直刺0.8~1.2寸。不可大幅度提插。

4. 针刺意外预防　掌握正确的针刺深度和方向：不可深刺，以防刺中胃，导致腹膜炎。尤其在胃扩张（如饱餐、饭后）时，或胃组织结构有病变（如慢性胃炎、胃溃疡、肿瘤）时，针刺不当易致胃穿孔、破裂。另外，不可向上方深刺，以防刺伤肝前缘，引起出血。肝、脾肿大患者尤其要慎刺。

5. 针刺意外处理　轻者卧床休息，控制饮食，对症处理。重者禁食，胃肠减压，输液，输血，抗炎镇痛等，甚至手术治疗。

（二）梁门

1. 穴位解剖特点　穴位深部左侧为胃、脾脏，右侧为胆囊。

2. 误操作导致的意外　刺伤胃或脾脏、胆囊。刺伤胃，轻者有上腹疼痛不适，恶心，食欲下降；重者腹痛剧烈，呕吐食物或呕血，腹式呼吸消失，上腹压痛、反跳痛、肌紧张，肠蠕动减弱或消失，肝浊音界消失，或有移动性浊音，甚者休克。若刺伤脾脏，轻者左上腹不适或胀痛，重者左上腹剧痛，可放射至左肩部，引起弥漫性腹膜炎，甚者休克。若刺伤胆囊，轻者上腹疼痛、压痛，恶心呕吐，重者出现腹膜炎。

3. 针刺安全操作方法　直刺0.5~0.8寸。

4. 针刺意外预防　掌握正确的针刺深度：不可深刺，以防刺中胃或脾脏、胆囊。尤其注意：左侧梁门穴针刺过深，可刺伤胃或脾脏，右侧梁门穴针刺过深，可刺伤胆囊。

5. 针刺意外处理　轻者卧床休息，对症处理。重者禁食，胃肠减压，输液，输血，抗炎镇痛等，甚至手术治疗，切除脾脏、胆囊。

（三）针刺上腹部易出现意外的其他腧穴

	穴位解剖特点	误操作导致的意外	针刺安全操作方法	针刺意外预防	针刺意外处理
鸠尾	穴位深部有肝脏	刺伤肝脏。轻者肝区胀痛，或向背部放射；重者腹部剧痛，呼吸困难，口唇苍白，烦躁不安，甚至休克	直刺或向下斜刺0.3~0.6寸	注意针刺方向、角度和深度：不可深刺，以防伤及肝、胃、胆、肾等重要脏器	卧床休息，保肝、镇静、止血。休克者输血、补液，甚至手术治疗
巨阙			直刺0.5~0.6寸		
上脘			直刺0.5~1寸		
不容			直刺0.5~0.8寸		
承满					
幽门					
腹通谷					
阴都					
关门	穴位深部有肝脏或胃	刺伤肝脏或胃	直刺0.8~1.2寸		
商曲	穴位深部有胃	刺伤胃	直刺0.5~0.8寸		
腹哀	穴位深部有肝、胆、横结肠	刺伤肝、胆、横结肠			
京门	穴位深部有肝下缘或肾	刺伤肝或肾。刺伤肾脏，出现腰痛，血尿，肾区肿块，甚至休克	斜刺0.5~0.8寸		

七、下腹部腧穴

（一）中极

1. 穴位解剖特点 穴位深部为乙状结肠、小肠、膀胱。

2. 误操作导致的意外 小肠损伤，膀胱损伤（下腹疼痛、坠胀，重者表现为急性腹膜炎、血尿、排尿困难等）。

3. 针刺安全操作方法 直刺0.5~1寸，或向下斜刺0.5~1寸，针刺前排空尿液；癃闭者斜刺或平刺。不可大幅度提插。

4. 针刺意外预防 掌握正确的针刺方向和深度：不可深刺，以防刺中小肠，或膀胱充盈时被刺伤，孕妇禁针灸。

5. 针刺意外处理 立即出针。膀胱损伤轻者一般不用处理，多可自愈。重者止血、镇静、抗感染，引流尿液，甚则手术治疗。

（二）针刺下腹部易出现意外的其他腧穴

	穴位解剖特点	误操作导致的意外	针刺安全操作方法	针刺意外预防	针刺意外处理
归来	穴位深部为膀胱	膀胱损伤	直刺 0.8～1.2 寸；禁提插	不可深刺，以防刺伤膀胱。因小儿膀胱平时即高出于骨盆上方，贴腹前壁，故较成人更易刺伤	轻者一般不用处理，多可自愈。重者止血、镇静、抗感染，引流尿液，甚则手术治疗
曲骨			直刺 0.5～1 寸，或沿耻骨联合后缘向下斜刺 0.5～1 寸，针刺前排空尿液；癃闭者斜刺或平刺；禁提插手法；孕妇禁针刺		
横骨			直刺 0.8～1.2 寸；禁提插手法		

八、背部腧穴

（一）大椎

1. 穴位解剖特点　穴位深部为脊髓。

2. 误操作导致的意外　脊髓损伤。如出现触电感，向四肢放射，肢体麻木、软瘫，甚至截瘫等。

3. 针刺安全操作方法　正坐俯首，向上斜刺 0.5～1 寸。

4. 针刺意外预防

（1）注意针刺深度：不可深刺，以免刺达黄韧带（此时针尖阻力突然消失，有空松感），甚则刺穿硬脊膜、脊蛛网膜、软脊膜，损伤脊髓。

（2）注意穴位注射所选用药物的剂量、浓度及推药速度：药物宜小剂量、低浓度、缓慢推药。

（3）避免电针强刺激：尽量避免使用电针，或将电流控制在最小范围，通电时间不宜过长。

（4）留针期间，防止患者体位变动，发现神情异常者，需及时处理。

5. 针刺意外处理　立即出针，令患者卧床，重者配合利尿、止血、激素、高压氧、低温疗法等。截瘫患者，应常翻身和擦澡，防止发生并发症。

（二）肺俞

1. 穴位解剖特点　穴位深部为肺脏。

2. 误操作导致的意外　气胸。

3. 针刺安全操作方法　向内斜刺 0.5～0.8 寸。

4. 针刺意外预防　注意针刺的角度和深度：背部第十胸椎棘突以上的腧穴，因穴位深部有肺脏，针刺时以向内侧或者向下斜刺较为安全。而直刺和向外斜刺容易刺穿胸壁，造成气胸。针刺的角度，以针与皮肤夹角不大于25°较为安全。直刺时有可能因胸廓的呼吸运动，将针向内挤压而伤及肺脏，故背部腧穴切忌直刺、深刺。

5. 针刺意外处理　气胸的处理参见缺盆穴。

（三）脾俞

1. 穴位解剖特点　穴位深部为肝脏、肾脏。

2. 误操作导致的意外　刺伤肝脏，轻者肝区胀痛，或向背部放射；重者腹部剧痛，呼吸困难，口唇苍白，烦躁不安，甚至休克。刺伤肾脏，可出现腰痛，血尿，肾区肿块，甚至休克。

3. 针刺安全操作方法　向内斜刺 0.5~0.8 寸。

4. 针刺意外预防　注意针刺的角度和深度。因穴位内侧肌肉丰厚，故以向内斜刺较为安全。直刺或向外斜刺，易刺穿胸壁进入肋膈窦内，甚者损伤肝脏和肾脏。

5. 针刺意外处理　卧床休息，保肝、镇静、止血、抗感染。休克者输血、补液。重者手术治疗。

（四）针刺背部易出现意外的其他腧穴

	穴位解剖特点	误操作导致的意外	针刺安全操作方法	针刺意外预防	针刺意外处理
大杼 风门 厥阴俞 心俞 督俞 膈俞 肝俞 胆俞 胃俞 附分 魄户 膏肓 神堂 譩譆 膈关 魂门 阳纲	穴位深部为肺脏	气胸	向内斜刺 0.5~0.8 寸	注意针刺的角度和深度：背部第十胸椎棘突以上的腧穴，因穴位深部有肺脏，针刺时以向内侧或者向下斜刺较为安全。直刺和向外斜刺容易刺穿胸壁，造成气胸。针刺的角度，以针与皮肤夹角不大于 25° 较为安全。直刺时有可能因胸廓的呼吸运动，将针向内挤压而伤及肺脏，故背部腧穴切忌直刺、深刺	气胸的处理参见缺盆穴
意舍	穴位深部为肺或肝	气胸或肝损伤			肝损伤的处理参见上脘、不容等穴
胃仓	穴位深部为肝	肝损伤			

九、腰部腧穴

（一）志室

1. 穴位解剖特点　穴位深部为肾脏。

2. 误操作导致的意外　刺伤肾脏，出现腰痛，血尿，肾区肿块，甚至休克。

3. 针刺安全操作方法　直刺 0.8～1 寸。

4. 针刺意外预防　注意针刺的角度和深度。不可深刺，以向脊柱方向斜刺 1.5 寸以内较为安全。针刺朝外或外上、外下深刺均可能刺伤肾脏。

5. 针刺意外处理　卧床休息，镇静、止血、抗感染。重者手术治疗。

（二）针刺腰部易出现意外的其他腧穴

	肓门	肾俞
穴位解剖特点	穴位深部为肾脏。左侧肓门正对左肾下端，右侧肓门正对右肾中部	穴位外侧深部为肾脏
误操作导致的意外	肾脏损伤（腰酸，腹痛，血尿，肾区血肿和包块等）	
针刺安全操作方法	直刺 0.5～1 寸	直刺 0.8～1 寸
针刺意外预防	①注意针刺深度：直刺以小于 1 寸较为安全，以防刺伤肾脏 ②把握正确的针刺方向：穴位内侧为骶棘肌，故以向内针刺为安全。向上及向下斜刺均可刺伤肾脏	注意针刺方向：以直刺或向内侧脊柱方向刺较为安全，不可向外斜刺，以防刺伤肾脏
针刺意外处理	立即出针。卧床，止血、抗感染，重者手术治疗	

十、骶部腧穴

长强

1. 穴位解剖特点　穴位深部为直肠。

2. 误操作导致的意外　直肠损伤。

3. 针刺安全操作方法　俯卧位或膝胸位，沿尾骨前缘向上斜刺，缓缓进针 0.5～1 寸。

4. 针刺意外预防　不可向下直刺，以免损伤直肠。

5. 针刺意外处理　立即出针，对症处理。

十一、四肢部腧穴

（一）合谷

1. 穴位解剖特点　穴位深层为拇内收肌、手背静脉网、掌侧固有神经。

2. 误操作导致的意外　针感强易出现晕针。穴区肌肉损伤，如出现局部红肿、疼痛，渐渐拇指呈内收状，外展障碍，可合并掌指关节屈曲或指关节过伸畸形，日久肌肉萎缩等。

3. 针刺安全操作方法　直刺 0.5～0.8 寸。孕妇禁刺，月经期慎用。

4. 针刺意外预防

（1）注意针刺深度：针刺不可过深。

（2）刺激量不宜过大，大幅度提插、捻转，易致针感过强，出现晕针。

（3）电针时电流强度不宜过大，否则可使局部产生无菌性炎症，肌纤维变性坏死，形成瘢痕挛缩。

（4）穴位注射宜规范、小剂量、低刺激，操作时不宜反复提插、捻捣，以防损伤穴区肌肉。

5. 针刺意外处理　立即出针，给予理疗、热敷、中药及针灸等治疗，或配以维生素 B 类等神经营养药。肌肉萎缩畸形者，手术治疗。

（二）内关

1. 穴位解剖特点　穴位深层有正中神经干。

2. 误操作导致的意外　正中神经损伤。出现拇指外展、屈曲和对掌功能障碍，指端痛、温、触觉消失，桡动脉搏动减弱。

3. 针刺安全操作方法　直刺 0.5～1 寸。

4. 针刺意外预防

（1）注意针刺方向：进针不可偏向桡侧。

（2）操作手法宜轻柔，若产生向手指尖放射的触电感，可将针提至皮下，变换角度和方向后再刺。若出现较强的触电样感，应立即停止操作，以免造成正中神经损伤。

5. 针刺意外处理　立即出针，给予理疗、热敷、中药及针灸等治疗，或配以维生素 B 类等神经营养药。肌肉萎缩畸形者，手术治疗。

（三）针刺四肢部易出现意外的其他腧穴

	穴位解剖特点	误操作导致的意外	针刺安全操作方法	针刺意外预防	针刺意外处理
列缺	穴位深部有桡神经	桡神经损伤。如垂腕，拇指外展上举功能受限，拇、食指皮肤痛、温觉丧失	向肘部斜刺 0.2 ~ 0.3 寸	①注意针刺的方向、角度和深度 ②操作手法宜轻柔，若产生轻微的沿神经分布路线放射的触电感，可将针提至皮下，变换角度和方向再刺。若出现较强的触电样感，应立即停止操作，以免造成神经损伤	立即出针，给予理疗、热敷、中药及针灸等治疗，或配以维生素 B 类等神经营养药。肌肉萎缩畸形者，手术治疗
曲池			直刺 0.8 ~ 1.2 寸		
神门	穴位深部有尺神经	尺神经损伤。如屈腕力减弱，小鱼际萎缩，小指和无名指运动障碍	直刺 0.3 ~ 0.5 寸		
足三里	穴位深部有腓深神经	腓深神经损伤。如足不能背屈，足下垂且内翻，行走呈跨阈步态等	直刺 0.5 ~ 1.5 寸		
环跳	穴位深部有坐骨神经	刺中坐骨神经，强烈的触电样感向大腿、小腿直至足部放射；若刺中股后皮神经，则向大腿的后面和上部放射	直刺 2 ~ 2.5 寸		
阳陵泉	穴位深部有腓神经	腓神经损伤。如垂足，不能伸足、提足扬趾及伸足外翻，行走时足不能举起，呈跨阈步态	直刺或斜向下刺 1 ~ 1.5 寸		
箕门	穴位深部有股动、静脉	刺破深部血管，引起出血或血肿	直刺 0.3 ~ 0.5 寸	避开血管，不可深刺	血肿宜先冷敷止血，24 小时后改用热敷促进瘀血吸收。深部出血血肿大且出血不易止时，手术治疗

第五节　针刺注意事项

应用针法治疗疾病时，要考虑患者施术部位、体质、病情、针刺时间等因素，有宜有忌，以免发生不良后果。具体应用时，必须注意以下几个方面：

1. 在患者过于饥饿、疲劳、精神紧张等情况下，不宜立即针刺。对于体质瘦弱、气血亏虚的患者，针刺手法不宜过强，并尽可能选取卧位进行治疗。

2. 妇女怀孕 3 个月以内者，小腹部腧穴不宜针刺；怀孕 3 个月以上者，腹部、腰骶部腧穴不宜针刺；在怀孕期间，三阴交、合谷、昆仑、至阴等腧穴禁刺。在妇女行经期，若非为了调经，不应针刺。

3. 小儿囟门未闭合时，头部的囟门及其周围区域的腧穴不宜针刺。

4. 有自发性出血或损伤后出血不止病史者，不宜针刺。

5. 皮肤有感染、溃疡、瘢痕或肿瘤的部位（腧穴），不宜针刺。

6. 眼区及项部的风府、哑门等穴以及脊椎部腧穴，必须严格掌握针刺的角度和深度，不宜大幅度地提插、捻转和长时间留针，以免伤及重要组织器官，产生严重的不良后果。

7. 对胸、背、腰、胁、腹部内脏和大血管附近的腧穴，针刺时要根据腧穴的局部解剖和病变情况，采取适宜的方向、角度和深度，以免误伤。

8. 对尿潴留患者在针刺小腹部腧穴时，要掌握适当的角度、深度，以免刺破膀胱等器官，造成意外事故。

下篇　针灸临床

　　针灸临床实训以临床常见的中风、面瘫、头痛、腰痛、痹证等典型病案为例，通过介绍针灸医生诊治疾病的临床思维过程及技能操作要求，训练学生接诊技能以及临床思维与辨证处方的能力。

【实训目的与要求】

　　1. 掌握针灸临床接诊技能。

　　2. 掌握针灸治疗原则、治疗作用及针灸临床辨证要点。

　　3. 掌握针灸治疗临床常见病症的中医临床思维特点与过程，提高针灸疗效。

【实训内容与方法】

　　1. 通过临床典型病案分析，训练学生运用四诊诊察、收集、分析病患信息的能力，提高针灸临床接诊技能。

　　2. 通过临床典型病案分析，使学生掌握标本缓急、补虚泻实、三因制宜等治疗原则在临床上的有效运用方法，归纳并总结针灸调和阴阳、疏通经络、扶正祛邪的治疗作用特点。

　　3. 以典型病案为切入点，采用交互式提问方式测试学生中医临床思维与实际操作能力。

　　4. 指导学生课下组成临诊训练小组，自主寻找典型病案相互提问并自我进行成绩评估。

　　5. 利用SP、志愿患者或计算机智能模型人模拟诊治。

病例实训一

感　冒

【临床实例】

杨某，女，28岁，工人，因恶寒发热、咽痛来院就诊。

患者自诉今日晨起自觉头痛，后枕部胀闷，继则咳嗽有痰，咽痛，口干，恶寒发热，热多寒少，胸闷纳呆，小便短黄，大便未解。查体发现：精神欠佳，面赤，苔薄白微黄，脉浮数，体温40.1℃。

患者既往体健，否认内科慢性病史及传染病史，否认重大手术外伤史，无烟酒等不良嗜好。

中医诊断　感冒（风热表证）。

西医诊断　急性上呼吸道感染。

治则　散风热，肃肺气，利咽喉。

取穴　曲池、足三里、合谷、大椎、少商。

操作　曲池、足三里、合谷用泻法，留针20分钟；大椎三棱针点刺出血或针刺得气后不留针，针后加雀啄灸40次；少商三棱针点刺出血，每日1次。

结果　针灸2次后基本痊愈。

【临床辨析】

中医学认为，感冒系感受风邪所致，与人的体质强弱密切相关。常因起居失常、冷暖不调、涉水淋雨、过度疲劳、酒后当风等导致机体抵抗力下降而发病，患有各种慢性病的体弱者则更易罹患。风邪多与寒、热、暑湿之邪夹杂为患，由皮毛、口鼻侵入，伤及肺卫，出现一系列的肺卫症状。秋冬多风寒，春夏多风热，长夏多暑湿；因患者机体有阴阳偏盛偏衰之别，故感受同一外邪亦有从寒而化和从热而化之分。因此，应根据患者体质的虚实进一步辨证是正虚感冒还是邪实感冒，或是虚实夹杂。其中邪实包括风寒、风热和暑湿，正虚又有气虚和阴虚之别。若感邪深重或误治失治，体虚无力抗邪，则时邪病毒可由表入里，产生化火动风、逆传心包等变证。除此之外，本病还有时行感冒一证，呈流行性发病，多人同时发病，迅速蔓延；起病急，全身症状显著，如高热、头痛、周身酸痛、疲乏无力等，而肺系症状较轻。

感冒是否发生决定于正气与邪气两方面的因素。一是正气能否御邪，有人常年不易感冒，即是正气较强常能御邪之故，有人一年多次感冒，即是正气较虚不能御邪之故。"邪之所凑，其气必虚"之言，提示了正气不足或卫气功能状态暂时低下是感冒的决定因素。二是邪气能否战胜正气，即感邪的轻重，邪气轻微不足以胜正则不会感冒，邪气盛如严寒、时行病毒，邪能胜正则会感冒，所以邪气是感冒的重要因素。以风为首的六淫病邪或时邪病毒，侵袭人体的途径或从口鼻而入，或从皮毛而入。因风性轻扬，《素问·太阴阳明论》说："伤于风者上先受之。"肺为脏腑之华盖，其位最高，开窍于鼻，职司呼吸，外主皮毛，其性娇气，不耐邪侵，故外邪从口鼻、皮毛入侵，肺卫首当其冲。感冒的病位在肺卫，其基本病机是外邪影响肺卫功能失调，导致卫表不和，肺失宣肃，尤以卫表不和为主要方面。卫表不和，故见恶寒、发热、头痛、身痛、全身不适等症；肺失宣肃，故见鼻塞、流涕、喷嚏、喉痒、咽痛等症。由于四时六气不同，人体素质之差异，在临床上有风寒、风热和暑热等不同证候，在病程中还可见寒与热的转化或错杂。感受时行病毒者，病邪从表入里，传变迅速，病情急且重。

本案患者病发于春季，以恶寒发热、热多寒少为主症，兼有咽痛、头痛等症状，乃风热之邪侵袭肺卫，肺气不宣而致。苔薄白微黄、脉浮数亦是风热外感之佐证。因此诊断为风热感冒。

临床上还常常见到风寒感冒、暑湿感冒以及气虚感冒、阴虚感冒等。风寒感冒可见恶寒发热，寒重热轻，以恶寒为主，头痛甚至全身酸楚疼痛，无汗出，鼻塞流清涕，喷嚏，咳嗽，口不渴或渴喜热饮；暑湿感冒多见肢体重着酸困，身热不扬，汗出不畅，胸脘痞闷，纳呆腹胀；气虚感冒则见恶寒较重，热势不高，肢体倦怠乏力，咳嗽咯痰无力；阴虚感冒可见身热，手足心热，头昏心烦，口干，干咳少痰等。

本案患者治以疏散风热，宣肃肺气，清利咽喉，取曲池、足三里、合谷、大椎、少商等穴。大椎为诸阳之会，邪在卫阳之分，取之可解表，浅刺疾出不留针，并施以雀啄灸，能清泻邪热于顷刻间，所谓"热则疾之"是也；肺手太阴之脉主皮毛而与手阳明经互为表里，"外邪上受，首先犯肺"，故取手阳明经之合穴曲池、原穴合谷以理气解表，疏风退热；少商为肺经之井穴，三棱针点刺出血，与前诸穴共奏散风清热、清利咽喉之功；足三里为足阳明之合穴，长于健脾助运，理气和胃，能通腑降浊，可除胸闷纳呆之症。仅治疗2次即愈。

随证配穴：鼻塞流涕加迎香宣肺通窍；头痛加印堂、头维祛风止痛；咽喉肿痛加少商点刺出血，清热利咽；全身酸楚加身柱。

针灸治疗感冒的辨证思路可以归纳为下表：

感冒辨证分析鉴别表

辨证		主症特点	伴随症状	处方
实证	风寒	鼻塞、流涕、咳嗽、头痛、恶寒发热、全身酸楚	流清涕，恶寒重发热轻，无汗，口不渴或渴喜热饮	风池、风门、肺俞、列缺、合谷
	风热		鼻塞而干，咯痰色黄而黏，恶寒轻发热重，口渴，咽痛	太阳、大椎、曲池、合谷、尺泽、鱼际
	暑湿		身热不扬，汗出不畅，胸脘痞闷，纳呆腹胀，肢体酸重	风池、太阳、尺泽、合谷、阴陵泉、委中
虚证	气虚		恶寒较重，热势不高，肢体倦怠乏力，咳嗽咯痰无力	风池、风门、肺俞、脾俞、列缺、足三里
	阴虚		身热，手足心热，头昏心烦，口干，干咳少痰	风池、大椎、合谷、关元、复溜、三阴交
时行感冒		起病急，全身症状较重	高热，头痛，周身酸痛，疲乏无力等，而肺系症状较轻	风池、大椎、肺俞、曲泽、委中、足三里

其他针灸治疗方法：

1. 三棱针

取穴　耳尖、委中、尺泽、太阳、少商。

操作　每次选 1～2 穴，点刺出血。适用于风热证。

2. 拔罐

取穴　肺俞、风门、大椎、身柱。

操作　每次选 2～3 穴，留罐 10 分钟，或于背部膀胱经走罐。适用于风寒证。

3. 耳针

取穴　肺、内鼻、气管、咽喉、额、肾上腺。

操作　每次选 2～3 穴，毫针浅刺，留针 30 分钟；也可用王不留行贴压。

【针灸治疗感冒中的问题】

1. 针灸治疗本病，方法简单，疗效肯定，但若出现高热持续不退、咳嗽加剧、咯吐血痰等症时，宜尽快采取综合治疗措施。

2. 感冒流行期间应保持居室内空气流通，少去公共场所。并可灸大椎、足三里等穴进行预防。

【病例设计与评估】

由学生设计风寒型感冒病案，说明风寒型感冒的辨证思维过程，并相互对其辨证要点、针灸治疗原则、处方用穴、针刺手法等进行评估。

病例实训二

哮 喘

【临床实例】

奚某，男，70岁，干部，因气喘复发来院就诊。

患者素有哮喘，时发时止。近四五年每年发哮喘时经住院解痉、抗菌消炎等治疗好转出院。今年2月份胸片检查示"支气管哮喘，肺气肿"，1周前因感受寒邪而病发。刻诊：面色晦暗，痰涎壅盛，色白质稠，喉间哮鸣有声，呼吸气喘，动则加甚，胸膈满闷，倚息难卧，兼恶寒，无发热，口不渴，舌质淡，苔白润，脉滑。查体：胸背部听诊均可闻及哮鸣音。

无食物及药物过敏史。平日无畏寒。

中医诊断 哮喘（寒痰阻肺）。

西医诊断 支气管哮喘。

治则 温肺散寒，化痰平喘。

取穴 定喘、风门、肺俞、列缺、尺泽、天突、气海、关元、丰隆。

操作 前六穴及丰隆于进针得气后，留针15分钟，在留针期间行针2~3次，气海、关元用艾条灸5~7分钟，喘即缓解，每日针灸1次。1次后，呼吸已正常，哮喘控制。治疗10次后休息1周，改为隔日针灸1次，又巩固治疗10次，次年又依上法治疗20次，第三年又针灸10次。

结果 经3年治疗，得以根治，以后哮喘再未发作。

【临床辨析】

哮喘的发生，为宿痰内伏于肺，每因外感、饮食、情志、劳倦等诱因而引触，以致痰随气升，气因痰阻，相互搏结，壅塞气道，肺失肃降，气道挛急，而致痰鸣如吼，气息喘促。病理因素以痰为主，痰伏于肺，遇感引发，发作时以邪实为主，如反复发作，日久脏腑虚损，则在平时表现为正虚之候，当大发作时，可见虚实错杂之象。因此，根据中医临床辨证，哮喘可分为虚证和实证，实证多由寒饮伏肺或痰热壅肺而引发；虚证则因久病迁延，正气亏虚所致，最后累及肺、脾、肾三脏。发作期哮喘主要有寒哮和热哮两种证型，缓解期主要是肺、脾、肾三脏的虚损，临床当根据已发未发，分虚实施治，已发以邪实为主，应攻邪治标，未发以正虚为主，应扶正固本。

该患者素有哮喘病史，此次因感受外寒而发病，乃寒痰阻肺，肺失宣降，肺气上逆，故气喘，痰多而易于咯出；痰浊为有形之邪，阻滞于胸中影响气机升降出入，则为胸膈满闷，倚息难卧，甚则气喘痰鸣；寒性凝滞，阳气内郁而不能外达，故恶寒；舌淡苔白润，脉滑均为寒痰内阻之征。故中医辨证诊断为"哮喘，寒痰阻肺证"。

　　临床上由于患者素体阴阳偏盛及正气虚损不同，还可见到痰热壅肺、肺气亏虚、脾气虚弱、肾不纳气等各种证型。痰热壅肺以声高息涌，痰黄质稠，咯吐不爽，发热口渴，喘急胸闷为特征；肺气亏虚可见气短不足息，动则加剧，咳声低怯，痰液清稀，畏风自汗等；脾气虚弱则食少脘痞，厌食油腻或易腹泻，大便不实，少气懒言；肾不纳气则喘促短气，呼多吸少，气不得续，畏寒肢冷，尿少浮肿。

　　本案患者治以温肺散寒，化痰平喘，取定喘、风门、肺俞、列缺、尺泽、天突、气海、关元、丰隆等穴，或针或灸。定喘、天突救哮喘之标；列缺、尺泽宣肃手太阴肺经经气，风门、肺俞利肺散寒，解表平喘；灸关元、气海以温阳补气；丰隆为祛痰效穴。全方合用，有温阳补气、解表散寒、宣肺平喘、祛痰化湿之功。

　　随证配穴：鼻塞加迎香，头痛加风池，咳甚加云门，热甚可点刺大椎、少商出血。

　　针灸治疗哮喘的辨证思路可以归纳为下表：

哮喘辨证分析鉴别表

辨证		主症特点	伴随症状	处　方
实证	寒饮伏肺	发作性喉中哮鸣、呼吸困难	遇寒触发，初起多兼恶寒发热，头痛无汗，鼻流清涕	定喘、风门、肺俞、列缺、尺泽、天突、气海、关元、丰隆
	痰热壅肺		声高息涌，痰黄质稠，咯吐不爽，发热口渴，喘急胸闷	定喘、大椎、风门、肺俞、天突、膻中、合谷、丰隆
虚证	肺气亏虚		气短，动则加剧，咳声低怯，痰液清稀，畏风自汗	定喘、肺俞、膏肓、经渠、太渊、气海、丰隆
	脾气虚弱		食少脘痞，厌食油腻或易腹泻，大便不实，少气懒言	定喘、肺俞、脾俞、气海、足三里、三阴交、丰隆
	肾不纳气		喘促短气，呼多吸少，气不得续，畏寒肢冷，尿少浮肿	定喘、膏肓、脾俞、肾俞、天突、气海、关元、足三里、三阴交、太溪

　　其他针灸治疗方法：

1. 耳针

　　取穴　对屏尖、肾上腺、气管、肺、皮质下、交感。

　　操作　每次选3穴，毫针强刺激，留针30分钟。发作期每日1～2次；缓解期用弱刺激，每周2次。

2. 皮肤针

　　取穴　两侧胸锁乳突肌、第七颈椎至第二腰椎旁开1.5寸处足太阳膀胱经、鱼际至尺泽穴手太阴肺经。

　　操作　每个部位循序叩刺，以皮肤潮红或微渗血为度。适用于发作期。

3. 电针

　　取穴　参照针刺法。

　　操作　参照针刺法每次选2～3对穴，用疏密波刺激30～40分钟，哮喘持续者可适当延长刺激时间。多用于发作期。

4. 穴位敷贴

取穴 肺俞、膏肓、膻中、脾俞、肾俞。

操作 用白芥子、甘遂、细辛、肉桂、天南星等药制成膏药，在"三伏"期间贴敷。适用于缓解期。

5. 穴位注射

（1）发作期

取穴 天突、定喘。

操作 每穴注入0.1%肾上腺素0.2ml，每日1次。

（2）缓解期

取穴 胸1~7夹脊、肺俞、膏肓、脾俞、肾俞。

操作 每次选用2~3穴，用胎盘组织液、黄芪注射液按1∶2比例混合，每穴注入0.5ml，每周2~3次。

【针灸治疗哮喘中的问题】

1. 针灸治疗哮喘的优越性 哮喘是临床多见且较为难治的疾病。中医学认为本病与肺、脾、肾三脏功能失调有关，辨别哮喘的虚实最为重要，辨证有误，病情极易恶化；治疗原则是热证宜针，冷证宜灸，实证治肺，虚证治肾。当病情发展至肺气肿阶段则需要多种治疗手段齐用。

针灸治疗本病见效快，可以迅速地缓解症状，但对久病及肾的患者则需较长疗程，甚至要治疗数年之久。

2. 正确运用针灸治疗哮喘

（1）针灸治疗哮喘有较好的效果，在急性发作期以控制症状为主；在缓解期以扶助正气、提高抗病能力、控制或延缓急性发作为主。

（2）哮喘发作持续24小时以上，或经针灸治疗12小时以上仍未能控制者，易导致严重缺氧、酸碱平衡破坏及电解质紊乱，出现呼吸、循环衰竭，宜采取综合治疗措施。

（3）在缓解期间，可用艾条灸风门、肺俞、膏肓、脾俞、肾俞、关元、气海、足三里等穴。每次选用3~5穴，灸至皮肤潮红为度。每日1次，连续灸治3~6个月，常有较好的防治作用。

（4）平时积极锻炼身体，增强体质，提高抗病能力；认真查找过敏原，避免接触而诱发；注意防寒保暖，力戒烟酒，不吃或少食肥甘厚腻之品及海腥发物。

【病例设计与评估】

由学生设计痰热壅肺型哮喘病案，说明痰热壅肺型哮喘的辨证思维过程，并相互对其辨证要点、针灸治疗原则、处方用穴、针刺手法等进行评估。

病例实训三

中 风

【临床实例】

张某，男，47岁，因左侧肢体活动不利3月余来院就诊。

患者于2007年3月1日在无明显诱因情况下出现左侧肢体乏力，活动不利，遂赴医院急诊。查头颅CT提示：右侧基底节区梗死灶。急诊使用血塞通等治疗后，症情稳定，但仍余左侧肢体活动不利等后遗症状。之后在外院行综合康复治疗，但肢体逐渐出现拘挛，自感肢体僵硬，活动困难。本次由家属推行轮椅就诊。

患者既往有原发性高血压病史3年，服用珍菊降压片控制血压，血压平时最高140/80mmHg。长期从事夜间工作，夜寐欠安。有吸烟史，每日10支。

查体：神清，左上肢肌力Ⅲ级，下肢肌力Ⅳ级，肌张力增强。舌暗红有齿痕苔薄白，脉细涩。

中医诊断　中风（中经络），气虚血瘀证。

西医诊断　脑梗死后遗症。

治则　醒脑开窍，补益肝肾，疏通经络。

取穴　主穴：内关、人中、三阴交；副穴：极泉、尺泽、委中。

操作　先刺内关，直刺0.5~1寸，提插捻转结合的泻法1分钟；继刺人中，向鼻中隔方向斜刺0.3~0.5寸，采用雀啄泻法，以流泪或眼球湿润为度；再刺三阴交，45°角斜刺，进针0.5~1寸，采用提插补法，以患肢抽动3次为度。极泉、尺泽、委中三穴直刺进针0.5~0.8寸，采用提插泻法，以抽动3次为度。每周5次，休息2天，共治疗15次。

结果　左侧肢体肌张力降低，关节活动逐渐加大，可独自上下楼梯。

【临床辨析】

中风是一种针灸临床常见病症，是以猝然昏仆、不省人事、口角㖞斜、言语不利、半身不遂，或不经昏仆仅以口㖞、半身不遂为主症的一种疾病。由于其发病骤然、变证多端，犹如风之善行数变，故名"中风"，又称"卒中"。根据脑髓神经受损程度的不同，有中脏腑、中经络之分。所谓"中脏腑"，患者神志昏昧，甚或不省人事，病位较深，在脏腑；所谓"中经络"，患者无神志异常，病位较浅，在经络。"中脏腑"后还应进一步分析属于脱证还是闭证。闭证：其表现突然昏仆，不省人事，口㖞，半身不遂，牙关紧闭，两手握固，面赤气粗，喉中痰鸣，二便不通，脉弦滑而数。脱证：突然昏仆，不省人事，目合口张，鼻鼾息微，手撒肢冷，汗多，大小便自遗，肢体软瘫，舌痿，脉细弱或脉微欲绝等五脏衰败，阴精欲绝，阳气暴脱之征。

中医学认为中风的发生多由于年老肾衰、阴阳失调，加上七情、劳伤等诱因，致使脏腑功能失调而引起。正气不足，卫外不固，外邪入中经络，气血痹阻；或因劳累过度，肝肾阴虚，肝阳上亢，气血上逆；或因饮食不节，恣食厚味，脾虚痰热内盛，风阳夹痰上升，蒙蔽清窍；或因五志过极，暴怒伤肝，引动心火，风火相煽，气血上冲发为中风。若风、火、痰流窜经络，气血阻滞，则见经络失常症状；若阴阳之气逆乱，常发为闭证；若正气衰微，阴阳之气离绝，可发生脱证。

该病例由于"左侧肢体活动不利3月余"就诊，就诊时神志清楚，体检左侧肢体活动不利。头颅CT提示：右侧基底节区梗死灶。患者素体肝肾阴虚，肝阳上亢、气血上逆，而见中风。患病已3月余，发病至今无神志昏蒙，仅肢体不利，僵硬难舒，目前舌质暗脉细涩，兼见气虚血瘀之象，支持诊断"中风病（中经络），气虚血瘀证"。

本案患者治以醒脑开窍，补益肝肾，疏通经络。内关穴通于阴维，为心包经之络穴，有养心安神、疏通气血之功。人中穴为督脉、手足阴阳之会穴，泻之可调督脉，开窍启闭以健脑宁神。三阴交有补肾滋阴生髓之效。内关、人中、委中、极泉、尺泽相互配伍可开窍醒神通络，诸穴合用，补泻兼施，可收到标本兼顾、相得益彰之效。

本病多本虚标实，治疗方面应结合病类、病期及证候特点：

中经络口眼㖞斜可按病位配牵正、水沟、下关等穴；半身不遂还可取患侧井穴，点刺出血；上肢还可取肩髃、阳池、后溪等，下肢还可取风市、悬钟等；病程日久，上肢瘫可配大椎、肩外俞，下肢瘫可配腰阳关、白环俞等；如患侧经筋屈曲拘挛者，肘部配取曲泽，腕部配取大陵，膝部配取曲泉，踝部配取太溪；言语蹇涩，配哑门、廉泉、通里；肌肤不仁，可用皮肤针叩刺患部。操作：毫针刺，补虚泻实，每日1次，每次留针20～30分钟，10次为1疗程。

中脏腑则以平肝息风、清心豁痰、醒脑开窍为法。处方：十二井穴、水沟、太冲、丰隆为主，牙关紧闭配下关、颊车，两手握固配合谷，语言不利配哑门、上廉泉。脱证则施以关元穴大艾炷灸，神阙隔盐艾灸，汗出不止配阴郄、复溜，小便失禁配三阴交。操作：十二井穴点刺放血，水沟向上斜刺用泻法，太冲、丰隆用泻法，每日1次，每次留针30分钟。

中风病的辨证思路可以归纳为下表：

中风辨证分析鉴别表

辨证		主症特点	伴随症状	处　方
中脏腑	闭证	突然昏仆、不省人事、半身不遂	闭证之症（牙关紧闭、口噤不开、两手握固、大小便闭、肢体强痉）	内关、水沟、十二井穴、太冲、合谷
	脱证		脱证之症（目合口张，鼻鼾息微，手撒肢冷、汗多，大小便自遗，肢体软瘫，舌痿，脉细弱或脉微欲绝）	内关、水沟、关元、气海、神阙
中经络		半身不遂、肌肤不仁、手足麻木、口角㖞斜、语言不利	头晕、足内翻、复视、尿失禁	内关、水沟、三阴交、极泉、尺泽、委中

其他针灸治疗方法：

1. 头针

取穴　顶颞前斜线、顶旁 1 线、顶旁 2 线。

操作　选用 28～30 号 1.5～2.0 寸毫针，针与头皮呈 30°夹角快速刺入头皮下，快速捻转 2～3 分钟，每次留针 30 分钟，留针期间反复捻转 2～3 次。治疗时让患者活动肢体，一般隔日 1 次。

2. 耳针

取穴　脑点、皮质下、肝、三焦。

操作　毫针刺，中等刺激强度，每日 1 次，后遗症隔日 1 次，每次留针 30 分钟；亦可用王不留行贴压。

【临床治疗中应注意的问题】

1. 头部长有头发，因此尤须做到严格消毒，以防感染。

2. 毫针推进时，术者针下如有抵抗感，或患者感觉疼痛，应停止进针，将针往后退，然后改变角度再进针。

3. 由于头针刺激感强，刺激时间较长，医者必须注意观察患者表情，以防晕针。

4. 对脑出血患者，须待病情及血压稳定后方可做头针治疗。凡并发有高热、心力衰竭等症者，不宜立即采用头针。

5. 中风患者多为中老年人，血管弹性较差，针刺时应避免刺伤血管；头皮部位血管丰富，行头针治疗容易出血，故出针时必须用干棉球按压针孔 1～2 分钟，以免引发出血或血肿。

6. 对于痉挛性偏瘫或易抽搐者，注意选穴适宜、手法轻柔，并注意观察留针过程中是否出现抽搐，若出现抽搐，则要及时调整针刺深度，或立即起针，防止出现弯针、断针、滞针。

7. 采用神经干刺激疗法治疗中风，应防止刺激过重造成神经损伤，引发肢体麻木、失用等不良后果。

【病例设计与评估】

由学生设计急性期中风病案，说明急性期中风的辨证思维过程，并相互对其辨证要点、针灸治疗原则、处方用穴、针刺手法等进行评估。

病例实训四

面 瘫

【临床实例】

徐某，男性，28 岁，因右侧口眼㖞斜 1 天来院就诊。

患者于 2006 年 11 月 19 日起床后洗脸时发现右侧闭眼不全，流泪，口角向左㖞斜，食物易嵌塞于患侧的齿颊内，时有流涎，右侧额纹、鼻唇沟消失，遂至我院就诊。

发病前有感受风寒病史，未加以重视，未经治疗，既往否认高血压、糖尿病等内科疾病史。长期从事文职工作，不事运动，无烟酒等不良嗜好。

查体：右侧额纹消失，不能皱眉，闭目时患侧眼球向上内方转动，露出白色巩膜，患侧鼻唇沟消失，示齿不对等，鼓腮漏气，伸舌居中。舌质淡红，苔薄白，脉浮紧。

中医诊断 面瘫（风寒证）。

西医诊断 面神经麻痹（贝尔麻痹）。

治则 祛风散寒，舒经通络。

取穴 （患侧）攒竹、丝竹空、阳白、太阳、四白、颊车、地仓、迎香、翳风；（双侧）合谷。

操作 毫针浅刺 0.2~0.5 寸，平补平泻法，留针 30 分钟，1 周 3 次，共治疗 12 次。

结果 面部表情肌肌力恢复，额纹出现，闭眼完全，口角不偏。

【临床辨析】

面瘫是以口角（眼）向一侧㖞斜为主症的病证。此病可见于任何年龄，无明显季节性，起病急骤，以一侧面部发病多见。相当于西医学中的面神经炎、面神经麻痹。最常见于贝尔麻痹，因茎乳突孔内面神经非特异性炎症所致，或神经本身的炎症引起的周围性面神经损害。另外亦可由于疱疹病毒等引起的非化脓性炎症所致，如亨特麻痹。

本病常急性发作，在睡眠醒来时发现一侧面部肌肉板滞、麻木、瘫痪，额纹消失，眼裂变大，露睛流泪，鼻唇沟变浅，口角下垂歪向健侧，病侧不能皱眉、闭目、露齿、鼓腮；部分患者初起时有耳后疼痛，还可出现患侧舌前 2/3 味觉减退或消失，听觉过敏等症。部分患者病程迁延日久，可因瘫痪侧肌肉出现挛缩，口角反牵向患侧，甚则出现面肌痉挛，形成"倒错"现象。兼见面部受凉史，舌淡，苔薄白，脉浮紧，为风寒证。继发于外感发热，舌质红，苔黄腻，脉浮数，为风热证。

中医学认为，劳作过度，机体正气不足，脉络空虚，卫外不固，风寒或风热乘虚入中面部经络，由于足太阳经筋为"目上冈"，足阳明经筋为"目下冈"，口颊部主要为手太阳和手、足阳明经筋所主，因此，各种因素所导致的经脉气血痹阻，功能失调，筋肉失于约束，皆可引起面部口眼㖞斜。

该病例患者素体缺乏锻炼，气血不足，易感风寒之邪，外邪侵袭面部经络，而发为面瘫。目前患者口眼㖞斜，右侧额纹、鼻唇沟消失，舌质淡红，苔薄白，脉浮紧，均为外感之佐证，当属中医"周围性面瘫风寒证"。治疗以祛风散寒、舒筋通络为主，取（患侧）攒竹、丝竹空、阳白、太阳、四白、颊车、地仓、迎香、翳风、（双侧）合谷等穴。合谷为循经远端取穴，余穴为局部取穴，可疏通面部经络气血，疏调经筋。翳风可祛风止痛，解除病耳后疼痛。

随证配穴：风寒证者，配风池、外关；风热证者，配曲池、大椎。

操作：毫针刺，面部腧穴浅刺 0.2～0.5 寸，合谷直刺 0.5～1 寸，行平补平泻法，恢复期可加灸。在急性期，面部穴位手法不宜过重，针刺不宜过深，取穴不宜过多，留针 30 分钟。5 次为 1 疗程。

周围性面瘫和中枢性面瘫鉴别表

分型	神经元部位	年龄	面瘫范围	额纹	肢体运动感觉	眼闭合不全	角膜反射	预后
周围性面瘫	同侧下运动神经元	青壮年居多	全面肌瘫	消失	无异常	明显	减退或消失	良好
中枢性面瘫	对侧上运动神经元	中老年居多	眼裂以下面肌瘫	存在	一侧肢体异常	正常或轻	正常	较差

其他针灸治疗方法：

1. 耳针 取面、眼、神门、肾上腺、皮质下、内分泌等穴，行耳穴埋针或耳穴压丸，每次 3～4 穴。

2. 电针 选取上述两穴为一组，每次 1～2 组，接通电针，采用疏密波，强度以患者面部肌肉微见跳动而能耐受为度。适用于面瘫的中、后期。

3. 红外线治疗 留针时用红外线治疗仪照射患侧面部 30 分钟，以患者能耐受为度，闭眼不全患者应以纱布覆盖局部，以免灼伤眼球。

4. 刺络拔罐 用三棱针点刺阳白、颊车、地仓、颧髎，拔罐，每周 2 次，适用于恢复期。

5. 穴位贴敷 将白附子研细末，加少许冰片做面饼，贴敷穴位，每日 1 次；或马钱子锉成粉末 1～2 分，撒于胶布上，贴于穴位，5～7 日一换；或以穴位敷贴成药贴于穴位。

6. 穴位注射 以 2ml 注射器抽取维生素 B_6 或 B_{12} 注射液 1ml，由患侧翳风穴进针，使针尖触到乳突前缘，然后向后向上推进 1cm，针尖即可到达茎乳孔的下面。当患者感到耳深部疼痛或酸沉时，抽吸注射器无回血，即缓慢注药，1 周 2 次。

【临床治疗中应注意的问题】

1. 面瘫早期针灸治疗以浅刺、轻刺、透刺为主，不宜使用电针等方法，针刺量不宜过强；后期则可配合补益气血之腧穴，选用电针等方法，可加大刺激量，但要注意平衡健侧面部肌肉，以防出现"倒错"。

2. 治疗期间应避免感受风寒，注意保护患侧眼睛，使角膜、巩膜免受沙尘损害。面部可配合热敷、理疗及按摩。

【病例设计与评估】

由学生设计中枢性面瘫病案，说明中枢性面瘫的辨证思维过程，并相互对其辨证要点、针灸治疗原则、处方用穴、针刺手法等进行评估。

病例实训五

↓ 头　痛

【临床实例】

徐某，男，34岁，干部，因头痛2天余来门诊就诊。

患者3天前因感受风寒，出现喷嚏、流涕，呈白色清涕，恶寒，无发热，自服泰诺林治疗感冒。第二天感冒症状减轻，无流涕、喷嚏等症，但出现头痛，自述如紧箍感，后项僵，无发热，至今晨就诊仍觉头痛不减，恶寒减轻，无恶心呕吐，无头晕。

查体：后项部肌肉僵硬，棘突及间隙两侧无压痛，平卧检查病理征未引出，脑膜刺激征未引出，舌红，苔白厚，脉浮紧。体温37.8℃。血常规：白细胞1.2×10^9/L。肝肾功能正常。

患者既往无头痛史，否认高血压、心脏病、糖尿病史，否认重大手术外伤史，否认肝炎、结核等传染病史，预防接种史不详。长期从事财务工作，无体育运动爱好。无食物及药物过敏史。患者有吸烟史，每日10支左右，无饮酒嗜好。

中医诊断　头痛（外感风寒）。

西医诊断　头痛。

治则　祛风散寒，通络止痛。

取穴　百会、风池、太阳、天柱、风门、大椎、列缺、后溪。

操作　大椎点刺放血，其他穴位毫针刺法，于进针得气后施以泻法，留针30分钟，在留针期间，行针2次。

结果　治疗3次后头痛明显减轻，5次后痊愈。

【临床辨析】

头痛是以自我感觉头部疼痛为主要症状的病症，是临床上最为常见的症状之一。中医学在临床上将头痛总体分为外感头痛和内伤头痛两大类。外感头痛主要是风邪所致，多兼寒、夹湿或兼热，上犯清窍，阻遏经络，而致头痛；内伤头痛可因情志、饮食、体虚久病等所致。西医所谓之"紧张性头痛"可按此治疗。

紧张性头痛是由于颈部和面部肌肉持续性收缩而产生的头部压迫感、沉重感或紧箍感，好发于20岁左右人群。通常与工作紧张、精神压力大等因素有关，病程较长。

该患者因感受风寒而发病，起病急，曾有感冒症状，如打喷嚏、流清涕、恶寒等；兼有头痛伴紧箍感，后项僵，体温37.8℃；无恶心呕吐，无头晕，否认高血压等病史。风寒之邪侵犯人体，风为阳邪，轻清上浮，寒为阴邪，性主收敛，风寒兼夹，上扰清空头窍，清阳不能宣达，经脉血络闭阻，故而出现头痛项僵，且伴紧箍感。因病在头窍脉络，未伤及脾胃脏腑，故而无恶心呕吐等症。因此诊断为头痛外感风寒证。

临床上还可见到风热犯表、风湿袭络等外感头痛和肝阳上亢、肾精亏虚、气血虚弱、痰浊内阻、瘀血阻络等内伤头痛。风热犯表可见头痛且胀，发病较急，痛无休止，兼见发热、口渴欲饮、小便黄赤、舌红苔黄、脉浮数；风湿袭络可见头痛如裹，肢体困重，痛无休止，舌淡红，苔白腻，脉濡；肝阳上亢表现为头痛多伴头晕，时作时休，头目胀痛，目眩，心烦易怒，面赤口苦，舌红苔黄，脉弦数；肾精亏虚则往往头痛发病较缓，兼耳鸣，腰膝酸软，神疲乏力，遗精，舌红少苔，脉细数或数大；气血虚弱则头痛呈空痛感，且兼头晕，神疲乏力，面色不华，劳则加重，舌淡，脉细；痰浊内阻可见头痛昏蒙，发病缓慢，脘腹痞满，呕吐痰涎，舌淡苔白腻，脉滑；瘀血阻络症见头痛迁延日久，或有外伤史，痛处固定不移，痛如锥刺，舌暗，脉细涩。

本案患者治以祛风散寒，通络止痛，取百会、风池、太阳、天柱、风门、大椎、列缺、后溪等穴。百会穴是督脉与手足三阳的交会穴，用于此案，具有疏风散寒、通络止痛之功；风池为足少阳胆经之穴，手少阳、阳维脉皆会于此，阳维为病苦寒热，故本穴最长于治疗外感表证，尤其对于风寒头痛，疗效最著；风门为足太阳膀胱经腧穴，擅长祛除风邪，常配合百会、风池治疗风寒头痛；天柱、太阳均能疏散头部风邪，调理局部血脉，和络止痛；大椎穴位于颈部，居上属阳，有向外向上之性，能散寒解表，点刺放血更能祛瘀通络，与百会、风池、太阳、天柱、风门等穴配合，治疗头痛效果更佳；远端配合后溪、列缺，后溪为八脉交会穴，气通督脉，列缺为四总穴之一，长于治疗头项部疾病，二穴配合，与前述头项部局部诸穴相协，远近相配，诸经共调，祛风散寒，通络止痛。

随证配穴：颠顶痛为主加四神聪、通天、行间、阿是穴；偏头痛加率谷、太阳、侠溪、阿是穴；前头痛加上星、头维、合谷、阿是穴；后头痛加后顶、天柱、昆仑、阿是穴。

针灸治疗头痛的辨证思路可以归纳为下表：

头痛辨证分析鉴别表

辨证		主症特点	伴随症状	处 方
外感头痛	风寒束表	头痛连及项背，发病较急，痛无休止	恶风畏寒，口不渴，舌苔薄白，脉浮紧	百会、风池、太阳、天柱、风门、列缺、后溪
	风热犯表	头痛且胀，发病较急，痛无休止	发热，口渴欲饮，小便黄赤，舌红苔黄，脉浮数	百会、风池、太阳、风门、大椎、曲池、合谷
	风湿袭络	头痛如裹，肢体困重，痛无休止	胸脘痞满，食欲不振，舌淡红，苔白腻，脉濡	百会、头维、风池、中脘、足三里、阴陵泉

续表

辨证		主症特点	伴随症状	处　方
内伤头痛	肝阳上亢	头痛多伴头晕，时作时休，头目胀痛	目眩，心烦易怒，面赤口苦，舌红苔黄，脉弦数	百会、风池、悬颅、侠溪、行间、太溪
	肾精亏虚	头痛头昏，多伴耳鸣，发病较缓	腰膝酸软，神疲乏力，遗精，舌红少苔，脉细数或数大	百会、关元、肝俞、肾俞、足三里、三阴交
	气血虚弱	头痛呈空痛感，且多兼头晕	神疲倦怠，气短乏力，面色不华，劳则加重，舌淡，脉细	百会、气海、脾俞、合谷、足三里、三阴交
	痰浊内阻	头痛昏蒙，发病缓慢	脘腹痞满，呕吐痰涎，舌淡苔白腻，脉滑	百会、脾俞、建里、中脘、内关、丰隆
	瘀血阻络	头痛部位固定不移，痛如锥刺	头痛迁延日久，或有外伤史，舌暗，脉细涩	百会、阿是穴、膈俞、血海、合谷、三阴交

其他针灸治疗方法：

1. 耳针

取穴　枕、额、脑、神门。

操作　每次选2~3穴，毫针中等强度刺激，留针30分钟，间隔5分钟行针1次，每日1次，或埋针3~7天。顽固性头痛可行耳背静脉放血。

2. 皮肤针

取穴　太阳、印堂、阿是穴。

操作　每个穴位叩刺5~10分钟，以微渗血为度。适用于外感头痛及肝阳上亢头痛。

3. 电针

取穴　参照针刺法。

操作　参照针刺法，每次选2~3对穴，用疏密波刺激30~40分钟。多用于剧烈头痛发作，痛无休止。

4. 穴位注射

取穴　风池。

操作　采用普鲁卡因和咖啡因混合液（0.25%普鲁卡因3.5ml，咖啡因0.5ml），每穴注入0.5~1ml，或在压痛点内注入0.1ml，每日1次。适用于顽固性头痛。

5. 温针灸

取穴　风府、哑门、风池。

操作　每次选用1~2穴，以较粗毫针刺入，行温针灸3~5壮，隔1~2日1次。适用于风寒性头痛。

【针灸治疗头痛中的问题】

1. 针灸治疗头痛的优越性　头痛是临床最为常见的症状之一，既可以是其他疾病的主要或伴见症状，也可以是单独出现的主要症状，后者西医往往没有什么好的治疗方法。中医学辨证论治却常见奇效，尤其针灸治疗本病见效快，可以迅速地缓解症状，但对久治无效的病例要进一步做详细检查，以明确有无原发病。

2. 阿是穴的正确运用 无论哪种证型的头痛，针灸治疗都可选用阿是穴，甚至有人认为阿是穴是必须选择的穴位。因此在辨证配穴的基础上，加刺阿是穴往往有事半功倍的效果，但必须注重整体的辨证治疗，不可只用阿是穴，以免贻误病情。

3. 根据疼痛部位依经络分布取穴 根据经络分布取穴是针灸治疗的特点，"经脉所过，主治所及"是其理论基础。局部取穴是针灸治疗头痛的重点。根据中医经络辨证，颠顶痛属于肝经，故取行间；侧头痛属于少阳，故加侠溪；前头痛属于阳明，故加合谷；后头痛属于太阳，故加昆仑。以上均属循经远端取穴法，临床还可根据病情再加配其他穴位，不必拘泥。

4. 紧张性头痛和颈椎病所致头痛 紧张性头痛主要表现为双侧枕、颈部或全头部的紧缩或压迫性疼痛，同时伴有焦虑、抑郁、失眠等症状，所以针灸治疗除了要缓解肌肉紧张外，还要调整精神状态，可取穴太阳、风池、肩中俞、内关、神门等，采用中等强度刺激，头部穴位的温和灸亦能明显提高疗效。另外推拿治疗有效。

颈椎病所致头痛常表现为枕部头痛，伴颈部僵硬、疼痛，查体可见颈椎棘突旁压痛。X线片或CT检查可提供诊断依据。针灸取穴主要取阿是穴及夹脊穴，远端取后溪穴，并于颈部穴位施灸5~10分钟（每穴用温和灸）。

枕神经痛是由于颈2~3神经病变所引起，可因受凉或颈椎病变所致。针刺取风池穴（相当于枕大神经压痛点）、天柱穴（相当于枕小神经压痛点），最好针刺时能获得放射感，予中等强度刺激，并予足量温和灸，疗效非常好。

【病例设计与评估】

由学生设计病案，说明内伤头痛的辨证思维过程，并相互对其辨证要点、针灸治疗原则、处方用穴、针刺手法等进行评估。

病例实训六

腰　痛

【临床实例】

毛某，男，51岁，因"腰部冷痛2个月"来我科就诊。

患者诉2个月前外出不慎淋雨后感受风寒，次日感腰部冷痛重着，转侧不利，伴随鼻塞、流涕，遂以为感冒而自行服药治疗，未效。后症状逐渐加重，每遇阴雨天或腰部感寒后加剧，痛处喜温。曾到医院就诊，X线片和CT检查均示"腰椎退行性变"。内服中药、膏药外敷效果不良。现症：体倦乏力，腰部冷痛，俯仰不适，喜温喜按。

患者既往体健，否认内科慢性病史及传染病史，否认重大手术外伤史，无烟酒等不良嗜好。

查体：腰部及四末冷凉欠温，腰部转侧活动稍受限，局部压痛不明显，下肢无放射痛，诸项特殊检查均示阴性。舌淡胖，苔白腻而润，脉沉紧。

中医诊断　寒湿腰痛。

西医诊断　腰椎退行性变。

治则　散寒除湿，补益肾气，温经通络止痛。

取穴　肾俞、腰阳关、腰眼、委中。

操作　毫针刺，补且灸肾俞，泻委中，余穴平补平泻，每日1次，每次留针30分钟。

结果　治疗5次后痊愈。

【临床辨析】

腰痛是指腰部的一侧或两侧，或脊中部疼痛，为临床常见证候。腰为肾之府，肾经经脉循行"贯脊属肾"，腰部不仅与肾关系密切，还可因局部经脉、经筋、络脉损伤而产生疼痛。西医学认为腰痛是由多种疾病引起的一种症状，诸如腰部肌肉、韧带和关节发生损伤或病变，任何原因导致的姿势失衡和某些内脏疾病都可引起腰痛，均可参照治疗。

中医学认为引起腰痛的原因不外乎外感和内伤两大类：外感方面，多由感受风寒或久卧湿地，冒寒涉水，或劳动汗出，衣着湿冷，寒湿之邪浸渍经络，气血阻滞，经络运行不畅，发为腰痛。内伤方面，则多因素体禀赋不足，或年老精血亏衰，或房劳过度而伤肾，精气亏损，肾气虚惫，筋骨失于濡养，而致腰痛。此外，因劳累过度，闪挫跌仆，经筋络脉受损，或因各种原因引起体位不正，都可致气滞血瘀，脉络受阻，气血运行不畅，使瘀血留着腰部而致疼痛。

腰痛的发生，外邪、外伤、劳累为标，肾虚为本，同时两者又可相互影响。本案患者年过五旬，肾气衰惫，淋雨冒寒，其寒邪为病，既伤卫阳，又损营阴，以致腰府经脉壅遏，络脉绌急；湿邪侵袭，其性重着、黏滞、下趋，滞碍气机，可使腰府经气郁而不行，血络瘀而不畅，以致肌肉筋脉拘急，寒湿之邪浸渍经络，致气血阻滞，不通则痛。二者合而发为本病。

本案患者腰部及四末冷凉欠温，腰部冷痛，痛处喜温，体倦乏力，俯仰不适。查体：腰部冷凉，活动稍受限，压痛不明显，下肢无放射痛，诸项特殊检查均示阴性；舌淡胖，苔白腻而润，脉沉紧，支持寒湿腰痛之诊断。

本案患者治以除湿散寒、补益肾气、通经止痛，取肾俞、腰眼、委中等穴。腰为肾之府，肾俞乃肾经经气转输之处，可补益肾气，灸之祛湿散寒；腰眼疏调腰部经气，通经止痛；委中通调膀胱经气，通络活血止痛。

随证配穴：寒湿重者配腰阳关，劳损血瘀者配水沟，肾虚者配命门、三阴交。

操作：毫针刺，肾俞捻转提插补法，或加艾灸，委中提插泻法，针后拔火罐。每日1次，每次留针30分钟，10次为1疗程。

腰痛辨证分析鉴别表

辨证分型	病因病机	疼痛性质	症状特点	处 方
寒湿腰痛	当风受寒，或久卧湿地，寒湿之邪客于经络	冷痛重着，酸麻	患部发凉，喜温喜热，阴雨天疼痛发作或加重，舌苔白腻，脉沉迟或沉紧	后溪、腰阳关、委中
肾虚腰痛	久病肾亏，年老体衰，或房劳伤肾，精气耗损，肾气虚怠	隐隐作痛，绵绵不已或酸多痛少	喜按揉，劳则更甚，兼神疲肢冷，滑精，面色㿠白，四肢不温，舌淡，脉沉细或虚烦咽干，手足心热，舌红，脉细数	肾俞、命门、三阴交
腰肌劳损	外伤，或积劳陈伤，瘀血凝滞腰部	痛处固定不移	劳累腰痛发作，腘中常有络脉瘀血，舌质暗，脉涩	水沟、血海、阿是穴

其他针灸治疗方法：

1. 耳针

取穴 腰骶椎、肾、神门。

操作 毫针刺患侧耳穴，留针同时嘱患者活动腰部。每次留针30分钟，每日1次。或用揿针埋藏，或用王不留行贴压。

2. 穴位注射

取穴 以痛点为主。

操作 用地塞米松5ml和2%利多卡因2ml混合液，每次每穴注射0.5～1ml，每日或隔日1次。

3. 刺络拔罐

取穴 参照刺灸法穴位。

操作 选择腰部压痛部位及委中，皮肤针叩刺后拔罐，每周2～3次。适用于寒湿腰痛和腰肌劳损。

【临床治疗中应注意的问题】

1. 应严格掌握腰部腧穴的针刺深度，一般为 1~1.5 寸；应避开明显的血管，防止出血；拔罐时应注意留罐时间。

2. 对于体质虚弱者，应注意选穴及手法的轻重，补泻适宜，防止晕针。

3. 应注意脊椎结核、肿瘤等所引起的腰痛，不属于针灸治疗范围。

4. 平时常用双手掌根揉擦腰部，早晚各 1 次，可减轻腰痛和防止腰痛发作。

【病例设计与评估】

由学生设计肾虚型腰痛病案，说明肾虚型腰痛的辨证思维过程，并相互对其辨证要点、针灸治疗原则、处方用穴、针刺手法等进行评估。

病例实训七

痹　证

【临床实例】

马某，男，55岁，因"周身关节疼痛6年余，加重1周"来院就诊。

患者自诉2000年初出现手腕肿，继而发展为两手都肿，之后逐渐发展为全身关节疼痛。经某医院确诊为类风湿性关节炎，经抗风湿、抗炎及激素治疗月余，症状时轻时重。近1周来病情加重，全身关节痛，右侧手指关节、双侧腕关节及踝关节肿胀，走路困难，晨僵1~2小时。

患者既往体健，否认内科慢性病史及传染病史，否认重大手术外伤史，无烟酒等不良嗜好。

查体：右肩活动受限，双侧手指、足趾变形，患处皮色不红，关节不肿，触之不热，舌质红润，苔白而薄腻，脉沉弦而紧。

中医诊断　痛痹。

西医诊断　类风湿性关节炎活动期。

治则　温经散寒，祛风通络，除湿止痛，兼调补肝肾。

取穴　肾俞、关元、血海、阳陵泉、肩髃、肩髎、曲池、外关、阳池、合谷、环跳、髀关、风市、犊鼻、鹤顶、丘墟、申脉、阿是穴。

操作　毫针刺，肾俞、关元用补法，其余平补平泻。每次留针30分钟，每日1次。

结果　针10余次后患者诸症皆减，四肢关节活动良好，无痛。续治10次以巩固疗效。

【临床辨析】

"痹"有闭阻不通之意，是由风、寒、湿、热等外邪侵袭人体，闭阻经络，气血不能畅行，引起以肌肉、筋骨、关节等酸痛、麻木、重着，伸屈不利，甚或关节肿大灼热等为主要临床表现的病症。临床根据病邪偏盛和症状特点，分为行痹、痛痹、着痹和热痹。西医学的风湿病、风湿性关节炎、类风湿性关节炎、强直性脊柱炎、骨性关节炎等疾病以中医肢节痹痛为临床特征者，均属中医"痹证"范畴。

痹证成因，多由人体正气不足，感受风、寒、湿、热之邪所致。如素体虚弱，营卫不固，腠理空疏，外邪乘虚而入；或居住潮湿，涉水冒寒；或劳累后汗出当风，以致风寒湿邪侵袭人体，注于经络，留于关节，气血痹阻，发为风寒湿痹。《素问·痹论》篇说："风寒湿三气杂至，合而为痹。"或因素体阳盛或阴虚有热，复感风寒湿邪，郁久化热；或感受热邪，留注关节，出现关节红肿热痛或发热，发为热痹。

该病例由于"周身关节疼痛6年余，加重1周"就诊，查体：全身关节痛，运动功能受限，晨僵1~2小时，类风湿因子（+）。患处皮色不红，关节不肿，触之不热，舌红苔白腻，脉沉弦紧。患者年过五旬，气血已虚，外感邪气侵袭，气血壅滞、经络痹阻，脉络绌急而痛，甚则屈伸不利，关节变形，故当属中医学的"痛痹"。

本案患者治以温经散寒、祛风通络、除湿止痛，兼调补肝肾，取肾俞、关元、血海、阳陵泉、肩髃、肩髎、曲池、外关、阳池、合谷、环跳、髀关、风市、犊鼻、鹤顶、丘墟、申脉、阿是穴等。肾俞、关元皆为补肾壮阳的要穴，两穴配伍可温阳散寒，理气止痛；血海养血活血；阳陵泉为八会穴之筋会穴，舒筋活络；环跳、髀关、风市祛风湿利腰腿；肩髃、肩髎、曲池、外关、阳池、合谷、犊鼻、鹤顶、丘墟、申脉为局部取穴，可疏理局部经络气血，通利关节；阿是穴以痛为输，行气止痛。

随证加减：湿痹根据风寒湿邪的偏盛和侵犯部位，进行分部循经取穴。行痹配膈俞；痛痹配合谷；着痹配阴陵泉；热痹根据发病部位局部取穴，配大椎。

操作：痛痹毫针刺肾俞、关元用补法，其余平补平泻；热痹毫针刺，用泻法；湿痹用平补平泻法。均每日1次，每次留针30分钟，可配合艾灸，10次为1疗程。

痹证包含许多证型，临床上必须根据其症状、病因加以区分。

痹证辨证分析鉴别表

辨证		主症特点	伴随症状	处　方
风寒湿痹	行痹	关节游走性疼痛，肌肉酸痛麻木，迁延日久，肢体拘急，甚则关节肿大变形	肢体关节走窜疼痛，痛无定处，兼见寒热，舌苔黄腻，脉浮滑	膈俞、血海
	痛痹		遍身或局部关节疼痛，痛有定处，得热痛减，遇冷加剧，舌苔白，脉弦紧	肾俞、关元
	着痹		肌肤麻木，肢体关节酸痛、重着不移，阴雨风冷每可促其发作，苔白腻，脉濡缓	阴陵泉、足三里
热痹		关节酸痛，局部红肿灼热，痛不可触，活动不利	兼有发热、口渴，苔黄燥，脉滑数	大椎、曲池

其他针灸治疗方法：

1. 耳针

取穴　耳区相应部位、肾上腺、神门。

操作　毫针刺，每日1次，每次留针20~30分钟。或用揿针埋藏或王不留行子贴压，每3~4日更换1次。

2. 穴位注射

取穴　参照刺灸法穴位。

操作　用当归注射液或威灵仙注射液，每穴每次注射0.5~1ml，注意勿注入关节腔。每隔1~3日注射1次，10次为1疗程。每次选穴不宜过多，可交替应用。

3. 电针

取穴 参照刺灸法穴位。

操作 进针得气后，接通电针仪，先用连续波 5 分钟，后改疏密波，通电时间为 10～20 分钟。每日或隔日 1 次，10 次为 1 疗程，间歇 3～5 日。

【临床治疗中应注意的问题】

1. 临床根据病因病机、病变部位，应局部阿是穴与辨证循经取穴相结合，注重全身整体治疗。

2. 针灸治疗痹证的轻症疗效明显，但重症或慢性者，因其病情缠绵反复，非一时能获效，单用针灸不易控制，尚需配合药物治疗。

【病例设计与评估】

由学生设计着痹病案，说明着痹的辨证思维过程，并相互对其辨证要点、针灸治疗原则、处方用穴、针刺手法等进行评估。

病例实训八

痿　证

【临床实例】

徐某，男，31岁，因上肢瘫痪来院就诊。发病前1周因工作疲劳后洗澡受凉，感肩背部疼痛，逐渐右上肢不能活动，约1周后左上肢亦废用而去医院就诊。经服药、物理治疗月余未见好转，遂转求针灸治疗。诊见神疲，面色失润，双上肢呈弛缓性瘫痪，不能活动，皮肤感觉轻度障碍，舌红、苔黄腻，脉滑数。

中医诊断　痿证（湿热浸淫，气血不运）。

西医诊断　上肢周围神经麻痹。

治则　除湿泻热，理气行血，舒筋通脉。

取穴　大椎、极泉、肩髃、臂臑、曲池、手三里、合谷、委中、足三里、阴陵泉、三阴交、太溪。

操作　足三里、三阴交，施捻转补法；曲池、合谷、阴陵泉，施捻转泻法；极泉，原穴沿经下移1寸，避开腋毛，直刺1~1.5寸，用提插泻法，以患侧上肢抽动1次为度；委中，仰卧直腿抬高取穴，直刺0.5~1寸，施提插泻法，以患侧下肢抽动1次为度；余穴施平补平泻。

结果　治疗3个月（每周5次），双上肢活动基本正常，但双手握力尚未恢复。继续治疗1个月，双手完全恢复正常，1年后随访无后遗症。

【临床辨析】

痿证是以肢体筋脉弛缓，软弱无力，不得随意运动，日久而致肌肉萎缩或肢体瘫痪为特征的疾病。临床上以下肢痿弱较为多见，故又称"痿躄"。西医神经内科学中部分脊髓疾病、周围神经病变以及某些肌肉疾病符合本证候特征者，可归于痿证。导致痿病的原因非常复杂，感受外邪、情志内伤、饮食不节、劳倦久病等均可致病。基本病机是肺胃肝肾等脏腑精气受损，肢体筋脉失养。临床可分为肺热津伤、津液不布，湿热浸淫、气血不运，脾胃亏虚、精微不输，肝肾亏损、髓枯筋痿等证型。辨证主要应分清虚实，明确病位。《素问·五脏生成》篇云："足受血而能步，掌受血而能握，指受血而能摄。"

本例系疲劳后气血耗伤，复受外感风寒湿邪，邪滞经络，久而郁结化热，阻滞气血，以致肢体筋脉失养而痿废不用。舌红、苔黄腻，脉滑数乃湿热内困之明征。故治疗当以除湿泻热，理气行血，舒筋通脉为法。因大椎为督脉及手足三阳之会，泻之以清热达邪，疏通督脉及诸阳经经气；又宗"治痿独取阳明"之要旨，取肩髃、臂臑、曲池、手三里、合谷等手阳明之经穴以疏通阳明经气，润养经筋脉络；取三阴交、阴陵泉、太溪以疏导湿热，不致邪羁体内，伤损元气；取极泉、委中予以强刺激，旨在疏通经脉，祛除湿热。诸穴合用，振复上肢诸经阳气，使气血得以通畅，经筋得以濡养，而痿证得以痊愈。

临床上痿证除湿热浸淫、气血不运外，还可见肺热津伤、津液不布，脾胃亏虚、精微不输，肝肾亏损、髓枯筋痿等证型。感受温热毒邪，高热不退，或病后余热熻灼，伤津耗气，皆令"肺热叶焦"，不能布送津液以润泽五脏，遂致四肢筋脉失养，痿弱不用；或因素体脾胃虚弱，或久病成虚，中气受损，则受纳、运化、输布功能失常，气血津液生化之源不足，无以濡养五脏、运行血气，以致筋骨失养，关节不利，肌肉瘦削，而产生肢体痿弱不用。倘素来肾虚，或因房事太过，乘醉入房，精损难复，或因劳役太过，罢极本伤，阴精亏损，导致肾中水亏火旺，筋脉失其营养，亦可产生痿证；或因五志失调，火起于内，肾水虚不能制火，以致火烁肺金，肺失治节，不能通调津液以溉五脏，脏气伤则肢体失养，产生痿躄。此外，脾虚湿热不化，流注于下，久则亦能损伤肝肾，导致筋骨失养。本病的病机要点虽为肺热津伤、湿热浸淫、脾胃虚弱、肝肾髓枯等，但亦有夹痰、夹瘀、夹积等。病位多在肺、肝、肾，病久可涉及五脏，但与肝肾肺胃关系最为密切。

随证配穴：上肢肌肉萎缩加手阳明经排刺；下肢肌肉萎缩加足阳明经排刺。

痿证辨证分析鉴别表

辨证	主症特点	伴随症状	处　方	
肺热津伤、津液不布	肢体筋脉弛缓，软弱无力，不得随意运动，日久则肌肉萎缩或肢体瘫痪	发热，咳嗽，心烦，口渴，小便短赤，舌红苔黄，脉细数	大椎、尺泽、肺俞、二间	上肢：肩髃、曲池、手三里、合谷、外关、颈胸夹脊 下肢：髀关、伏兔、足三里、风市、阳陵泉、三阴交、腰夹脊
湿热浸淫、气血不运		肢体酸重，发热多汗，小便混浊，舌红苔黄，脉细数	阴陵泉、中极	
脾胃亏虚、精微不输		食少纳呆，腹胀便溏，面浮不华，神疲乏力	脾俞、胃俞、章门、中脘	
肝肾亏损、髓枯筋痿		腰脊酸软，不能久立，眩晕耳鸣，舌红少苔，脉沉细数	肝俞、肾俞、太冲、太溪	

其他针灸治疗方法：

1. 皮肤针　用皮肤针反复叩刺背部肺俞、脾俞、胃俞、膈俞和手、足阳明经线。隔日1次。

2. 电针　参考体针用穴，在瘫痪肌肉处选取穴位，针刺后加脉冲电刺激，以患者能耐受为度，每次30分钟。

【针灸治疗痿证中的问题】

1. 如何理解"治痿独取阳明"　《素问·痿论》云："治痿者独取阳明，何也……各补其荣，而通其俞，调其虚实，和其逆顺"，提出治痿要独取阳明，以壮五脏六腑之海，俾润宗筋，主束骨，利机关。临床取穴常用阳明经穴，正是因为阳明乃气血生化之源，注润宗筋，合冲脉，属带络督。

然而针刺治疗本病不可一味追求独取阳明，因为引起痿证的原因很多，治痿并非独取阳明所能胜任，所以独取阳明并非治疗痿证的唯一方法。临床中应根据病因病机、所中脏腑和病位所在，辨证而论治，"调其虚实，和其逆顺"，则痿证自除。

2. 针灸治疗痿证的特色　针灸疗法在治疗痿证中具有十分重要的地位，部分病例可直接单独运用毫针疗法而取效，但多数情况下，应加用火针、灸法等针灸疗法治疗。部分病例则应加用中药配合治疗。临床绝对不能偏颇。

"治痿独取阳明"是历代常用的方法和理论，但颇有争议。临床实践表明，单纯用阳明经或其表里经来治疗痿证效果欠佳，必须要与痿证的病因病机症状相结合。部分病例可选用手足阳明经，但终究要辨证论治，辨证选穴。

在痿证发病的不同阶段，采用火针及放血疗法则可显著提高疗效。与此同时，运用合适的操作手法更是相得益彰。前提是明确审症、辨证，若与针灸火针等方法相结合，可明显提高疗效。

除此之外，守方守时也是需要认真对待的，因此类患者病程长，恢复慢，需要守时守方才能取得预期效果。

痿证的发病及病机转变过程十分复杂。治疗痿证并非一招一式、一个明确的治疗格式，或辨证所能解决的。目前尚无一个完整的病例是按一种格式化的模式（包括辨证、选穴、手法等）而最终取得完美疗效的，须因人因病因症因时而选用不同的方法，这是治疗痿证的关键所在。

西医神经内科中的某些疾病症状与中医痿证相类似，可以归于"痿证"加以论治。如辨证准确、治疗方法得当，部分脊髓疾病、周围神经病变以及某些肌肉疾病通过针刺或艾灸并用治疗一段时间后，会取得很好的疗效。如急性脱髓性多发性神经根神经病或称急性多发性神经根炎，又称急性格林－巴利综合征，临床表现以对称性弛缓性瘫痪为特征，发病前多有胃肠道感染或上呼吸道感染急性或亚急性起病，首发症状常为双下肢无力，从远端开始逐渐向上发展，四肢呈对称性弛缓性瘫痪，腱反射减弱或消失，可有脑神经受损表现如吞咽困难，饮水呛咳，构音困难，并多有感觉异常，脑脊液有蛋白细胞分离现象。如果采用针灸加中药治疗，经一段时间后，患者的症状会有很大改善。

脊髓亚急性联合变性和腓总神经麻痹也可归于中医的痿证。采用中医的治疗方法，其治疗效果也是相当不错的，而针灸在其中更是起到十分重要的作用。其中脊髓亚急性联合变性是由于维生素 B_{12} 缺乏造成的，其症状多表现为足趾、足及指端对称性感觉异常，双下肢无力，出现不同程度的肢体瘫痪，肌张力增高或不高，腱反射亢进或正常，锥体束征阳性，查体深感觉减退或消失，感觉性共济失调，患者常有踏地如踩棉花感，伴有全身乏力，皮肤苍白，以及食欲不振，腹胀，腹泻。腓总神经麻痹是以足下垂为主要表现，伴有小腿前外侧、足背区感觉障碍或缺失的病症，肌电图示"腓总神经呈神经源性损害"。以上三类病症的患者，在就诊以前，多已采用西医的治疗方法，且效果不明显，可尝试采用针灸、中药治疗。

【病例设计与评估】

由学生设计肝肾亏损、髓枯筋痿型痿证病案，说明该型痿证的辨证思维过程，并相互对其辨证要点、针灸治疗原则、处方用穴、针刺手法等进行评估。

病例实训九

痛 经

【临床实例】

侯某，女，39岁，已婚，因"经期腹痛2年余，久治不愈"来院就诊。

患者于1978年去农村探亲，经期不避生冷瓜果，引起腹痛，经水中断。而后每逢月经来潮，即感腹痛难忍，喜暖畏寒，经色暗红，夹有血块，曾服中药治疗，均未根治，要求针灸治疗。

查体：面色萎黄，腹部平坦，无压痛及癥瘕痞块，舌质淡，脉沉细。

中医诊断 痛经（实证）寒湿凝滞证。

西医诊断 原发性痛经。

治则 通调冲任，温经散寒。

取穴 关元、水道、三阴交。

操作 毫针刺，配合灸法。

结果 针1次后，腹痛止，经行转畅，经色变红，3次后血块消失，5次后经水净，自觉精神好转。观察3个月，经期正常，无腹痛发作，痊愈，追访半年未复发。

【临床辨析】

妇女正值经期或经期前后，出现周期性小腹疼痛，或痛引腰骶，甚至痛剧晕厥者，称为"痛经"。本病是妇科常见病之一，以青年妇女多见。主症有明显的周期性，经行一二日或经前一二日或经净后一二日，小腹部胀满疼痛，随后缓解或逐渐消失，又名"经行腹痛"、"月水来腹痛"、"经前腹痛"和"经后腹痛"。西医妇科痛经常分为原发性和继发性两大类。

中医学认为痛经病位在子宫，与肝、脾、肾三脏关系最为密切，并涉及冲、任两脉，以"不通则痛"和"不荣则痛"为主要病机。病因无外乎外感寒湿、七情内伤而致冲任瘀阻，经络凝滞，"不通则痛"之实证痛经；素体虚弱气血不足或肝肾精亏，胞宫失养，"不荣则痛"之虚证痛经。

本患者经期腹痛2年余，既往体健。由于经期不避生冷，感受寒邪，客于胞中，致经血凝滞不畅，不通则痛。月经来潮时腹痛难忍，喜暖畏寒，经色暗红，夹有血块，当属中医"痛经（实证）寒湿凝滞证"。

本案患者治以通调冲任、温经散寒之法，取关元、水道、三阴交等穴。关元归于任脉，为任脉与足三阴经的交会穴，具有温肾壮阳、培元固本之功，配以水道、三阴交温阳利湿，调经止腹痛。

随证配穴：小腹冷痛者加次髎，湿重者加阴陵泉；乳胁胀痛者加乳根、太冲；腰痛腰酸者加肾俞；头痛头晕者加百会；头晕耳鸣者加太溪、悬钟；腰膝酸软者加命门。

操作：毫针刺，以泻法为主，加灸关元，每日1次，每次留针20~30分钟，3~5次为1疗程。

痛经的辨证思路可以归纳为下表：

痛经辨证分型鉴别表

辨证分型		主症特点			伴随症状	处 方	
		发生时间	疼痛性质	经血色、质、量			
实证	气滞血瘀	月经来潮前或经行之时	疼痛剧烈且拒按	血色紫暗，有血块，经行不畅	胁肋乳房胀痛，舌质紫暗或有瘀点瘀斑，脉弦或涩	三阴交、中极、次髎	太冲
	寒湿凝滞				腹部觉寒，得温痛减，舌苔白腻，脉沉紧		归来、地机
虚证	气血不足	经净后	隐隐作痛且喜温喜按	血色淡红，质稀薄，月经量少	神疲乏力，食少便溏，面色少华或苍白，舌淡苔薄白，脉细弱	三阴交、足三里、气海	脾俞、胃俞
	肝肾亏虚				潮热盗汗，腰膝酸软，头晕耳鸣，舌红少苔，脉弦细		太溪、肝俞、肾俞

其他针灸治疗方法：

1. 耳针

取穴 子宫、内分泌、交感、肝、脾、肾。

操作 主穴每次选3~4穴，随症加配穴。用王不留行子，以胶布固定于所选的耳穴上。每次取一侧穴，双耳轮替。嘱患者每日自行做不定时按压，每天按压10次左右，每次按压2~3分钟。耳穴出现发热效果更佳。每周换贴2~3次。治疗的起始时间及疗程，同毫针法。

2. 皮肤针

取穴 少腹部任脉，腰骶部督脉及膀胱经，小腿内侧脾经、肾经。

操作 常规消毒后，用七星针以腕力进行弹刺，刺时要求落针要稳、准，针尖与皮肤相垂直。每分钟叩刺70~90次。每穴叩刺约1分钟，中等强度刺激，以局部微出血为度。于每次月经来潮前3天开始治疗，每日1次，3次为1疗程，观察3个疗程（3个月）。

3. 温针

取穴 太冲、足三里、三阴交、内关、肾俞、命门。

操作 毫针针刺得气后留针，选一对穴行温针灸。于月经来潮第3~5日行第一次温针灸，以后每周1次，3次为1疗程。

4. 穴位注射

取穴　肾俞、关元、气海、三阴交、血海。

操作　当归注射液 2ml 加 1% 盐酸普鲁卡因 2ml。月经来潮前 2~4 天选 2 个穴位注射，共注射 2~4 次，连续治疗 3~5 个月经周期。

【临床治疗中应注意的问题】

1. 痛经病有明显的周期性，往往痛有定时，经前期、经期或经后期发生。对于急性疼痛期可选择止痛效果明显的针灸方法，疼痛缓解期以调理全身脏腑功能为主。

2. 经临床验证，于行经前 5~7 天开始治疗收效较佳，经期不宜针刺。

3. 经期腹痛剧烈难忍者，治疗时应注意观察患者情况。出现汗出肢冷、面色苍白、四肢抽搐等症时，需防止昏厥，及时救治。

4. 对于疼痛剧烈甚至抽搐的患者，应注意选穴适宜、手法轻柔，并注意观察留针过程中是否出现疼痛缓解，若疼痛仍然明显，则应及时调整针刺深度，或立即起针，防止出现弯针、断针、滞针。

5. 嘱咐患者注意经期以及经间期的调养。经期应避免生冷饮食，避免冒雨和涉水工作，忌用冷水洗浴，注意保暖；避免剧烈运动和过度劳累，可进行适量的舒展运动，有利于缓解疼痛。

6. 在精神情绪方面，应避免情绪过度激动，避免暴怒、忧郁等负面情绪，消除经期前的恐惧心理，保持积极乐观的精神状态，有助于疾病的治疗和痊愈。

【病例设计与评估】

由学生设计原发性痛经病案，说明原发性痛经的辨证思维过程，并相互对其辨证要点、针灸治疗原则、处方用穴、针刺手法等进行评估。

病例实训十

蛇 丹

【临床实例】

王某，男性，52 岁，因"右胸乳下疼痛伴红疹 5 天，加重伴水疱 2 天"来院就诊。

患者于 2004 年 3 月 28 日在无明显诱因情况下出现右侧胸背部灼痛，并沿右第六、七肋发出少量红疹，次日红疹沿胸胁间增多至右乳下，疼痛加重并彻夜难眠，伴口干苦，烦躁，大便干燥，2 天前局部红疹融合成片出现水疱，疼痛如刀割，遂来就诊。

患者发病前自觉情绪紧张，烦躁易怒，有受风史。既往有高血压病史 2 年余，平素口服尼莫地平片 20mg，1 日 2 次，血压控制在 120/80mmHg 左右。否认其他内科疾病史。有吸烟史近 30 年，每日 20 支。

查体：体温 37.5℃，脉搏 92 次/分，呼吸 21 次/分，血压 125/75mmHg。右侧沿第六、七肋间状水疱延至右胸乳部，疹色鲜红，呈带状，未破溃。舌质红，苔薄黄，脉弦数。

中医诊断 蛇丹（肝经郁热型）。

西医诊断 带状疱疹。

治则 清热解毒止痛。

取穴 疱疹局部、曲池、支沟、合谷、太冲、侠溪。

操作 患处以毫针于疱疹带周围 1 寸处施针，针尖向皮损中心沿皮平刺，针间间隔 2 寸，行泻法，余穴毫针刺 0.5～1 寸，留针 30～40 分钟。每周 5 次，休息 2 天，共治疗 10 次。

结果 红疹消退，疱疹局部结痂，疼痛基本缓解。

【临床辨析】

蛇丹又称缠腰火丹、蛇串疮、火带疮、火腰带毒、白蛇串等，是一种皮肤上出现簇集性水疱，痛如火燎的急性疱疹性皮肤病。其特点是常突然发生，簇集性水疱排列成带状，沿一侧周围神经分布区出现，伴有刺痛。常发生于腰胁、胸部、颜面、大腿内侧等处，一般不超过正中线。病程在 2 周左右，严重者可迁延数周。多发于春秋季节，以成年患者为多。相当于西医学的带状疱疹。

根据簇集性水疱、带状排列、单侧分布及伴有明显的神经痛等特点，不难诊断。有时需与单纯疱疹相鉴别，后者好发于皮肤、黏膜交界处，疼痛不著，多见于发热性疾病，且有反复发作倾向。

鉴别诊断：本病应与单纯疱疹、接触性皮炎、急性阑尾炎、胸膜炎相鉴别。

1. 单纯疱疹 好发于皮肤、黏膜交界处，分布无一定规律，水疱较小，壁薄易破，疼痛较轻，反复发病。

2. 接触性皮炎 有接触史，局限于该部位，与神经分布无关，自觉灼热、瘙痒，无神经痛。

3. 急性阑尾炎 右下腹痛及反跳痛，无带状疱疹的前后半侧带状疼痛，腰肌强直，发热，实验室检查显示白细胞增高。

4. 胸膜炎 其疼痛系呼吸时痛，不是皮肤痛，无触痛，根据全身症状、听诊、X线检查综合考虑予以鉴别。

此外，带状疱疹早期或无疹型带状疱疹的神经痛易被误诊为肋间神经痛及坐骨神经痛等。

该病例因右侧胸背部灼痛，2天前局部红疹融合成片出现水疱，疼痛如刀割就诊。由于患者素体阳亢，加之感受外邪，湿热郁滞于表，发为本病，故患者初起局部灼痛伴发红疹，后形成簇集性水疱；疹色鲜红，呈带状，未破溃；伴口干苦，烦躁，大便干燥；舌质红，苔薄黄，脉弦数，均为湿热之象，因此诊断为蛇丹（肝经郁热型）。

在临床实践中，肝经郁热是本病最为常见的证型，此外尚可见到脾经湿热证、瘀血阻络证等。脾经湿热可见皮损颜色较淡，疱壁松弛，并伴口渴不欲饮，纳差脘痞，大便时溏，舌红，苔黄腻，脉濡数；瘀血阻络以皮疹消退后局部疼痛不止为主要特征，并伴有心烦不寐，舌紫暗，苔薄白，脉弦细。

本案患者治以理郁清热、解毒止痛，取疱疹局部、曲池、支沟、合谷、太冲、侠溪等穴。疱疹局部围刺，可泻热引邪外出；曲池、合谷分别为手阳明大肠经合穴与原穴，可清泻阳明火热之邪；支沟为手少阳三焦经经穴，太冲为足厥阴肝经原穴，侠溪为足少阳胆经荥穴，三穴配合，上下相协，共泻风火邪毒，清利肝胆湿热。

随证配穴：肝经郁热加行间、大敦、阳陵泉以清利肝胆湿热；脾经湿热加血海、隐白、内庭以健脾运湿，化瘀止痛；瘀血阻络则根据皮疹部位不同加相应的穴位，以散瘀通络。

蛇丹辨证分析鉴别表

辨证	主症特点	伴随症状	处　方
肝经郁热	皮损鲜红，疱壁紧张，灼热刺痛	伴口苦咽干，烦躁易怒，大便干或小便黄，苔薄黄或黄厚，脉弦滑数	疱疹局部、曲池、支沟、合谷、太冲、侠溪
脾经湿热	皮损颜色较淡，疱壁松弛	伴口渴不欲饮，纳差，胸脘痞满，大便时溏，舌红，苔黄腻，脉濡数	疱疹局部、曲池、合谷、阴陵泉、三阴交、血海
瘀血阻络	皮疹消退后局部疼痛不止	伴心烦不寐，舌紫暗，苔薄白，脉弦细	疱疹局部、合谷、曲池，颜面部加风池、太阳、攒竹、四白、颊车，腰腹部加三阴交、委中

其他针灸治疗方法：

1. 皮肤针 用皮肤针叩刺疱疹及其周围皮肤，以刺破疱疹，使疱内液体流出，周围皮肤充血，以微出血为度，可加拔火罐，每日1次。

2. 耳针 取肝、肺、神门、肾上腺、皮质下、内分泌等穴，行耳穴埋针或耳穴压丸，每次 3 ~ 4 穴。

3. 火针

（1）循经取穴 以足太阳膀胱经为主，常用肺俞、肝俞、胆俞、脾俞，病变在腰以上配支沟，病变在腰以下配阳陵泉。

（2）局部取穴 于疱疹周围围刺。将针身置于酒精灯上烤灼，待针尖发亮时刺入穴位，直刺 3mm，浅刺疾出，隔 3 日 1 次。

4. 灸法 取艾条于皮损周围悬灸约 15 分钟，配合膀胱经背俞穴，每次选取 2 ~ 3 穴，每穴 5 分钟，每日 1 次。

5. 穴位注射

（1）疼痛部位神经根区注射 0.5% ~ 1% 普鲁卡因 5 ~ 10ml。

（2）按部位选取相应穴位，交替注射病毒唑 0.1g/次及维生素 B_{12} 0.5ml/次。

【针灸治疗蛇丹中的问题】

1. 急性痛期和后遗神经痛期的治疗应有所区别 蛇丹发病初期以实证为主，其病机多为肝胆郁热、脾胃湿热或瘀血阻络，亦可见虚实夹杂之证，患者多素体亏虚，又感受湿毒或风火之邪发而为病。应以清热利湿、解毒止痛、活血化瘀为治疗原则，临床上针灸治疗多采用患处围刺、局部点刺放血、火针等方法，取穴以荥穴、经穴为宜。而疱疹后神经痛则多发于老年或免疫力低下患者，在皮损痊愈后，以长时间的局部刺痛、跳痛、烧灼痛为主要症状，此期的病机则以肝肾阴虚、血虚为重，治疗上在活血化瘀止痛的基础上应着重于补益肝肾、滋阴养血等，除采用毫针刺外，常配合局部施灸、耳针等治疗，选穴也要配合相应背俞穴及补益之穴。

2. 蛇丹针灸后的处理 针刺治疗本病效果好，早期应用针灸治疗能减轻后遗神经痛的症状。大多数病例可在 2 ~ 4 周痊愈，且终身免疫。少数病例合并局部化脓感染须配合外科抗病毒、消炎处理，并预防继发感染。

【病例设计与评估】

由学生设计瘀血阻络型蛇丹病案，说明瘀血阻络型蛇丹的辨证思维过程，并相互对其辨证要点、针灸治疗原则、处方用穴、针刺手法等进行评估。

病例实训十一

耳　鸣

【临床实例】

刘某，女，65 岁，因"耳鸣 2 月余"来院就诊。

患者 2 个月前在无明显诱因情况下突然出现耳内鸣响，如夏日蝉鸣，右耳为重，听力下降。既往多发性腔隙性脑梗死 2 年，未见神经功能缺损症状。曾于五官科医院就诊未见缓解。检查：耳鸣，头昏，注意力不易集中，情绪激动，焦虑，纳差，寐欠安，面色萎黄，舌红，少苔，脉细。

中医诊断　耳鸣（虚证）。

西医诊断　神经性耳鸣。

治则　健脾益肾。

取穴　中渚、听会、翳风、侠溪、足三里、三阴交。

操作　针刺得气后施行平补平泻法，留针 30 分钟。隔日 1 次，10 次为 1 疗程。

结果　首次治疗后患者诉耳鸣响度及每日发作次数较前好转，10 次治疗后，耳鸣基本消除，伴随症状消失。患者至今仍每周要求治疗 1～2 次以巩固疗效。2 个疗程后耳鸣缓解。

【临床辨析】

耳鸣是指耳内鸣响，如蝉如潮，妨碍听觉，耳鸣患者多合并听力减退。中医学认为，耳为胆经所辖，若情志不舒，气机郁结，气郁化火，或暴怒伤肝，逆气上冲，循经上扰清窍，或饮食不节，水湿内停，聚而为痰，痰郁化火，以致蒙蔽清窍发为本病；素体不足或病后精气不充，恣情纵欲等可使肾气耗伤，髓海空虚，导致耳窍失聪；或饮食劳倦，损伤脾胃，使气血生化之源不足，经脉空虚不能上承于耳亦可发为本病。

该患者耳鸣突发时应属实证，但来就诊时发病已 2 月余，症状时轻时重，未见缓解，面色萎黄，舌红，少苔，脉细，此时证属虚证，支持"耳鸣（虚证）"诊断。

诊断为耳鸣后应辨清实证虚证，治疗才有的放矢。实证表现为，因情志不舒，郁怒伤肝，肝胆之火上攻者，发病突然，耳内有雷鸣或闻潮声，可自行缓解，常于恼怒后发生或加重，可突然丧失听力而出现"暴聋"；若痰热郁结日久则双耳呼呼作响，耳内闭塞憋气感明显，兼见头昏头痛，口苦咽干，烦躁不宁，舌红苔黄，脉弦数。虚证表现为，禀赋不足，脾胃肾经失养，耳鸣常在劳累后加重，耳内常有蝉鸣之声，时作时止，或昼夜不息，入夜加重，听力逐渐减退，兼见虚烦失眠，头晕目眩，食欲不振，面目萎黄，舌红或淡，少苔，脉细。

本例患者治以清肝泻火、豁痰开窍、健脾益气，取翳风、听会、侠溪、中渚等穴。手足少阳经脉循耳之前后，取翳风、听会以疏导少阳经气；侠溪清泻肝胆之火；中渚泻三焦火而清窍；足三里、三阴交健脾益气，祛湿化浊。诸穴相配通上达下，通经活络。针刺得气后补虚泻实，留针30分钟，隔日1次。

随证配穴：肝胆火盛配太冲，肾虚配肾俞。

耳鸣的辨证思路可归纳为下表：

辨证		主症特点	伴随症状	处　方
实证	肝胆实热	发病突然，耳内有雷鸣或闻潮声，可自行缓解，日久则双耳呼呼作响，耳内闭塞、憋气感明显	常于恼怒后发生或加重，可突然丧失听力而出现"暴聋"	翳风、听会
	痰热郁结		头昏头痛，口苦咽干，烦躁不宁，舌红苔黄，脉弦数	侠溪、中渚
虚证		常在劳累后加重，耳内常有蝉鸣之声，时作时止，或昼夜不息，入夜加重，听力逐渐减退	虚烦失眠，头晕目眩，食欲不振，面目萎黄，舌红或淡，少苔，脉细	太溪、照海、听宫

其他针灸治疗方法：

1. 皮肤针

取穴　晕听区。

操作　每日针1次，每次留针30～40分钟。留针时间歇运针，10次为1疗程。

2. 耳针

取穴　皮质下、内分泌、肝、肾。

操作　可每日1次，两侧耳穴交替使用。若同时取双侧耳穴治疗，则每周针3次，每次留针30～60分钟，15～20次为1疗程。

3. 穴位注射

取穴　听宫、翳风、完骨、肾俞等穴。

操作　采用654－2注射液，每次两侧各选1穴，每穴注射5mg；或用维生素B_{12}注射液，每穴注射0.2～0.5ml。也可用普鲁卡因作穴位封闭。

【针灸治疗耳鸣中的问题】

1. 耳鸣治疗辨虚实　耳鸣是指耳内鸣响，如蝉如潮，妨碍听觉，一部分患者还会出现听力不同程度减退或失听，甚至发展为耳聋。根据耳鸣声的来源分为神经源性耳鸣、血管源性耳鸣、肌源性耳鸣、呼吸性耳鸣等。临床上耳鸣以老年患者多见，根据"能否接受外来噪音"来辨别虚实，"能接受外来噪音"属虚证，"拒绝外来噪音"属实证。以外关、听会或听宫、翳风为主穴；肝气郁结、经络阻滞型配太冲、阳陵泉、丘墟；脾胃虚弱型配足三里、三阴交；肾虚型配太溪、肾俞；肝胆火旺型配太冲、侠溪；外感型配风池。一般采用捻转补泻手法，虚证宜用补法，实证宜用泻法。

2. 针灸疗法取穴规律

（1）辨经、辨证结合　以手足少阳（手太阳）经穴为主。因手足少阳经脉均"从耳后入耳中，出走耳前"，手太阳经脉"却入耳中"，所谓"经脉所过，主治所及"。耳鸣的中医辨证可分为肝胆火旺、痰火郁结、外感风热、脾胃虚弱及肾虚型，故还需依证型不同而配穴治疗。

（2）局部、远端配穴　"病在上取之下"，远近循经配合取穴，可起到通上达下的作用。

3. 针灸疗法的优势　针灸疗法治疗耳鸣有较好疗效，能缩短疗程，并可使兼症得以改善。对于病程短、年龄轻、不伴耳聋者疗效尤佳，且实证患者好于虚证患者。与其他疗法相比，针灸疗法还具有操作简便、安全无副作用、痛苦小、花费少等优点，故值得推广和应用，前景广阔。

4. 耳鸣针灸治疗后的处理　耳鸣的针灸治疗多在头面部选穴，应注意取针后穴位的按压，以防出血。

【病例设计与评估】

由学生设计实证耳鸣病案，说明实证耳鸣的辨证思维过程，并相互对其辨证要点、针灸治疗原则、处方用穴、针刺手法等进行评估。

病例实训十二

肥胖症

【临床实例】

刘某，女，40岁，因"体重进行性增加1年"至院就诊。

患者近1年来体重增加7.5kg，伴胸闷便溏，带下黏稠，遂至医院就诊。患者形体肥胖，伴体倦乏力，头目昏沉，嗜睡，食欲欠振，胸闷漾恶，大便稀溏，带下量多，色白质黏稠，月经量少，舌胖，苔白腻，脉滑。患者就诊时身高164cm，体重76kg，腰围106cm、臀围115cm，BMI为28.26，内脏脂肪率为8。查血脂示：血清胆固醇6mmol/L，甘油三酯1.7mmol/L，高密度脂蛋白1.0mmol/L，低密度脂蛋白3.61mmol/L。由于减肥心切患者曾自行服用芬氟拉明片进行治疗，后自感呕恶，口渴，嗜睡，遂停药。

患者既往有高脂血症史1年，未曾服用药物进行治疗。无其他疾病史。现身疲体倦，面色苍白，腹形肥胖，双下肢略有水肿，舌胖，苔白腻，脉滑。

中医诊断　肥胖（脾虚湿盛型）。

西医诊断　肥胖症合并高脂血症。

治则　化痰除湿，温补脾阳。

取穴　中脘、脾俞、水分、关元、足三里、丰隆、三阴交、阴陵泉。

操作　用毫针直刺1～1.5寸，平补平泻法，加用电针刺激（疏密波），留针30分钟。每周5次，休息2天。

结果　治疗10次之后，双下肢水肿消失，体重减轻7kg，患者自觉神清气爽，体力明显增加。治疗期间患者可配合饮食调理以及适量运动，加强疗效。

【临床辨析】

人体脂肪积聚过多，体重超过标准体重的20%以上时即称肥胖症。中医学认为，肥胖分虚实两端，所谓"肥人多痰湿"，"肥人多气虚"。脾为后天之本，主运化水谷精微。若嗜食肥甘厚味，脂膏存积过多，致使脾失健运，日久痰湿内生，或素体脾气虚弱，气化失常，水液输布失常，蓄积体内，可致形体肥胖。根据其临床表现可大致分为三种证候：胃肠实热、脾虚湿盛、肝郁气滞。

该患者由于"体重进行性增加1年"就诊，刻下：病人身高164cm，体重76kg，腰围106cm，臀围115cm，BMI为28.26［BMI＝体重（kg）/身高的平方（m²）］。患者形体肥胖，伴体倦乏力，头目昏沉，嗜睡，食欲欠振，胸闷漾恶，大便稀溏，带下量多，色白质黏稠，月经量少，舌胖，苔白腻，脉滑。综合分析可发现，体倦乏力，头目昏沉，嗜睡，胸闷漾恶，乃痰湿内盛；食欲欠振，大便稀溏，带下量多，色白质黏稠，舌胖，苔白腻，脉滑为脾气虚弱。脾气虚弱，痰湿内盛，以致水液输布失常，蓄积体内，而致形体肥胖。因此诊断为肥胖症脾虚湿盛型。

在临床上，脾虚湿盛的患者占有较大比例，此外还有胃肠实热等证型。胃肠实热型患者可见：上下均匀或上腰部结实，食欲亢进，舌质红，苔黄腻，脉滑有力。肝郁气滞型患者可见：胸胁胀满，连及乳房和胸脘，苔薄白，脉弦。

本例患者治以化痰除湿、温补脾阳，取中脘、脾俞、水分、关元、天枢、足三里、丰隆、三阴交、阴陵泉等穴。关元补益肝肾；天枢调理肠道；水分通调水道，利尿消肿；丰隆化痰除湿；阴陵泉、三阴交、足三里共奏健脾化湿之效；中脘、脾俞乃俞募配穴，可加强脾胃健运水湿的功能。针刺得气后施行平补平泻，留针30分钟；天枢、水分可配合电针刺激。

随证配穴：食欲亢进者配上脘、手三里；便秘配大横、腹结；月经稀少或闭经配带脉、子宫、归来；浮肿配上脘、太渊、阴谷、复溜。

肥胖症辨证分析鉴别表

辨证	主症特点	伴随症状	处　　方
脾虚湿盛	形体肥胖，体重超过标准体重的20%	神疲乏力，大便溏泄，小便如常或尿少，舌质淡胖，苔白腻，脉滑或细软无力	中脘、脾俞、水分、关元、天枢、足三里、丰隆、三阴交、阴陵泉
胃肠实热		上下均匀或上腰部结实，食欲亢进，舌质红，苔黄腻，脉滑有力	天枢、大肠俞、曲池、支沟、内庭、足三里、上巨虚、下巨虚
肝郁气滞		胸胁胀满，连及乳房和胸脘，苔薄白，脉弦	中脘、肝俞、足三里、支沟、行间、阳陵泉、三阴交、太冲

其他针灸治疗方法：

1. 耳针

取穴　脾、胃、三焦、大肠、内分泌、神门、交感。

操作　中等刺激，每次2~3穴，每日1次，留针30分钟。或采用耳穴埋针或压丸，可在饥饿时、餐前半小时及其临睡前自行按压2~3分钟，以局部有酸疼感为度，同时配合饮食、运动效果佳。

2. 艾灸

取穴　脾俞、三焦俞、肾俞、命门、气海、关元、大赫、大横、水分、天枢。

操作　每次选穴2~3个，每穴灸5壮，每日1次，1个月为1疗程，施灸时各穴轮换，此法适用于虚寒型肥胖患者，以脾肾阳虚型效果为佳。

3. 皮肤针叩刺

取穴　腰背部夹脊穴，足太阳膀胱经背俞穴，或肥胖部位。

操作　中等强度刺激，以叩刺部位微微渗血为佳，每日1次。

4. 指压或器械按摩

取穴　一般直接在肥胖部位施术。

操作 腹部要求按照顺时针方向按摩，以通调腹气。

【针灸治疗减肥中的问题】

1. 关于针灸减肥疗效 针灸对单纯性肥胖疗效确切，而单纯性肥胖又以获得性肥胖治疗效果最佳。针灸不但具有短期疗效，而且具有较稳定的远期疗效。当减肥收到成效时，只要注意饮食调控，多活动加以锻炼，停针后一般不会发生反弹。有效病例经过治疗后可出现食欲减低，饥饿感消失，大便通畅，精神好转。客观指标出现体重减轻，腰围减小。

2. 关于针灸减肥针刺深浅的讨论 根据中医学皮部理论，浅刺与《内经》刺法中的"浮刺"、"毛刺"、"扬刺"等及现代的"浮针疗法"有相类似之处，即皮下进针，不达肌层（刺入皮下约0.5寸），以针入脂肪层为度。《素问·皮部论》曰："凡十二经脉者，皮之部也。"十二皮部是十二经脉功能活动反映于体表的部位，也是络脉之气散布之所在，通过刺激皮部，调整相应经络和脏腑的功能，促使气血运行通畅，以使机体达到平衡。同时，根据人体解剖学，皮肤在结构上可分为表皮、真皮和皮下组织。真皮中含有丰富的血管、淋巴管和神经，皮下组织由疏松结缔组织和大量脂肪组织所组成。正常人的皮肤厚度在0.5~4.0mm之间。针刺手法操作宜轻、快，不强求针感，刺激量较弱，患者更易接受。

3. 针灸减肥治疗中的行为治疗

（1）戒瘾期 患者必须戒除依赖的食物。

（2）减重期 除了继续调控饮食结构之外，还要配合规律的运动及其作息。

4. 针灸治疗高脂血症的原则 针灸降脂调脂的法则很多，以活血化瘀、疏肝利胆、温补肾阳、通腑顺气等为主要法则。但一定要抓住健脾补肾两大关键，立足于调理先天之本和后天之本，抓住脾失健运、痰湿内阻这一病机关键。痰生成于脾，也化于脾，高脂血症为血中痰浊，那么中医治疗则重在健脾化痰。针灸调脂核心处方第一重用任脉等下腹部穴位，第二重用脾胃穴位。

任脉循行于脏腑所在的胸腹正中。中医学认为，任脉所在的下腹部，是肾间动气，元气由此处发出，因此任脉下腹部穴位多有强身健体的作用。对脾肾亏虚不严重的病人单用下腹部穴位气海、关元即可。如果病人脾肾亏虚日久，症状多样，还要考虑加用脏腑背俞穴，如肾俞、脾俞、胃俞、命门俞。

足阳明胃经为多气多血之经，补之则使气血旺盛，泻之则使气血通畅。其中足三里是胃之下合穴，有补益脾胃、消滞助运的功能，丰隆为足阳明经的络穴，可化痰消浊，运脾通腑。

脾胃二经互为表里，三阴交、阴陵泉是脾经常用穴，分别为足三阴经的交会穴及其脾经的合穴，有调理脾胃、化湿利水的功能。

【病例设计与评估】

由学生设计胃肠实热型肥胖症病案，说明胃肠实热型肥胖症的辨证思维过程，并相互对其辨证要点、针灸治疗原则、处方用穴、针刺手法等进行评估。

病例实训十三

遗　尿

【临床实例】

张某，男，6岁，因尿床3年来院就诊。

自幼一直尿床，每夜1~2次，白天小便清长，大便成形，无口干。多方治疗无效，经介绍来针灸科治疗。检查：面色淡白，精神不振，反应迟钝，形体消瘦，手足发凉，舌质淡红，苔薄白，脉沉细无力。

中医诊断　遗尿（肾气不足型）。

西医诊断　遗尿。

治则　补肾固气，约束膀胱。

取穴　中极、关元、三阴交、肾俞、膀胱俞。

操作　针刺得气后施行补法并温针灸，留针20分钟；关元穴隔附子饼灸，每次30分钟。隔日1次，5次为1疗程，疗程间隔3~5天。

结果　治疗3次后症情改善，2个疗程后未再夜遗，随访3个月遗尿未再作。治疗期间嘱其父母培养患儿按时排尿习惯，加强营养。

【临床辨析】

小儿遗尿的临床表现为睡中尿床，数夜或每夜1次，甚至一夜数次。中医学认为，遗尿多因肾气不足，下元亏损，或脾肺两虚，下焦湿热等导致膀胱约束无力而发生。肾司固藏，主气化；膀胱为"州都之官"，有排泄小便的功能。根据其临床表现可大致分为3种证候：肾气不足、肺脾气虚、肝经湿热。

该患儿自幼一直尿床，每夜1~2次不等，白天小便清长，大便成形，无口干，面色淡白，精神不振，反应迟钝，形体消瘦，手足发凉，舌质淡红，苔薄白，脉沉细无力。白天小便清长、夜间遗尿乃肾气不固；精神不振，反应迟钝，形体消瘦，手足发凉，舌质淡红，苔薄白，脉沉细无力为元气亏虚，肾气不足，下元不能固摄，以致膀胱约束无权而发生遗尿，因此诊断为遗尿肾气不足型。

在临床上，肾气不足型的患儿占有较大比例，此外还有肺脾气虚、肝经湿热等证型。肺脾气虚型患儿可见：尿频量少，一经劳累尿床加重，面白气短，食欲不振，大便易溏，舌淡苔白，脉多细而无力。多因肺脾两虚，上虚不能制下，膀胱失约而发为遗尿。肝经湿热型患儿可见：遗尿量不多，色黄腥臊，夜梦纷纭，急躁易怒，面赤唇红，口干，舌红，苔黄，脉弦数。多因肝经郁热，导致下焦湿热迫注膀胱而致遗尿。

本例患儿治以补肾固气、约束膀胱，取中极、关元、三阴交、肾俞、膀胱俞等穴。关元补益下焦元阳；肾俞补肾气；中极、膀胱俞为俞募配穴，可加强膀胱约束功能；三阴交为足三阴经交会穴，可培补脾肾。针刺得气后施行补法并温针灸，留针 20 分钟；关元穴用隔附子饼灸，每次 30 分钟。隔日 1 次。

随证配穴：小便频数者加灸大敦，大便溏薄者加天枢，夜梦多者加神门。

遗尿辨证分析鉴别表

辨证	主症特点	伴随症状	处 方
肾气不足	睡中尿床，数夜或每夜 1 次，甚至一夜数次	面色淡白，精神疲乏，肢冷畏寒，反应迟钝，腰腿乏力，白天小便亦多，甚至难以控制，舌淡，脉沉细	关元、肾俞、中极、三阴交、膀胱俞
肺脾气虚		尿频量少，一经劳累尿床加重，面白气短，食欲不振，大便易溏，舌淡苔白，脉多细而无力	列缺、肺俞、脾俞、气海、足三里
肝经湿热		遗尿量不多，色黄腥臊，夜梦纷纭，急躁易怒，面赤唇红，口干，舌红，苔黄，脉弦数	中极、三阴交、膀胱俞、行间、阴陵泉

其他针灸治疗方法：

1. 皮肤针

取穴 胸 4 至腰 2 夹脊、关元、气海、曲骨、肾俞、三阴交。

操作 用皮肤针叩刺，至皮肤发红为度。每日 1 次。

2. 耳针

取穴 肾、膀胱、皮质下、敏感点、肝、内分泌、尿道等。

操作 中等刺激，每次 2~3 穴，每日 1 次，留针 30 分钟，亦可耳穴埋针或压丸。

3. 头针

取穴 足运感区、生殖区。

操作 沿皮刺，捻转 1 分钟，或用电针，留针 30 分钟。

4. 穴位注射

取穴 肾俞、次髎、会阴或三阴交。

操作 用 1% 普鲁卡因注射液，每穴 1ml，每次 1 穴，3 穴交替使用，隔日 1 次。

5. 激光照射

取穴 关元、中极、足三里、三阴交。

操作 用氦-氖激光治疗仪每穴照射 3 分钟左右，每日 1 次。

6. 腕踝针

取穴 内侧三阴交与跟腱连线中点。

操作 与皮肤成 30°角进针，深度约 1.5 寸。

7. 梅花针

取穴 百会、三阴交、关元、膀胱俞、中极。

操作 选用橄榄式梅花针，医者在需叩刺的穴位部轻轻揉按，并向四周呈放射状推按，然后叩刺。一般采用轻或中等刺激。在胸椎、腰椎、骶椎阳性反应区采用较重刺激。

8. 皮内针

取穴　关元、肾俞、三阴交、太溪。

操作　选用麦粒型皮内针，常规以酒精消毒，沿皮下快速刺入 1cm，针柄留于体外，用胶布固定。

【针灸治疗小儿遗尿中的问题】

1. 小儿耳针及头针操作注意事项　耳针治疗小儿遗尿操作时应注意：① 严格消毒，防止感染。② 耳郭上有湿疹、溃疡、冻疮溃破等不宜使用耳穴。③ 用压籽法时，应防止胶布潮湿或污染。如对胶布过敏，可缩短贴压时间。按压时勿搓揉，以免搓破皮肤造成感染。④ 使用埋针法时，注意埋针处不要淋湿浸泡，夏季应缩短埋针时间，避免感染。⑤注意晕针现象，一旦出现及时处理。

小儿囟门未闭合时，头部穴位宜慎刺。

2. 小儿遗尿患者的四诊注意事项

（1）问诊　对于小儿患者，要和蔼可亲，给予更多的耐心，用通俗易懂的语言，全面地收集资料，不可凭个人主观臆测去暗示、套问。

（2）望诊　对患儿的精神、色泽、形体、姿态等进行整体观察。局部要看头面、五官、躯体、四肢、二阴、皮肤，观察舌质（颜色、形态、动态）和舌苔（苔质和苔色），尤其应注意观察患儿掌纹变化。

（3）闻诊　包括听声音和嗅气味。

（4）切诊　掌握小儿脉诊法的操作。3 岁以内，以拇指按于掌后高骨，不分三部，以定至数为主；3～5 岁，以高骨中线为关；6～8 岁，向高骨的前后两侧挪动拇指，诊寸、关、尺；9 岁以上，可按成人脉取脉。

3. 小儿遗尿的针灸治疗常规穴位的定位　可采用体表标志法、骨度分寸法、手指比量法或简便取穴法。

4. 小儿遗尿的危害　儿童在 3 岁以后仍持续尿床，是神经系统发育缓慢的表现，医学上认定为遗尿症。尿床难愈，尿味难闻，易使孩子形成羞愧、胆怯、自卑心理，造成性格缺陷。遗尿症严重影响大脑发育，常会出现身体矮小、反应迟钝，导致学习成绩下降。尿床严重影响着孩子的身心健康，是一种大病，但往往不被孩子家长所重视，甚至有的家长还打骂孩子、怒斥孩子，使其在得不到治疗的同时，免疫力持续下降，智商降低或提高速度减慢，心理障碍增加。根据世界卫生组织跟踪调查的资料显示，尿床的孩子其智商比正常的孩子低 20%～26%，且尿床史越长，情况就越严重，应及时给予治疗。

【病例设计与评估】

由学生设计肺脾气虚型小儿遗尿病案，说明肺脾气虚型遗尿的辨证思维过程，并相互对其辨证要点、针灸治疗原则、处方用穴、针刺手法等进行评估。

病例实训十四

颈 椎 病

【临床实例】

谈某，男，32 岁，因颈背肩痛 1 个月于 2007 年 9 月 4 日来院就诊。

患者自诉 1 个月前因劳累后受寒诱发颈枕部板滞强痛，颈部活动受限，伴右侧肩背部僵硬，无肢体麻木，受风遇寒加重。曾在外院治疗后稍有好转。刻诊：颈部活动受限，颈枕部板滞强痛，伴右侧肩背部僵硬，微恶寒，无头昏发热，胃纳可，夜寐不安，二便可。颈枕部压痛明显，颈 4 ~ 6 棘突右侧压痛阳性，右臂丛牵拉、椎间孔挤压试验阳性，双侧 Hoffmann 征阴性，四肢肌力、肌张力正常，生理反射存在，病理反射未引出。舌淡苔薄白，脉弦紧。X 线片示：颈椎弧度变直，颈椎退行性变。

中医诊断 颈痹（风寒阻络型）。

西医诊断 神经根型颈椎病。

治则 疏风祛寒，通络止痛。

取穴 颈夹脊、风池、大椎、阿是穴、风门、肺俞、肩井、外关、合谷。

操作 平补平泻手法，颈夹脊穴针尾加用电针，频率 2Hz，每次通电 20 分钟，每日 1 次。10 次为 1 疗程。

结果 治疗 3 次后板滞疼痛症状明显改善，5 次后肢体麻木症状好转，8 次后诸症皆愈。

【临床辨析】

颈椎病主要为颈椎椎间盘组织退行性变及其继发椎间关节病理改变，累及其周围组织结构（脊神经根、脊髓、椎动脉、交感神经），属中医学"痹证"范畴。在颈椎退变的基础上，颈项部受寒，使局部肌肉痉挛，血供减少，造成增生物对其周围软组织的过度刺激而发生局部损伤性炎症，从而诱发本病。目前临床上将颈椎病分为 4 型：神经根型、脊髓型、椎动脉型、交感神经型。

该患者劳伤颈肩部，且感受风寒，寒性收引，侵入颈肩部肌肉，则见颈项板滞强硬；寒邪闭阻经络，气血不得流通，运行不畅，不通则痛；劳损局部，筋骨失于濡养，则见活动不利。因此诊断为颈痹（风寒阻络型）。

在临床上，神经根型颈椎病占有较大比例，此外还有脊髓型、椎动脉型、交感神经型。脊髓型患者可见：上、下肢麻木伴活动功能障碍，甚至瘫痪伴感觉功能异常。椎动脉型可见：以一过性脑缺血为主症，因颈椎关节病变刺激压迫椎动脉而引起。交感神经型可见：多器官、多系统的反射性交感神经营养不良症状，因颈椎关节病变刺激压迫交感神经而引起。

　　本例患者治以疏风祛寒、通络止痛，取颈夹脊、风池、大椎、阿是穴、风门、肺俞、肩井、外关、合谷等穴。针刺得气后施行平补平泻手法，颈夹脊穴针尾加用电针，频率2Hz，每次通电、留针30分钟。

颈椎病辨证分析鉴别表

分型	临床症状	处　方
神经根型	颈肩痛或颈枕痛及枕部感觉障碍等；或出现颈僵，活动受限，有一侧或两侧颈、肩、臂放射性痛，并伴有患侧的手指麻木，握力下降等；臂丛牵拉试验阳性	颈夹脊、风池、大椎、风门、肺俞、肩井、外关、曲池、合谷
椎动脉型	头晕、头痛，转头时即感头晕、恶心、呕吐，耳鸣耳聋，视物不清，四肢麻木无力，甚至猝倒，但无意识障碍	颈夹脊、风池、大椎、天柱、印堂、太阳、三间、行间
脊髓型	早期下肢无力、发紧发麻，行走困难和大小便功能障碍，胸腹部有束带感。随后上肢麻木，活动功能障碍，甚至四肢瘫痪；下肢常伴痛温觉障碍，生理反射（肱二、三头肌反射，膝、踝反射）亢进，肌张力增高，病理反射阳性	颈夹脊、风池、大椎、天柱、肩髎、阳池、秩边、风市、足三里、阳陵泉、丘墟
交感神经型	枕部痛，头晕或偏头痛，心慌、胸闷，肢凉、肤温低或手足发热，四肢酸胀等，一般无上肢放射痛或麻木感	颈夹脊、风池、大椎、风府、百会、太冲、血海、肝俞、心俞

其他针灸治疗方法：

1. 电针

　　取穴　参照体针法取穴。

　　操作　进针得气后，颈夹脊穴针尾连接电针仪，先用连续波5分钟，后改疏密波，电流强度以病人能耐受为限。通电时间为20分钟，每日1次，10次为1疗程，间歇3~5日。

2. 穴位注射

　　取穴　参照体针法取穴选择2~3个穴位。

　　操作　用红花注射液，按穴位注射法操作常规进针，得气后，抽无回血，每穴注射0.5~1ml。每隔3日注射1次，10次为1疗程。每次选穴不宜过多，可交替应用。

3. 刺络拔罐

　　取穴　参照体针法取穴。

　　操作　选择病变颈椎两侧膀胱经循行部位，用皮肤针叩刺，轻微出血后拔罐5~10分钟。每周2~3次。

【针灸治疗颈椎病中的问题】

　　1. 应用颈夹脊穴治疗颈椎病的中医理论基础　《灵枢·经脉》曰："督脉之别，名曰长强，夹膂上项，散头上，下当肩胛左右，别走太阳，入贯膂。"又云："膀胱足太阳之脉……夹脊，抵腰中。"《难经》说："督脉者，起于下极之俞，并于脊里，上至风府，入属于脑，上颠循额，至鼻柱，阳脉之海也。"可以看出，督脉之别和膀胱经夹脊而行，且前者由督脉"别走太阳"，就是说督脉有与足太阳经同行者及相通者，其络脉深入在脊柱的两旁，与足太阳膀胱经的循行相贯通。足太阳膀胱经乃经脉的核心，督脉"总督诸阳"，为"阳脉之海"，二脉又同络于脑，行于人体阳中之阳背部，在循行上密切联系，在生理上息息相通。夹脊穴分布恰是督脉与足太阳膀胱经经气外延重叠覆盖之处，夹脊穴在此处联络沟通二脉，具有调控二脉的枢纽作用，针灸夹脊穴可起到调节两经的整合作用。

足太阳膀胱经络肾属膀胱，与心、脑等直接联系，为一身之巨阳；头背部为诸阳经统率诸阴经会合之处。五脏六腑之气均输注于足太阳膀胱经，从某种意义上来讲，足太阳膀胱经是五脏六腑的统领联络经脉，是与脏腑精气直接相通的部位，夹脊穴与背俞穴位置邻近，且在同一水平线上，针刺可调节脏腑气血。膀胱经主"筋"所生病，其主治病症包括"项、背、腰、尻、腘、腨、脚皆痛，小指不用"。

以上均为夹脊穴的临床应用提供了理论依据。"经脉所过，主治所及"，因此，针刺颈夹脊穴治疗颈椎病，一是通过督脉调整全身的经络气血，即调整神的物质基础以住痛；二是通过督脉与脑和脊髓的联系，调神以治痛；三是通过调整足太阳经而通络止痛。

2. 针灸治疗颈椎病的注意事项

（1）应严格掌握颈背部腧穴针刺深度，一般为 0.8～1.0 寸；应避开明显的血管，防止出血；拔罐时应注意留罐时间。

（2）对于体质虚弱者，应注意选穴及手法的轻重，补泻适宜，防止晕针。

（3）应注意排除脊椎结核、肿瘤等疾病，不属于针灸治疗范围。

（4）针灸治疗神经根型和椎动脉型效果显著，脊髓型较差，应尽早确诊引起颈椎病的病因，如为椎间盘突出或骨赘压迫脊髓引起的颈椎病，应及时采取综合治疗措施，包括外科手术。

（5）本病易复发，在治疗的同时应嘱患者避免长期低头工作，睡眠时枕头高度合适，平时应进行适当的功能锻炼，注意避风寒、寒湿之邪侵袭。

【病例设计与评估】

由学生设计颈椎病病案，说明颈椎病的辨证思维过程，并相互对其辨证要点、针灸治疗原则、处方用穴、针刺手法等进行评估。

病例实训十五

肘　劳

【临床实例】

王某，女，42 岁，2007 年 11 月 13 日因"右肘关节疼痛半年"至院就诊。

半年前因过度劳动出现右肘关节疼痛，无前臂及肩臂部疼痛，有握物无力感，并逐渐加重。检查：右肱骨外上髁稍肿胀，压痛明显，前臂内、外旋受限，Mill 试验（＋），前臂伸肌抗阻力试验（＋），不能握拳。舌质偏暗，脉细涩。

否认外伤手术史。

中医诊断　网球肘（气滞血瘀型）。

西医诊断　肱骨外上髁炎。

治则　舒筋通络活血。

取穴　曲池、手三里、合谷、肘髎、阿是穴。

操作　针刺得气后用泻法，留针 30 分钟。隔日 1 次，5 次为 1 疗程，疗程间隔 3～5 天。

结果　治疗 1 次后症状即有所改善，3 个月后痊愈。

【临床辨析】

肘劳是以肘部疼痛、关节活动障碍为主症的疾病，属中医学"伤筋"、"痹证"范畴，又名网球肘，多由慢性劳损所致。多见于从事旋转前臂、屈伸肘关节和肘部长期受震荡工作的劳动者。中医学认为，劳累汗出，营卫不固，寒湿侵袭肘部经络，使气血阻滞不畅；长期从事旋前、伸腕等剧烈运动，使筋脉损伤，瘀血内停等均可导致肘部经气不通，不通则痛。

该患者半年前因过度劳动出现右肘关节疼痛，并逐渐加重，近来活动极度受限，右肱骨外上髁有明显压痛，前臂内、外旋受限，Mill 试验（＋），前臂伸肌抗阻力试验（＋），不能握拳，表明是因局部劳损引起的筋脉损伤，瘀血内停。舌质偏暗、脉细涩也表明该患者经络瘀滞不通。因此诊断为气滞血瘀型肘劳。

本病起病缓慢，初起时在劳累后偶感肘外侧疼痛，握物无力，延久则有加重。用力握拳及做前臂旋转动作如拧毛巾时疼痛加剧，严重时疼痛甚至可向前臂及肩臂部放射，肘关节活动正常。检查局部多不红肿，较重时局部可有微热，压痛明显，做抗阻力的腕关节背伸和前臂旋后动作可引起患处的疼痛，Mill 试验（＋），前臂伸肌抗阻力试验（＋）。若为肱骨内上髁炎，肿胀和压痛在内侧，抗阻力屈腕时疼痛较明显，且抗阻力旋前试验（＋）。若为尺骨鹰嘴滑囊炎，则以尺骨鹰嘴圆形肿胀为主要表现，肿痛和压痛在肘后侧，伸屈轻度受限。

本例患者治以舒筋活血、通络止痛，取曲池、肘髎、手三里、合谷、阿是穴。肘劳好发于肘外侧，此乃手阳明经脉所过之处，阳明为多气多血之经，又"主润宗筋"，对劳损引起的肘关节疼痛，取手阳明经曲池、肘髎、手三里、合谷旨在疏通经络气血；配用阿是穴以祛邪活络，舒筋止痛。手阳明经穴按常规针刺；阿是穴可做多向透刺或多针齐刺，留针20~30分钟；并可同时施灸，也可在痛点拔火罐。隔日1次。

该患者治疗1次后症状即有所改善，3个月后痊愈。治疗期间应嘱其尽量减少肘部活动，注意保暖。

随证配穴：下臂旋前受限者加下廉；下臂旋后受限者加尺泽；肘内侧疼痛加少海、小海、天井；肘尖疼痛加天井、肘尖。

肘劳辨证分析鉴别表

分　型	临床症状	处　方
肘关节外上方	肱骨外上髁周围有明显压痛点	阿是穴、曲池、肘髎、手三里、合谷
肘关节内下方	肱骨内上髁周围有明显压痛点	阿是穴、阳谷、小海
肘关节外部	尺骨鹰嘴处有明显压痛点	阿是穴、外关、天井

其他针灸治疗方法：

1. 刺络拔罐　皮肤针叩刺局部皮肤出血，再用小火罐拔5分钟左右，使之出血少许。

2. 耳针

取穴　敏感点、肘、肾上腺、神门、皮质下等。

操作　针刺并留针15~30分钟；或埋针24小时；疼痛剧烈者，也可用三棱针点刺耳尖和相应部位敏感点出血。

3. 火针

取穴　阿是穴。

操作　常规消毒后将火针置酒精灯上烧红，迅速点刺。

4. 电针

取穴　曲池、肘髎、手三里、合谷、阿是穴等。

操作　针刺后接通电针仪，连续波或疏密波刺激15分钟左右。

5. 穴位注射

选穴　曲池或阿是穴。

操作　强的松25mg加1%普鲁卡因注射液2ml注入。

6. 针刀　局部常规消毒后，用强的松龙25mg与2%利多卡因2ml混合液在肱骨外上髁周围封闭。使针刀刀口线与伸腕肌纤维走向平行刺入肱骨外上髁皮下，先纵行剥离2~3刀，再向近端与远端各疏通剥离2~3刀，然后使针身与平面成45°角左右，用横行铲剥法，使刀口紧贴骨面剥开骨突周围软组织粘连处，出针。压迫针孔片刻，待不出血后，用创可贴外贴。

7. 三棱针　在肿胀处点刺出血，然后加以挤压，外用消毒敷料加压包扎。

【针灸治疗肘劳中的问题】

1. 肘劳的主要相关专科检查操作

（1）前臂伸肌抗阻力试验　令患者握拳，屈腕，检查者将手压于各指的背侧作对抗，再嘱患者抗阻力和背伸腕关节，如出现肱骨外上髁疼痛，即为阳性。

（2）Mill 试验　前臂稍弯曲，手呈半握拳，腕关节尽量屈曲，然后将前臂完全旋前，再将肘伸直。若在伸直时，肱桡关节外侧发生疼痛，即为阳性。

2. 针灸治疗本病的注意事项

（1）治疗期间尽量减少肘部活动，急性发作应绝对避免肘关节运动。必要时可做适当固定，选择三角巾悬吊或前臂石膏固定 3 周左右。

（2）病程较长、局部粘连者可配合推拿和敷贴疗法，并做康复运动。本病是由于肌腱反复受到牵拉刺激而引起的，因此肘关节功能活动时要避免肌腱受到明显牵拉的动作。

（3）注意局部保暖，免受风寒。

3. 如何分辨肱骨外上髁炎、肱骨内上髁炎和尺骨鹰嘴滑囊炎　肱骨外上髁炎时外侧压痛明显，做抗阻力的腕关节背伸和前臂旋后动作可引起患处疼痛，Mill 试验（＋），前臂伸肌抗阻力试验（＋）。若为肱骨内上髁炎，肿痛和压痛在内侧，抗阻力屈腕时疼痛较明显，且抗阻力旋前试验（＋）。若为尺骨鹰嘴滑囊炎，以尺骨鹰嘴圆形肿胀为主要表现，肿痛和压痛在肘后侧，伸屈轻度受限。

【病例设计与评估】

由学生设计肘劳病案，说明肘劳的辨证思维过程，并相互对其辨证要点、针灸治疗原则、处方用穴、针刺手法等进行评估。

教材与教学配套用书

新世纪全国高等中医药院校规划教材

注：凡标〇号者为"普通高等教育'十五'国家级规划教材"；凡标★号者为"普通高等教育'十一五'国家级规划教材"

（一）中医学类专业

1　中国医学史（常存库主编）〇★
2　医古文（段逸山主编）〇★
3　中医各家学说（严世芸主编）〇★
4　中医基础理论（孙广仁主编）〇★
5　中医诊断学（朱文锋主编）〇★
6　内经选读（王庆其主编）〇★
7　伤寒学（熊曼琪主编）〇★
8　金匮要略（范永升主编）★
9　温病学（林培政主编）〇★
10　中药学（高学敏主编）〇★
11　方剂学（邓中甲主编）〇★
12　中医内科学（周仲瑛主编）〇★
13　中医外科学（李曰庆主编）★
14　中医妇科学（张玉珍主编）〇★
15　中医儿科学（汪受传主编）〇★
16　中医骨伤科学（王和鸣主编）〇★
17　中医耳鼻咽喉科学（王士贞主编）〇★
18　中医眼科学（曾庆华主编）★

19　中医急诊学（姜良铎主编）〇★
20　针灸学（石学敏主编）〇★
21　推拿学（严隽陶主编）〇★
22　正常人体解剖学（严振国　杨茂有主编）★
23　组织学与胚胎学（蔡玉文主编）〇★
24　生理学（施雪筠主编）
　　生理学实验指导（施雪筠主编）
25　病理学（黄玉芳主编）〇★
　　病理学实验指导（黄玉芳主编）
26　药理学（吕圭源主编）
27　生物化学（王继峰主编）〇★
28　免疫学基础与病原生物学（杨黎青主编）〇★
　　免疫学基础与病原生物学实验指导(杨黎青主编)
29　诊断学基础（戴万亨主编）★
　　诊断学基础实习指导（戴万亨主编）
30　西医外科学（李乃卿主编）〇
31　内科学（徐蓉娟主编）〇

（二）针灸推拿学专业（与中医学专业相同的课程未列）

1　经络腧穴学（沈雪勇主编）〇★
2　刺法灸法学（陆寿康主编）★
3　针灸治疗学（王启才主编）
4　实验针灸学（李忠仁主编）〇★

5　推拿手法学（王国才主编）〇★
6　针灸医籍选读（吴富东主编）★
7　推拿治疗学（王国才）

（三）中药学类专业

1　药用植物学（姚振生主编）〇★
　　药用植物学实验指导（姚振生主编）
2　中医学基础（张登本主编）
3　中药药理学（侯家玉　方泰惠主编）〇★
4　中药化学（匡海学主编）〇★
5　中药炮制学（龚千锋主编）〇★

　　中药炮制学实验（龚千锋主编）
6　中药鉴定学（康廷国主编）★
　　中药鉴定学实验指导（吴德康主编）
7　中药药剂学（张兆旺主编）〇★
　　中药药剂学实验
8　中药制剂分析（梁生旺主编）〇

9　中药制药工程原理与设备（刘落宪主编）★　　　14　有机化学（洪筱坤主编）★
10　高等数学（周　喆主编）　　　　　　　　　　　　有机化学实验（彭松　林辉主编）
11　中医药统计学（周仁郁主编）　　　　　　　15　物理化学（刘幸平主编）
12　物理学（余国建主编）　　　　　　　　　　16　分析化学（黄世德　梁生旺主编）
13　无机化学（铁步荣　贾桂芝主编）★　　　　　　分析化学实验（黄世德　梁生旺主编）
　　无机化学实验（铁步荣　贾桂芝主编）　　　17　医用物理学（余国建主编）

（四）中西医结合专业

1　中外医学史（张大庆　和中浚主编）　　　　18　中医诊断学（陈家旭主编）
2　中西医结合医学导论（陈士奎主编）★　　　19　局部解剖学（聂绪发主编）
3　中西医结合内科学（蔡光先　赵玉庸主编）★　20　诊断学（戴万亨主编）
4　中西医结合外科学（李乃卿主编）★　　　　21　组织学与胚胎学（刘黎青主编）
5　中西医结合儿科学（王雪峰主编）★　　　　22　病理生理学（张立克主编）
6　中西医结合耳鼻咽喉科学（田道法主编）★　23　系统解剖学（杨茂有主编）
7　中西医结合口腔科学（李元聪主编）★　　　24　生物化学（温进坤主编）
8　中西医结合眼科学（段俊国主编）★　　　　25　病理学（唐建武主编）
9　中西医结合传染病学（刘金星主编）　　　　26　医学生物学（王望九主编）
10　中西医结合肿瘤病学（刘亚娴主编）　　　　27　药理学（苏云明主编）
11　中西医结合皮肤性病学（陈德宇主编）　　　28　中医基础理论（王键主编）
12　中西医结合精神病学（张宏耕主编）★　　　29　中药学（陈蔚文主编）
13　中西医结合妇科学（尤昭玲主编）★　　　　30　方剂学（谢鸣主编）
14　中西医结合骨伤科学（石印玉主编）★　　　31　针灸推拿学（梁繁荣主编）
15　中西医结合危重病学（熊旭东主编）★　　　32　中医经典选读（周安方主编）
16　中西医结合肛肠病学（陆金根主编）★　　　33　生理学（张志雄主编）
17　免疫学与病原生物学（刘燕明主编）　　　　34　中西医结合思路与方法(何清湖主编)(改革教材)

（五）药学类专业

1　分子生物学（唐炳华主编）　　　　　　　　8　药物分析学（甄汉深　贾济宇主编）
2　工业药剂学（胡容峰主编）　　　　　　　　9　药物合成（吉卯祉主编）
3　生物药剂学与药物动力学（林宁主编）　　10　药学文献检索（章新友主编）
4　生药学（王喜军主编）　　　　　　　　　11　药学专业英语（都晓伟主编）
5　天然药物化学（董小萍主编）　　　　　　12　制药工艺学（王沛主编）
6　物理药剂学（王玉蓉主编）　　　　　　　13　中成药学（张的凤主编）
7　药剂学（李范珠主编）　　　　　　　　　14　药用高分子材料学（刘文主编）

（六）管理专业

1　医院管理学（黄明安　袁红霞主编）　　　　8　卫生经济学（黎东生主编）
2　医药企业管理学（朱文涛主编）　　　　　　9　卫生法学（佟子林主编）
3　卫生统计学（崔相学主编）　　　　　　　10　公共关系学（关晓光主编）
4　卫生管理学（景琳主编）★　　　　　　　11　医药人力资源管理学（王悦主编）
5　药事管理学（孟锐主编）　　　　　　　　12　管理学基础（段利忠主编）
6　卫生信息管理（王宇主编）　　　　　　　13　管理心理学（刘鲁蓉主编）
7　医院财务管理（程薇主编）　　　　　　　14　医院管理案例（赵丽娟主编）

（七）护理专业

1　护理学导论（韩丽沙　吴　瑛主编）★
2　护理学基础（吕淑琴　尚少梅主编）★
3　中医护理学基础（刘　虹主编）★
4　健康评估（吕探云　王　琦主编）★
5　护理科研（肖顺贞　申杰主编）
6　护理心理学（胡永年　刘晓虹主编）
7　护理管理学（关永杰　宫玉花主编）
8　护理教育（孙宏玉　简福爱主编）
9　护理美学（林俊华　刘　宇主编）★
10　内科护理学（徐桂华主编）上册★
11　内科护理学（姚景鹏主编）下册★
12　外科护理学（张燕生　路　潜主编）
13　妇产科护理学（郑修霞　李京枝主编）
14　儿科护理学（汪受传　洪黛玲主编）★
15　骨伤科护理学（陆静波主编）
16　五官科护理学（丁淑华　席淑新主编）★
17　急救护理学（牛德群主编）
18　养生康复学（马烈光　李英华主编）★
19　社区护理学（冯正仪　王　珏主编）
20　营养与食疗学（吴翠珍主编）★
21　护理专业英语（黄嘉陵主编）
22　护理伦理学（马家忠　张晨主编）★

（八）七年制

1　中医儿科学（汪受传主编）★
2　临床中药学（张廷模主编）○★
3　中医诊断学（王忆勤主编）★
4　内经学（王洪图主编）○★
5　中医妇科学（马宝璋主编）○★
6　温病学（杨　进主编）★
7　金匮要略（张家礼主编）○★
8　中医基础理论（曹洪欣主编）○★
9　伤寒论（姜建国主编）★
10　中医养生康复学（王旭东主编）★
11　中医哲学基础（张其成主编）○★
12　中医古汉语基础（邵冠勇主编）★
13　针灸学（梁繁荣主编）○★
14　中医骨伤科学（施　杞主编）○★
15　中医医家学说及学术思想史（严世芸主编）○★
16　中医外科学（陈红风主编）○★
17　中医内科学（田德禄主编）○★
18　方剂学（李　冀主编）○★

（九）中医临床技能实训教材（丛书总主编　张伯礼）

1　诊断学基础（蒋梅先主编）★
2　中医诊断学（含病例书写）（陆小左主编）★
3　中医推拿学（金宏柱主编）★
4　中医骨伤科学（褚立希主编）★
5　针灸学（面向中医学专业）（周桂桐主编）★
6　经络腧穴学（面向针灸学专业）（路玫主编）★
7　刺法灸法学（面向针灸学专业）（冯淑兰主编）★
8　临床中药学（于虹主编）★

（十）计算机教材

1　SAS统计软件（周仁郁主编）
2　医院信息系统教程（施诚主编）
3　多媒体技术与应用（蔡逸仪主编）
4　计算机基础教程（陈素主编）
5　网页制作（李书珍主编）
6　SPSS统计软件（刘仁权主编）
7　计算机技术在医疗仪器中的应用（潘礼庆主编）
8　计算机网络基础与应用（鲍剑洋主编）
9　计算机医学信息检索（李永强主编）
10　计算机应用教程（李玲娟主编）
11　医学数据仓库与数据挖掘（张承江主编）
12　医学图形图像处理（章新友主编）

（十一）中医、中西医结合执业医师、专业资格考试相关教材

1　医学心理学（邱鸿钟主编）
2　传染病学（陈盛铎主编）
3　卫生法规（田侃主编）
4　医学伦理学（樊民胜　张金钟主编）

新世纪全国高等中医药院校创新（教改）教材

1　病原生物学（伍参荣主编）
2　病原生物学实验指导（伍参荣主编）
3　杵针学（钟枢才主编）
4　茶学概论（周巨根主编）
5　大学生职业生涯规划与就业指导（王宇主编）
6　方剂学（顿宝生主编）
7　分子生药学（黄璐琦　肖培根主编）
8　妇产科实验动物学（尤昭玲主编）
9　国际传统药和天然药物（贾梅如主编）
10　公共营养学（蔡美琴主编）
11　各家针灸学说（魏稼　高希言主编）
12　解剖生理学（严振国　施雪筠主编）
13　局部解剖学（严振国主编）
14　经络美容学（傅杰英主编）
15　金匮辩证法与临床（张家礼主编）
16　临床技能学（蔡建辉　王柳行主编）
17　临床中药炮制学（张振凌主编）
18　临床免疫学（罗晶　袁嘉丽主编）
19　临床医学概论（潘涛、张永涛主编）
20　美容应用技术（丁慧主编）
21　美容皮肤科学（王海棠主编）
22　人体形态学（李伊为主编）
23　人体形态学实验指导（曾鼎昌主编）
24　人体机能学（张克纯主编）
25　人体机能学实验指导（李斌主编）
26　神经解剖学（白丽敏主编）
27　神经系统疾病定位诊断学（五年制、七年制用）（高玲主编）
28　生命科学基础（王蔓莹主编）
29　生命科学基础实验指导（洪振丰主编）
30　伤寒论思维与辨析（张国俊主编）
31　伤寒论学用指要（翟慕东主编）
32　实用美容技术（王海棠主编）
33　实用免疫接种培训教程（王鸣主编）
34　实验中医学（郑小伟、刘涛主编）
35　实验针灸学（郭义主编）
36　推拿学（吕明主编）
37　卫生法学概论（郭进玉主编）
38　卫生管理学（景琳主编）★
39　瘟疫学新编（张之文主编）
40　外感病误治分析（张国骏主编）
41　细胞生物学（赵宗江主编）★
42　组织细胞分子学实验原理与方法（赵宗江主编）
43　西医诊疗学基础（凌锡森主编）
44　线性代数（周仁郁主编）
45　现代中医心理学（王米渠主编）
46　现代临床医学概论（张明雪主编）
47　性医学（毕焕洲主编）
48　医学免疫学与微生物学（顾立刚主编）
49　医用日语阅读与翻译（刘群主编）
50　药事管理学（江海燕主编）
51　药理实验教程（洪缨　张恩户主编）
52　应用药理学（田育望主编）
53　医学分子生物学（唐炳华　王继峰主编）★
54　药用植物生态学（王德群主编）
55　药用植物学野外实习纲要（万德光主编）
56　药用植物组织培养（钱子刚主编）
57　医学遗传学（王望九主编）
58　医学英语（魏凯峰主编）
59　药用植物栽培学（徐良）
60　医学免疫学（刘文泰主编）
61　医学美学教程（李红阳主编）
62　药用辅料学（傅超美）
63　中药炮制学（蔡宝昌主编）★
64　中医基础学科实验教程（谭德福主编）
65　中医医院管理学（赵丽娟主编）（北京市精品教材）
66　中医药膳学（谭兴贵主编）
67　中医文献学（严季澜　顾植山主编）★
68　中医内科急症学（周仲瑛　金妙文主编）★
69　中医统计诊断（张启明　李可建主编）★
70　中医临床护理学（谢华民　杨少雄主编）
71　中医食疗学（倪世美　金国梁主编）
72　中药药效质量学（张秋菊主编）
73　中西医结合康复医学（高根德主编）
74　中药调剂与养护学（杨梓懿主编）
75　中药材鉴定学（李成义）
76　中药材加工学（龙全江主编）★
77　中药成分分析（郭玫主编）
78　中药养护学（张西玲主编）
79　中药拉丁语（刘春生主编）
80　中医临床概论（金国梁主编）
81　中医美容学（王海棠主编）

82	中药化妆品学（刘华钢主编）	103	针刀医学（吴绪平主编）

82　中药化妆品学（刘华钢主编）　　　　103　针刀医学（吴绪平主编）

83　中医美容学（刘宁主编）　　　　　　104　中医临床基础学（熊曼琪主编）

84　中医药数学模型（周仁郁主编）　　　105　中医运气学（苏颖主编）★

85　中医药统计学与软件应用（刘明芝　周仁郁　　106　中医行为医学（江泳主编）
　　主编）

86　中医四诊技能训练规范（张新渝主编）　107　中医方剂化学（裴妙荣主编）

87　中药材CAP与栽培学（李敏　卫莹芳主编）　108　中医外科特色制剂（艾儒棣主编）

88　中医误诊学（李灿东主编）　　　　　109　中药性状鉴定实训教材（王满恩　裴慧荣
　　　　　　　　　　　　　　　　　　　　　主编）

89　诊断学基础实习指导（戴万亨主编）　110　中医康复学（刘昭纯　郭海英主编）

90　中医药基础理论实验教程（金沈锐主编）　111　中医哲学概论（苏培庆　战文翔主编）（供高
　　　　　　　　　　　　　　　　　　　　　职高专用）

91　针刀医学（上、下）（朱汉章主编）　112　中药材概论（阎玉凝　刘春生主编）

92　针灸处方学（李志道主编）　　　　　113　中医诊断临床模拟训练（李灿东主编）

93　中医诊断学（袁肇凯）主编（研究生用）　114　中医各家学说（秦玉龙主编）

94　针刀刀法手法学（朱汉章主编）　　　115　中国民族医药学概论（李峰　马淑然主编）

95　针刀医学诊断学（石现主编）　　　　116　人体解剖学（英文）（严振国主编）（七年
　　　　　　　　　　　　　　　　　　　　　制）★

96　针刀医学护理学（吴绪平主编）　　　117　中医内科学（英文教材）（高天舒主编）

97　针刀医学基础理论（朱汉章主编）　　118　中药学（英文教材）（赵爱秋主编）

98　正常人体解剖学（严振国主编）　　　119　中医诊断学（英文教材）（张庆红主编）

99　针刀治疗学（吴绪平主编）　　　　　120　方剂学（英文教材）（都广礼主编）

100　中医药论文写作（丛林主编）　　　　121　中医基础理论（英文教材）（张庆荣主编）

101　中医气功学（吕明主编）

102　中医护理学（孙秋华　李建美主编）

新世纪全国高等中医药院校规划教材配套教学用书

（一）习题集

1　医古文习题集（许敬生主编）　　　　19　中医急诊学习题集（姜良铎主编）

2　中医基础理论习题集（孙广仁主编）　20　正常人体解剖学习题集（严振国主编）

3　中医诊断学习题集（朱文锋主编）　　21　组织学与胚胎学习题集（蔡玉文主编）

4　中药学习题集（高学敏主编）　　　　22　生理学习题集（施雪筠主编）

5　中医外科学习题集（李曰庆主编）　　23　病理学习题集（黄玉芳主编）

6　中医妇科学习题集（张玉珍主编）　　24　药理学习题集（吕圭源主编）

7　中医儿科学习题集（汪受传主编）　　25　生物化学习题集（王继峰主编）

8　中医骨伤科学习题集（王和鸣主编）　26　免疫学基础与病原生物学习题集（杨黎青主编）

9　针灸学习题集（石学敏主编）　　　　27　诊断学基础习题集（戴万亨主编）

10　方剂学习题集（邓中甲主编）　　　　28　内科学习题集（徐蓉娟主编）

11　中医内科学习题集（周仲瑛主编）　　29　西医外科学习题集（李乃卿主编）

12　中国医学史习题集（常存库主编）　　30　中医各家学说习题集（严世芸主编）

13　内经选读习题集（王庆其主编）　　　31　中药药理学习题集（黄国钧主编）

14　伤寒学习题集（熊曼琪主编）　　　　32　药用植物学习题集（姚振生主编）

15　金匮要略选读习题集（范永升主编）　33　中药炮制学习题集（龚千锋主编）

16　温病学习题集（林培政主编）　　　　34　中药药剂学习题集（张兆旺主编）

17　中医耳鼻咽喉科学习题集（王士贞主编）　35　中药制剂分析习题集（梁生旺主编）

18　中医眼科学习题集（曾庆华主编）　　36　中药化学习题集（匡海学主编）

（二）易学助考口袋丛书

中医执业医师资格考试用书